Christian Gfeller

Die unglaublichen Heilkräfte der SEELE

Unbekannte Methoden,
wie Sie die Power der Seele nutzen können,
den Körper sich selbst heilen zu lassen

Verlag:
Wirtschafts-Verlag W.V. GmbH
Lauwetter 25, 98527 Suhl
Tel. 03681 300210
E-Mail: info@wirtschaftsverlag-suhl.de
www.wirtschaftsverlag-suhl.de

Layout:
Marschall Marketing GmbH
Schützenstraße 2, 98527 Suhl
www.marschall-marketing.de

1. Auflage: Mai 2025

ISBN: 978-3-936652-50-5

Inhaltsverzeichnis

1. EINE SPEKTAKULÄRE SUCCESS-STORY und ERSTE BRISANTE INFORMATIONEN

Der ebenso anspruchsvolle wie unbescheidene Titel dieses Buch lautet:
Die unglaublichen Heilkräfte der Seele.
Der Untertitel heißt:
Unbekannte Methoden, wie Sie die Power der Seele nutzen können, um Ihren Körper sich selbst heilen zu lassen.
Kein kleines Versprechen, aber es wird im Laufe der folgenden Seiten eingelöst werden! Stürzen wir uns übergangslos mitten in unser Thema, und erlauben Sie mir, von einem spektakulären Fall zu berichten, der sich genauso und nicht anders in meiner Praxis zutrug.

DER FALL CYNTHIA
Eines Morgens erschien eine gewisse Cynthia in meiner Praxis. Namen muss ich aus Datenschutzgründen und um nicht die Privatsphäre einer meiner Patienten zu verletzen, immer abkürzen und abändern.
Meine Erwartungshaltung war (und ist) immer völlig neutral, im Grunde „erwarte" ich nie etwas Bestimmtes von einer Person, die meine Heilwerkstätte aufsucht. Diese Einstellung ist die Grundlage, will man immer wieder etwas Neues entdecken.
Meine Patienten leiden an allen möglichen Dingen, manchmal sind sie verhältnismäßig unproblematisch, auch wenn ein Körperteil gerade sehr stört oder schmerzt, mitunter kommen jedoch auch Personen und damit Schicksale auf mich zu, die mit haarsträubenden Biografien verquickt sind, wie man sie allenfalls in einem wilden Roman erwartet.
Um es abzukürzen: Cynthia litt an *Parkinson*, die der Volksmund auch Schüttelkrankheit, Schüttellähmung oder Zitterlähmung nennt. Man erkennt Parkinson daran, dass sich eine Person nicht mehr normal bewegen kann. Symptome sind unter anderem Muskelstarre und ein unkontrolliertes Zittern. Hirnzentren, die bei der Bewegungskoordination mitwirken, fehlt es an Dopamin. Sie können nicht mehr für geschmeidige Bewegungsmuster sorgen. Bis heute weiß jedoch die Medizin nicht wirklich, worauf Parkinson im Endeeffekt zurückzuführen ist. Wir haben Medikamente, die zwar ein Segen sind für die Betroffenen, schlussendlich aber nur Zeit schinden, schwierig einzustellen sind und deren Dosis stets erhöht werden muss. Der Ausgang bleibt unverändert, er kommt einfach später. Zu guter Letzt sind die Menschen pflegebedürftig und leiden zusätzlich sehr oft an Demenz. Benannt wurde die Krankheit nach einem Londoner Arzt namens James Parkinson, der sie als Erster 1817 beschrieb. Langsam, aber unaufhaltsam verliert der Betroffene die Kontrolle über seinen Körper, der Körper antwortet immer schlechter auf die Befehle oder Absichten des „Bewohners". Es ist wie ein Gefängnis, dessen Wände sich wie in einem Schraubsock immer enger zusammenziehen. Auch bei Erschöpfung können einzelne Glieder unermüdlich weiterzittern, die Muskelstarre wird immer schwieriger zu überwinden oder zu überlisten; Schritte, Schrift und alle Bewegungen werden immer kleiner bis nichts mehr davon übrig ist. Dieses Schicksal betrifft auch die Mimik und die Stimme, die Werk-

zeuge, mit denen wir Emotionen ausdrücken und kommunizieren. Somit gleiten die Patienten mit der Zeit auch in ein emotionales Gefängnis. Das erstarrte Poker-Face und die leise monotone Stimme tragen ihre innere Welt nicht mehr nach außen. Deshalb reagiert das Umfeld oft nicht auf ihre Stimmung, sondern auf die Armut dessen, was man noch ablesen kann.
Es ist, als würde ein Mensch wie in einem Kühlfach langsam einfrieren. Alles, was uns mit der Außenwelt verbindet und ein Mitwirken ermöglicht, stirbt ab, jedoch bei klarem Bewusstsein. Dies gilt selbst für eine später aufkommende Demenz: Eine klare Seele hat nur noch ein fehlerhaftes, dysfunktionales Gehirn zur Verfügung und scheitert beim Versuch, in diesem löcherigen Labyrinth klare Gedanken zu organisieren.
Bei so viel dauerhaftem inneren Widerstand in jeder Tätigkeit ist auch die extreme Müdigkeit und Energielosigkeit vieler Patienten nachvollziehbar.
Eine makellose, sorgfältig geplante Lebenshygiene diktiert den Alltag, die kleinsten Ausschweifungen schlagen wie die größten Exzesse zurück.

Cynthia war eine beeindruckende Persönlichkeit. Es handelte sich um eine kleine, zierliche Frau, die ehemals als Stewardess die halbe Welt bereist und danach in bekannten, großen Firmen verantwortungsvolle Positionen ausgefüllt hatte.
Mit 59 Jahren war Cynthia eigentlich weitaus zu jung für die Parkinson-Erkrankung. Sie litt schon seit Jahren darunter, ihre offizielle Diagnose hatte sie aber erst mit 52 Jahren erhalten. Rückwirkend betrachtet hatten die Symptome sogar schon mit 45 Jahren eingesetzt.
Was mich jedoch begeisterte und sehr optimistisch stimmte, war der folgende Umstand: Cynthia beabsichtigte, wieder zu tanzen und Pingpong zu spielen. Gemäß dem schulmedizinischen Buchwissen über Parkinson war das ein reichlich absurder Gedanke. Aber es zeigte mir, dass Cynthia sich wenig vom sogenannten Wissen der andern beeindrucken ließ, nicht anders als ich selbst, und dass sie nicht aufgegeben hatte, keine Sekunde lang.

Eine gesunde Medizin sollte im Gegensatz zur zeitgenössischen Herangehensweise stets Menschen behandeln und keine Krankheiten... darum ging und geht es mir.
In meine Praxis kommen keine Patienten. Es kommen Menschen mit einer grundsätzlich menschlichen Eigenschaft: Sie besitzen ein grenzenloses Potenzial und sind fähig, alles Denkbare und Undenkbare auszuführen.

Zugegeben, die meisten Leute kommen zu mir, weil eine Unreinheit die Linse trübt, sodass das Licht ihrer Seele nicht ganz ungehindert durchscheinen kann und in dieser materiell geprägten Welt gewisse Schatten auftauchen. Die nennen wir dann *Krankheit* und geben ihnen spezifische Namen, sobald wir Muster erkennen. Damit nageln wir aber auch Schicksale fest, Labels wie „unheilbar“ oder „tödlich“ zum Beispiel... was ich ablehne.

Ich untersuchte auch Cynthias Kopf und ihr Gehirn sehr genau und hörte auf meine Intuition und vor allem auf meine Hände. Immer versuche ich zunächst, ein ganzheitliches Bild von der Person zu erhalten. Auch wenn ich es oft nicht verstehe, aber ein Bild davon, was *ist* und was *sein möchte*, kann ich mir immer machen. Selbst mit Händen allein kann man unglaublich viel erfühlen, wie man das ausdrücken könnte, doch ich will an dieser Stelle noch nicht auf meine konkreten Methoden eingehen, das sei späteren Kapiteln vorbehalten.
Doch zu den Händen bereits so viel: *Heilende Hände* besitzt im Prinzip jeder. Es versteht nur nicht jeder, was er mit ihnen anstellt. Unzählige Masseure zum Beispiel tun bewusst oder unbewusst sehr viel mehr als das, was sie offiziell gelernt haben. Manchmal ist ihre Ausbildung eher ein Alibi, um legitim Menschen berühren zu dürfen. Womit sie aber wirklich heilen, ist ihr natürliches Talent, nicht was sie gelernt haben. Man denke weiter an die Mutter, die ihrem Kind intuitiv die Hand auf eine schmerzende Stelle legt – und schon bessert sich der Zustand. Weiter gibt es Kinder – ich habe es selbst erlebt – die regelrecht medizinische Wunder vollbringen, weil sie nicht wissen, dass das, was sie gerade tun, „eigentlich" nicht möglich ist. Berührung allein besitzt bereits eine gewisse Heilkraft, die sogar mit dem althergebrachten, normalen medizinischen Wissen nachvollziehbar ist.
Die älteste bekannte Heilkunst, die man belegen kann, ist die Berührung. Es gab schon immer zahlreiche exzellente manuelle Therapien, die erstaunliche Resultate zeitigten. Man kann mit den Händen allein Verspannungen lösen, Muskeln lockern, verklebtes Bindegewerbe befreien und den Fluss von Körperströmungen wieder in Gang bringen, denn alles ist durch Nerven, Zellen und Blutbahnen miteinander verbunden. Berührung allein vermittelt außerdem Zuneigung.
Man vermag sogar, elektromagnetische Felder, Emotionen zu „berühren", das Wesen des Menschen, Toxine, Flüssigkeiten, das Gehirn, die Hirnflüssigkeit, das Blut in gewissem Sinn zu berühren, weiter Turbulenzen aus der Ahnenlinie und vieles mehr. Doch lassen wir das im Moment beiseite; man bewegt sich damit in einen Bereich hinein, der nicht so leicht nachvollziehbar ist.
Warum die Berührung allein schon funktioniert, darüber streiten sich jedoch die Gelehrten. Wird eine Heilenergie übertragen? Beginnt die *Seele* wieder mit ihrem eigenen Körper zu „sprechen"? Überträgt die Seele über die Hände ihre Power auf den Leib?

Dies wären einfache Konzepte, Erklärungsmodelle. Aber die Erfahrung lässt keine Zweifel, dass da noch sehr viel mehr dahintersteckt, wenn sich zwei Wesen „berühren". Wir nutzen den Begriff *berührt werden* nicht ohne Grund auch im übertragenen Sinne, und meinen damit, im Herzen oder seelisch berührt werden. Wenn die Seele den Körper nutzt, wie ein Fahrer das Auto, stehen dann nicht vielmehr *zwei* Fahrer in enger Verbindung? Die Berührung verbindet zwei Wesen in ihrer Vollkommenheit, darin liegt ein großes, heilerisches Potenzial.

Instinktiv benutzen wir selbst ständig unsere Hände, wenn wir einem körperlichen Problem oder Schmerz zu Leibe rücken wollen. Man berührt sich selbst. Der Selbstheilungsprozess kann allein dadurch schon angekurbelt werden.

Verzeihen Sie mir, dass ich abschweife. Damals nahm ich mir als Erstes mit meinen Händen Cynthia vor, über eine Stunde lang.
Intuitiv ging ich davon aus, dass einiges in Ordnung gebracht, „remodelliert" und vielleicht neu koordiniert werden musste.
Da lag ein Körper vor mir, der meiner Ansicht nach sehr genau wusste, wie ein Körper eigentlich funktionieren sollte, eine Seele, die den makellosen Plan in sich trug und eine Person, die etwas verwirrt den richtigen Weg suchte.
Jedenfalls behandelte ich sie. Ich selbst steuerte am wenigsten zu dem Heilungsprozess bei, Cynthia am meisten.
Nach dieser ersten Behandlung fühlte sich Cynthia scheinbar ohne Grund euphorisch. Etwas war passiert. Das wiederum versetzte auch mich in gehobene Stimmung. Später erzählte mir Cynthia, dass sie schon nach der ersten Behandlung wieder über mehr Energie verfügt habe. Sie führte zu ihrem eigenen Erstaunen schon bald mit einer dritten Person ein längeres Gespräch, das sie zuvor ermüdet und schachmatt gesetzt hätte, ja das sie drei bis vier Tage gekostet hätte. Ihre Energieressourcen nahmen wieder zu.
Und so fuhren wir fort, Sitzung folgte auf Sitzung.
Cynthia verbessert sich ständig. Das Undenkbare wurde denkbar, das Unreale real. Cynthia wagte es eines Tages sogar, wieder Auto zu fahren, das sie zuvor schon aufgegeben hatte. Irgendwann besuchte sie sogar ihre Mutter und ihre Familie, die weit entfernt wohnten. Sie nahm mehr und mehr wieder Teil am Leben, sie wagte es schließlich sogar, einen fünftägigen Städtetrip nach Barcelona zu unternehmen und befand sich damit pausenlos in einer Gruppe. Etwas, das zuvor undenkbar gewesen wäre.
Eines Tages erschien sie vergnügt in meiner Praxis und erzählte mir, dass sie wieder tanzen und Pingpong spielen würde.
Das war ihr ursprünglicher Traum!
Wir setzten die Behandlung weiter fort. Sogar bei einem anstrengenden Workshop, den ich gab, war sie mit von der Partie, mit Feuer und Flamme sogar, ohne die geringsten Ermüdungserscheinungen.

Erlauben Sie, die Story an dieser Stelle abzukürzen: Mr. Parkinson schrumpfte in ihrem Kopf zusammen, er wurde immer kleiner, er geriet zu einem Zwerg. Cynthia erkannte für sich, dass Parkinson nur ein kleines Hindernis war, und es sie als ein großes Wesen nicht aufzuhalten vermochte.
Ich müsste an dieser Stelle eigentlich aufhören, aber es gibt noch einen wichtigen Nachtrag.

Cynthia hat noch heute Parkinson, aber in einem weitaus geringeren Ausmaß. Etwa neunzig Prozent aller Symptome sind verschwunden! Ihre gesamte Lebensfreude kehrte zurück, und ihr Operationsradius verzehnfachte sich.
Sie konnte Schritt für Schritt die Medikamente reduzieren und durch pflanzliche Mittel ersetzen. Sie nimmt heute nur noch eine minimale Dosis, die sie beabsichtigt, bis auf null herunterzufahren. Sie sagt, sie denke oft nicht mehr an die Krankheit, sie sähe sich nicht mehr als eine Person, die an Parkinson erkrankt sei. Lediglich der linke Arm erinnere noch mit sporadischem Zittern daran.
Es handelte sich alles in allem um einen unglaublichen Fortschritt, zurückhaltend ausgedrückt.
Für Cynthia geriet das Leben wieder zu einer lebenswerten und spannenden Angelegenheit. Viele Techniken trugen zu dieser unglaublichen Verbesserung bei, auf die ich noch ausführlicher zu sprechen komme werde.
Doch worauf es ankommt, sind eben nicht diese Techniken, es handelt sich bei diesem Ausdruck um einen Irrtum.
Dies gilt nebenbei bemerkt auch für die Kampfkünste und für viele weitere Gebiete. Was zählt, ist die Art und Weise, wie eine Technik ausgeführt wird. Die Technik ist nur Mittel zum Zweck.
Selbst untrainierte Hausfrauen können grundsätzlich den Angriff eines trainierten, muskulösen Kampfkünstlers spontan und leicht abwenden, nur indem sie lernen, die Idee eines Angriffs komplett aus ihrem Bewusstsein zu verbannen. Dann ist ihr Körper nicht mehr angreifbar, und er lässt ohne technisches Wissen den Angreifer einfach an sich abprallen.
Wenn man das das erste Mal in einem meiner Workshops hört, erntet man anfänglich nur ungläubiges Erstaunen, aber schließlich stellt sich Euphorie ein. Zugegeben: Zunächst ist der Verstand völlig überfordert, sowas zu glauben. Doch es funktioniert ...
Statt quasi ohne Unterbrechung die Krankheit in das Zentrum der Aufmerksamkeit zu rücken, lebt Cynthia heute mehr denn je ihre eigentlichen Ziele und Leidenschaften aus, die tief in ihrer Seele angelegt sind, und die für sie das Leben zu einem Geschenk machen. So veranstaltete sie auf einer kleinen griechischen Insel kürzlich im Alleingang ein Fest mit sechzig Gästen. Ihre sehr positive Ausstrahlung und ihr natürliches Talent lockten selbst verstrittene Menschen des Dorfes zu diesem Fest und ... sie versöhnten sich, sie begruben einen jahrzehntealten Streit.
Cynthia veränderte ein ganzes Dorf. Selbst noch Wochen später erhielt sie Feedbacks von tief berührten Menschen, getragen von überschwänglicher Dankbarkeit.
Cynthia tanzte auf dieser Party bis drei Uhr morgens.
Auf den folgenden Seiten werde ich die einzelnen Bestandteile, die zu fantastischen Verbesserungen führen, genauer vorstellen.
Doch fragen wir uns an dieser Stelle zunächst: Was ist eigentlich die Grundlage von echter Gesundheit? Worauf basiert sie?
Kurz gesagt geht es immer um die eigentliche Person, etwas simplifiziert ausgedrückt,

das heißt um die Seele, lebend in einem Vehikel, dem physischen Körper.
Spätestens jetzt ist es notwendig, eine genaue Definition vorzustellen, die allein schon viel verrät.

DER UNTERSCHIED: SEELE VERSUS KÖRPER

Bevor ich weitere hochinteressante Fälle vorstelle, muss ich an dieser Stelle zunächst einhalten und einige Informationen nachtragen.
Zunächst ist es notwendig festzuhalten, was unter *Seele* eigentlich zu verstehen ist.
Jeder Mensch und jede bisherige Kultur sind sich bewusst, dass da im Menschen etwas existiert, das immaterieller Natur ist. Viele theoretische Konzepte wurden verkündet, und so prägte man Wörter wie *Seele, Geist, Ich, Über-Ich, Wahres Ich, Psyche, Ego.* Die streng materialistische Entwicklung der westlichen Welt geriet hier in einen Engpass. Also wurden alle seelischen Regungen einfach dem Gehirn zugeordnet. Der wesentliche Punkt dabei ist, dass sich der Mensch seit Jahrtausenden erstmals ein Modell ausgedacht hat, in dessen Rahmen die Materie ausschlaggebend ist und nicht umgekehrt. Demnach nutzt nicht die Seele Körper und Gehirn, um sich als Mensch auszudrücken, sondern umgekehrt. Der Fahrer fährt nicht das Auto, er wird vom Auto gefahren und ist ein zufälliges Produkt des Autos. Wer sich Realist nennt und damit meint, dass nicht die Seele an erster Stelle steht, darf sich ruhig vor Augen führen, dass dieser irrsinnige Materialismus einmalig ist in der Menschheitsgeschichte.
Tatsächlich tummeln sich im Umfeld des Wortes „Seele" viele Vokabeln. Wie bereits erwähnt spricht man von *Geist, wahres Ich, Ego, Psyche, Spirit, Innenwelt, Genius,* ja sogar von *Gespenst* manchmal, wenn auf eine körperlose Seele gedeutet wird. Auch *Phantom, Spuk* und *Spukgestalt* sind im Schwange, weiter hört man die Ausdrücke *Personalität, Wesen, Geistwesen* oder *Selbst.*
Mit anderen Worten: Es finden sich zahlreiche Begriffe im Umfeld des Wortes Seele, speziell wenn man verschiedene Zeiten, Orte und Kulturen in Augenschein nimmt.
Aber lassen wir uns keinesfalls von all diesen Begriffen verwirren!
Im Grunde genommen ist es einfach, wie alle großen Wahrheiten:
Man unterscheidet zwischen etwas Materiellem (= dem Körper) und etwas Nichtmateriellem (= der Seele).
Die alten Inder nannten die Seele gerne *Atman* - ein Begriff aus dem Sanskrit, der urindischen Sprache - und bedeutet wörtlich so viel wie *Lebenshauch* oder *Atem*, womit man jedoch auch auf die Seele zielte und den Gegensatz zum Körper beschreiben wollte. Dieser Sachverhalt drückt sich auch in unserer Sprache in dem Wort *Inspiration* aus, das die Beziehung zwischen dem Atem und den seelischen Regungen verdeutlicht, bevor sie vom Menschen in die physische Welt hinein transportiert werden.
Die alten Ägypter sprachen von Ba, was ebenfalls auf ein seelenähnliches Prinzip deutete.
Auch die altehrwürdige chinesische Philosophie deutete auf den Geist mit dem Wort

Shen, das über das *Chi* – die Lebensenergie – mit dem Körper verbunden ist und ihn gestaltet und lenkt.
Offenbar beginnt die Schöpfung mit dem Geist, manifestiert sich dann in Energie und bildet schließlich den Körper.
Die verehrten griechischen Philosophen Pythagoras, Sokrates, Platon und Aristoteles gingen gleichfalls wie selbstverständlich davon aus, dass es eine *Psyche* gäbe, die ihrer Meinung nach unsterblich ist und ewig lebt. Sie differenzierten strikt zwischen dem Körper und der Seele, die für sie das belebende Prinzip des Körpers repräsentierte. Die größten Philosophen des Abendlandes!
In unseren Breiten wurden spätestens im 18. Jahrhundert die Begriffe *Genius* und *Geist* immer populärer, obwohl beide Ausdrücke sehr viel weiter zurückreichen. Jedenfalls ging es erneut um den Unterschied zwischen dem Körper und der Seele.
Mit dem Aufkommen des Spiritismus im 18. und 19. Jahrhundert fanden immer häufiger Wörter wie *Spirit* und erneut *Geist* sowie *Geister* Eingang in unseren Sprachschatz.
Mit der Parapsychologie schließlich, die im 19. und 20. Jahrhundert erste bedeutende Erfolge feierte, wurde es üblich, alle möglichen Alternativvokabeln zu benutzen. Ego und Ich hatten schon die Psychologie und Sigmund Freud gebraucht, freilich in einer sehr speziellen Definition und scharf abgegrenzt von anderen Einflüssen auf den Menschen. Jetzt tummelten sich auf einmal Wörter wie *Selbst, wahres Selbst, Innenwelt, Personalität* und viele andere Vokabeln im Umfeld des Begriffs Seele.
Aber lassen Sie mich an dieser Stelle festhalten, dass ein Umstand absolut erstaunlich ist:
Die weisesten, fortschrittlichsten Denker der Weltgeschichte, ob sie nun Theologen oder Philosophen waren, Weisheitslehrer oder Denker, Freimaurer oder Propheten, Jesus oder Buddha hießen, Pythagoras oder Platon, Freud oder C. G. Jung ... reflektierten alle ausnahmslos auf ein seelenähnliches Prinzip. Man könnte die halbe Kulturgeschichte an dieser Stelle zitieren und mit ihnen die ehrwürdigsten Philosophen, und käme doch immer nur zu dieser frappierenden Erkenntnis:
Alle nahmen sie erstens die Existenz einer Seele an, und zweitens räumten sie ihr die Priorität über den Leib oder den Körper ein.
Wenn das nicht bereits bemerkenswert ist!
Das heißt, eigentlich ist die Entwicklung noch frappierender: Es lässt sich keine einzige Epoche oder Kultur vor der heutigen Zeit finden, die den irrsinnigen Versuch unternommen hätte, den Menschen und die gesamte Schöpfung ausschließlich mit Hilfe materieller Modelle zu erklären. Und obwohl heute viele, zu viele sich vor der Materie verbeugen, ist der Glaube oder die Annahme eines seelenähnlichen Prinzips nicht totzukriegen. Nach wie vor glauben die meisten Menschen an eine Seele, die inzwischen freilich mit allen möglichen Namen belegt wird.
Persönlich ziehe ich den Ausdruck Seele oder Geist vor, obwohl beide Begriffe längst von einigen Religionen beschlagnahmt worden sind. Diese beiden Wörter kommunizieren noch immer am stärksten den Sachverhalt, vielleicht in Konkurrenz mit dem

Ausdruck Psyche, den die alten Griechen favorisierten.
Aber erlauben Sie mir den springenden Punkt noch einmal zu wiederholen, er ist zu wichtig: Von den edelsten, feinsinnigsten Denkern der Weltgeschichte wurde immer und ausnahmslos auf die Unsterblichkeit dieser Seele verwiesen.
Ich werde auf einige erstaunliche Erkenntnisse in dieser Beziehung im Laufe dieses Buches noch eingehen, aber vorab schon so viel: Man muss von einer Seele oder einem seelenähnlichen Prinzip ausgehen, wenn man seine vollen Heilkräfte freisetzen will. Enorme Energien liegen hier brach, derer sich die wenigsten Menschen bewusst sind oder der sie sich bestenfalls ansatzweise bedienen. Dabei könnten diese Kräfte buchstäblich Berge versetzen, also demzufolge auch einen kleinen menschlichen Körper heilen.

SEELE UND HEILUNG

Dieses *Ich* oder die *Seele* muss als die Wurzel menschlichen Lebens zwangsläufig auch die Quelle jeglicher Heilung sein. Sie ist nicht nur das *belebende Prinzip*, das einen Körper überhaupt aufrechterhält, sie besitzt außerdem eine schier unvorstellbare Power, die fast von jedem von uns unterschätzt wird.
Diese Heilkräfte wurden zwar in ihrer Tiefe bereits ausgelotet, aber bis heute dem breiten Publikum vorenthalten, sie wurden abgestritten; Ausnahmen seien zugestanden. In fast alle Religionen – sei es im Hinduismus oder im Buddhismus, im Christentum oder im Judentum, in Naturreligionen oder im Taoismus – haben Eingeweihte mit atemberaubenden Fähigkeiten die Überlegenheit der Seele betont. Universitäres Denken geriet in der Folge mehr als einmal in Erklärungsnot. Diese Fähigkeiten und Heilkräfte wurden in der Folge fast reflexartig in den Bereich des Mystizismus und der Esoterik verwiesen, wenn nicht gar in den Bereich des Aberglaubens verbannt.
Genau mit einer solchen Einstellung aber verzichtet man auf eine ungeheure Power.
Ich weiß nur, dass ein Leben mit dieser Power und mit „Wundern" so richtig Spaß macht. Eigentlich ist es jammerschade, dass sich so viele Menschen dies freiwillig vorenthalten. Sie beschließen, an den „realistischen" Glaubessätzen universitären Denkens festzuhalten.
Selbst habe ich buchstäblich Hunderte von Fällen beobachtet und persönlich in meiner Praxis behandelt, die mit eben diesen Heilkräften, die in der Seele wurzeln, die erstaunlichsten Fortschritte machten und Transformationen erzielten, ja, die sich manchmal sogar vollständig von bestimmten Krankheiten erholen konnten.
Tatsächlich gibt es mehrere Wege, die Kräfte der Seele freizusetzten, und ich werde auf einige eingehen. Was ich jedoch unter allen Umständen jetzt schon festhalten will, ist nur und allein dies:
Wenn Sie sich die Power der Seele zunutze machen wollen, besteht der erste Schritt darin, zunächst einmal diese grundsätzliche Unterscheidung zu akzeptieren:
Es gilt, zwischen Körper und Seele strikt zu differenzieren.
Der Körper darf nie mit der Seele verwechselt oder in einen Topf geworfen werden,

obwohl er die Seele widerspiegelt. Es handelt sich um zwei vollständig unterschiedliche Themenbereiche.
Man könnte auch sagen, es ist notwendig, zwischen dem Materiellen und dem Nichtmateriellen zu unterscheiden.
Der Geist ist die Quelle aller Manifestationen, inklusive des physischen Körpers. Die Perfektion des Geistes ist dabei stets gegenwärtig und unzerstörbar. Alles, was in der manifesten Welt davon abweicht, passiert nur deshalb, weil wir Schleier über die Wahrheit gestülpt haben. Diese Schleier sind aber willkürlich, veränderlich und endlich. Nichts außer uns selbst kann diese Schleier aufrechterhalten. Nichts von dem, was unser Leben bestimmt, muss so sein wie es ist. Es liegt allein an uns, etwas zu verändern.
In der entsprechenden Literatur werden alle möglichen Vergleiche angestellt, um diese Nichtmaterialität zu beschreiben. Mal wird die Seele beschrieben als etwas, das so „dünn wie ein Häutchen“ ist, mal bezeichnet man sie als „Wind“ oder als „Hauch“. Alle diese Erscheinungen sind ebenfalls kaum zu fassen und mit den Händen zu greifen. Es sind nur Metaphern, das heißt Bilder und Versuche, um der *Nichtmaterialität* des Geistes oder der Seele Ausdruck zu verleihen; sie sind nicht wortwörtlich zu verstehen.

DAS UNFASSBARE

In den heiligsten Schriften der Menschheit, ob sie nun dem Hinduismus, dem Buddhismus oder dem Christentum zuzurechnen sind, ob sie einem der zahlreichen esoterischen Schriften zugeordnet werden können oder nicht, immer handelt es sich um das gleiche Konzept:
Nichtmaterialität.
Wenn wir also vom Geist sprechen oder der Seele, zielen wir auf etwas Immaterielles, sprich auf etwas, das wir nicht berühren oder mit den Händen anfassen können. Geist hat eine Existenz ohne Materie, aber nicht umgekehrt. Materie ist Maya, das heißt zweckgebundene Illusion, kreiert aus dem Geist. Gerne würde so mancher Zeitgenosse die Existenz des Geistes objektiv beweisen können. Doch die Tatsache, dass er physikalisch nicht beweisbar ist, ist der Beweis, dass er eben aus einer anderen Dimension ist. Insofern kann man dem Geist auch nicht im Rahmen der Physik auf die Schliche kommen,
Es handelt sich um ein vollkommen eigenständiges Gebiet.
Aber offenbar ist die Seele oder der Geist in der Lage, auf den Körper und auf das Materielle *Einfluss zu nehmen*, wobei das noch sehr vorsichtig ausgedrückt wurde. Sicherlich ist ein Geist in der Lage, den Leib *vollständig* zu beeinflussen. Er ist nicht nur in der Lage, er tut es, ob wir wollen oder nicht, ob wir es glauben oder nicht. Und hierin liegt das eigentliche Drama: Es geschieht ohnehin, wir nehmen ständig mit unserem Geist Einfluss auf das Körperliche. Wir können nicht entscheiden *ob*, wir können nur entscheiden *wie*. Somit kann er den Körper natürlich heilen oder den Heilungsprozess unglaublich beschleunigen, ihn also auf ein vollständig neues Plateau

heben. Denn wenn die gesamte Schöpfung aus dem Geistigen heraus entstand, dann ist Heilung, selbst der schlimmsten Zustände, eigentlich eine Kleinigkeit.
Wir sehen also, dass es über Jahrtausende hinweg noch nie Menschen, Denker oder Philosophen gab, die diesen irrsinnigen Versuch unternahmen, die Welt als rein materielle Erscheinung zu begreifen.
Es gibt ein weiteres Argument:
Wer einen Schritt zurücktritt und Grenzerfahrungen aller Art betrachtet, erkennt sehr rasch, wie verkrampft und unbeholfen unsere Erklärungsmodelle sind, wenn sie nur das Materielle gelten lassen. Nahtoderfahrungen sind ein solches Beispiel. In unserer Verzweiflung, geistig-emotionell-seelische Erfahrungen zu begreifen, wurde von gewissen Wissenschaftlern alles fix dem Gehirn zugeschrieben. Damit machte man es sich jedoch ziemlich einfach. Von nun an konnten jegliche inneren Erfahrungen auf biochemische Prozesse reduziert werden, die demnach im Gehirn ablaufen und dort angeblich Halluzinationen hervorrufen.
Manch einer fühlte definitiv eine gewisse Leere oder ein unbefriedigendes Gefühl bei dem Gedanken, dies allein sei die Erklärung für seine Leidenschaft, seine Berufung, seine gefühlten Seelenverwandten und die wundersamen „Zufälle" in seinem Leben. Aber da die Universitäten angeblich wissen und nicht *glauben*, nahm man an, sie müssten wohl recht haben.
Nun, unzählige Arbeiten wurden bereits verfasst und riesige Datensammlungen zusammengestellt, die von Menschen mit Nahtoderfahrungen berichten. Diese Berichte weisen teilweise atemberaubende Ähnlichkeiten aus, in über Hunderten von Fällen – auch bei sogenanntem Hirntod. Bei Herztoten könnte man ja noch herrlich streiten, aber bei Hirntoten?

In dieser Beziehung finde ich es stets sehr amüsant, die unbeholfenen Kapriolen strenger Verfechter der materialistischen Theorien zu beobachten. Die Unbeholfenheit ist offensichtlich. Es gibt unzählige Beispiele, bei denen die Erklärungsnot gewisser Akademiker für sich selbst spricht und keines weiteren Kommentars bedarf.
Interessant ist auch die Beobachtung, dass Nahtoderfahrungen immer, in hundert Prozent aller Fälle, die Betroffenen nachhaltig veränderten und nach eigenen Aussagen zu besseren und glücklicheren Menschen machten. Und dass die Betroffenen nie an der Echtheit ihrer Erfahrung zweifelten. Die einzigen Zweifler sind Außenstehende, nicht Betroffene.
Betrachten wir noch einmal die Historie und verschiedene Kulturen, erkennt man sehr rasch, dass sie alle dies annahmen: Der Geist entsteht nicht aus und von der Materie, sondern umgekehrt wird ein Schuh daraus. Der Geist ist die *Quelle* aller Erscheinungen. Der Geist ist damit auch die Quelle des physischen Körpers.
Nun, dies ist die Lösung für physische Probleme aller Art. Jedoch verhält es sich nicht so, dass Sie nun auf die Schnelle lernen können, die Kraft Ihres Geistes oder Ihrer Seele zu entfesseln, um Ihren Körper zu heilen. Denn: Ihr Geist ist entfesselt. Den

Geist kann man nicht fesseln, dies ist seine essentielle Eigenart, im klaren Gegensatz zum physischen Körper. Wäre es nicht so, wäre der Mensch, physisch, nie entstanden.
Was also ist notwendig?
Zunächst Informationen!
Der Geist gestaltet den Körper mit jeder Regung. Dies verhält sich genau so, auch wenn Sie es nicht glauben, nicht wollen oder nicht beabsichtigen. Es ist wie die Schwerkraft - sie existiert, mit oder ohne unseren Willen.
So verhält es sich auch mit der Beziehung zwischen Ihrer Seele und Ihrem Körper. Ob Sie wollen oder nicht, jetzt, genau in dem Augenblick, gestalten Sie Ihren Körper durch Ihre geistige Haltung und Seelenregungen.
Wenn Sie es nicht wahrhaben wollen, kann es unter Umständen ungemütlich werden. Wenn Sie es annehmen, kann es zu Lösungen führen.
Aber, so werden Sie vielleicht zu Recht einwenden, wie kommt ausgerechnet der Autor dieses vorliegenden Buches dazu, über dieses Thema mit solcher Gewissheit zu reden?
Einverstanden, Ihre Frage ist berechtigt.
Gehen wir also einen Schritt zurück. Jeder Leser hat das Recht zu erfahren, mit wem er es zu tun hat, wenn er sich mit einem Autor beschäftigt. Anbei also auch ein paar Takte über mich selbst und meinen Hintergrund.

BIOGRAFISCHE FARBTUPFER

Es wäre verführerisch, wie in einer normalen Biografie fein säuberlich die einzelnen Stationen mit Jahreszahlen aufzuführen, die ich in beruflicher Hinsicht durchlief. Aber ach, wie langweilig und wenig aussagekräftig sind solche Lebensläufe. Sie verraten einfach zu wenig über eine Person.
Versuchen wir es also auf eine andere Art und Weise.
Schon seit frühester Kindheit waren meine wirklichen Helden der Welt diese halbnackten, oftmals filzlockigen Burschen, die stundenlang völlig bewegungslos in einer Sitzposition ausharren konnten und offenbar alle möglichen körperlichen und geistigen Fähigkeiten besaßen, die es, wie ich später erfuhr, „eigentlich" nicht geben durfte.
Mich selbst zu erkunden, war die für mich naheliegendste und einzig wahrhaft lohnenswerte Beschäftigung. So konnte mich meine Mutter als Baby schon stundenlang alleine lassen, wenn sie mir nur die Schuhe auszog, damit ich mit meinen eigenen Füßen spielen konnte.
Später, so erinnere ich mich, hatte ich stundenlang in meinem Zimmer diverse komische Positionen eingenommen, vertieft in der Beobachtung, was in mir dabei geschah und wie es sich anfühlte.
Ich wuchs in der wunderschönen Schweiz auf, die viele Vorzüge zu bieten hatte, jedoch kaum Spiritualität. Dies empfand ich als große Leere. Weiter war ich aufgrund meiner Erziehung eine Art unbeschriebenes Blatt. Mein Vater war Wissenschaftler,

auch wenn er stets von paranormalen Phänomenen magisch angezogen wurde. Außerdem war er stets damit beschäftigt, ihre Existenz zu widerlegen, nicht ganz ohne Misserfolg, wie ich zugeben muss. Von ihm lernte ich vor allem eines: keinem Menschen außer mir selbst zu glauben und keine deklarierten Wahrheiten von anderen ungeprüft zu übernehmen. Auch meine Mutter lehnte jegliche Form von Religion ab, hatte sie doch in ihrer Kindheit und Jugend zu viel Heuchelei und Missbrauch erfahren. Stattdessen widmete sie sich Hilfeleistungen aller Art, die sie anderen angedeihen ließ, sodass unser Haus zur Auffangstation für Bedürftige wurde. Für sie war die Frage nach Gott unbedeutend, für sie zählte einzig, was für ein Mensch man war. Wer auch immer eine Kinderbetreuung, eine Mahlzeit am Krankenbett oder ein empathisches, offenes Ohr suchte, wurde bei uns zuhause fündig. Wir waren die soziale Auffangstelle all jener, die durch die Maschen des Systems fielen.

So befand ich mich also in einer schönen Umgebung, mit guten Werten, aber spirituell völlig ausgetrocknet. Für viele Jahre war mein einziger Lehrer die Natur, sprich Mutter Erde mit ihren Wäldern und ihren Flüssen. Dort fand ich geistige Nahrung, dort fühlte ich mich lebendig, dort war ich „verbunden" und konnte mit allen und allem kommunizieren - ganz im Gegensatz zur Welt der Menschen, wo ich grundsätzlich allein unterwegs war und mich auch allein fühlte. Auch noch mit 25 Jahren pflegte ich wohl mehr tiefgehende, berührende Freundschaften mit Bäumen als mit Menschen. Unzählige Stunden verbrachte ich barfuß im Wald, manchmal tagelang auf einem Baum sitzend, nur mit Wasser im Gepäck. Die vielen meditativen Kilometer zu Fuß entfesselten meine Faszination für den Körper. Aus dieser Begeisterung heraus entschloss ich mich, Physiotherapeut zu werden, doch in der Folge kam ich in diesem Umfeld nie wirklich an. Zu sehr litt ich unter der rein materiellen Ausrichtung und unter der irrsinnigen Arroganz in den Schulen und Kliniken, die vorgaben, man hätte wirklich etwas vom tiefen Mysterium der Schöpfung begriffen. Vielmehr kam ich mir vor wie ein Spion, der getarnt als „Körper-Experte" dort agieren konnte, wo eigentlich das Seelische am meisten tatkräftige Unterstützung brauchte.
Die ganze Aktion diente nur dem Ziel, die Osteopathie zu erlernen, denn ich hoffte dadurch, mit den tiefgründigen Aspekten des Menschen in Berührung zu kommen. Um das zu erreichen, musste ich allerdings noch eine Weile in diesem etablierten System ausharren.
Meinen brennenden Wunsch, die Geheimnisse des Lebens zu ergründen und auszuforschen, besänftigte ich in der Zwischenzeit mit Meditation und Kampfkünsten, später mit Yoga.
Ich nahm Einzelunterricht bei Xinhua Zhu, einem chinesischen Martial-Art-Lehrer der Spitzenklasse. Er war Filmschauspieler und Choreograph, aber auch Peking-Opera-Schauspieler auf internationalem Niveau. Eine Welttournee, die auch durch die Schweiz führte, bot ihm die Gelegenheit, sich abzusetzen und dem damals kommunistischen China zu entfliehen. Hier gestrandet, fing er wieder ganz unten

an. In den Jahren vor der Eröffnung seiner eigenen Schule übten wir das ganze Jahr hindurch bei jedem Wetter in öffentlichen Parks.
Er war ein sehr bodenständiger Lehrer, hatte traditionelle chinesische Medizin studiert und hohes Ansehen mit Zweikämpfen errungen. Weiter glänzte er mit akrobatischen Leistungen, die scheinbar nicht von dieser Welt waren. Dennoch erhielt ich von ihm nur eine Art formale Ausbildung. Auch wenn ich etwas über die Lenkung von Energie lernte, fehlte mir immer die letzte Verbindung zum Geistigen.
So erging es mir mit allen Disziplinen. In der Meditation lernte ich weitaus mehr, wenn ich mich meiner eigenen geistigen Führung anvertraute, als wenn ich Meditationslehrer befragte.
Das galt auch für das Yoga. Ich übte gute zehn oder fünfzehn Jahre für mich allein, ohne je einen Yogalehrer gesehen zu haben, bevor ich das erste Mal „in die Welt hinausging", um nach Antworten zu suchen. Entsprechend war ich ziemlich schockiert, als ich erfuhr, dass man den Job als Yogalehrer einfach „erlernen" konnte. Keiner schien nach der Tiefe des eigenen Wesens zu fragen, nach dem inneren Erfahrungsschatz oder dem Entwicklungsgrad. Ganz ohne Einweihung und sogar mit geringer Praxiserfahrung durften offiziell anerkannte Yogalehrer unterrichten.
Ich war empört. Dennoch ließen sich natürlich auch einige Lehrer und Lehrerinnen mit Tiefgang finden, doch nach der ersten Privatlektion erhielt ich immer etwa die gleiche Aussage: „Sehr gut, lieber Christian. Weiter so. Sehr interessante Fragen. Solche Fragen wirst du dir aber selbst beantworten müssen, dafür brauchst du nicht mehr zu kommen. Mach einfach weiter so."
Heute kann ich darüber lachen. Aber es war lange Zeit frustrierend, an die letzten lebenden Legenden der Osteopathie zu gelangen, wie an Viola Frymann, Colin Dove oder Pierre Tricot, an indische Swamis, die Jahre in einer Himalaya-Höhle verbracht hatten, und den – nach meinem Wissen – besten Leuten quasi aufzulauern. Und trotzdem erhielt ich selbst dort die gleiche Antwort, ich wurde mithin im Regen stehen gelassen: „Die Antworten musst du dir schon selbst geben." Ich vernahm auch Bemerkungen wie etwa: „Darf ich vorstellen, das ist Christian, der immer zwanzig Jahre zu früh kommt mit seinen Fragen." Auch hörte ich: „Sehr gut hast du das entdeckt. Arbeite noch zwei Jahre weiter, dann können wir darüber sprechen." Dies ist jedoch auch zehn Jahre später aus irgendwelchen Gründen nie passiert.
Heute ist mir klar, die Person die ich als 20-Jähriger überall gesucht habe, um mir die Welt zu erklären und die für mich die Fragen der Existenz beantworten konnte, war ... ich selbst. Ich suchte die Person außerhalb von mir, wo sie nicht zu finden war.

PHÄNOMENE

Zwei der Phänomene, die ich während meiner Suche erfuhr und die mir keine Ruhe ließen, zeigten sich wie folgt:
Zufällig „stolperte" ich manchmal über eine immense Kraft, unendlich ruhig und konstant, wie die Expansion des Weltalls. Sie durchströmte mich und riss auch

meinen Atem mit, der so langsam wurde, dass mein physischer Körper nach einer Weile in Panik verfiel, während „mein inneres Wesen“ entzückt und in absolutem Frieden zuschaute, wie ein einzelner Atemzyklus sich gute eineinhalb Minuten Zeit nahm. Diese Kraft war so fundamental mit den Urimpulsen des Lebens verbunden, dass es für mich undenkbar war, nicht nach noch mehr Informationen zu suchen.
Ich wollte unbedingt in Erfahrung bringen, was diese Kraft war, was sie für uns Menschen bedeutete und wie man sie für ein besseres Leben nutzen konnte. Ich konnte mich damals noch nicht willentlich damit verbinden, sondern nur lange Übungen machen, in der Hoffnung, sie würde sich manifestieren, was manchmal geschah, manchmal auch nicht.
Das zweite Phänomen war mit einer unendlichen inneren Ruhe verbunden. Diese war Bedingung, aber beileibe keine Garantie, um geradezu in einen ekstatischen Zustand zu verfallen. Wenn ich lange Zeit regungslos dasaß, vorzugsweise in der Natur, konnte sich plötzlich ein Zustand einstellen, bei dem ich in meinem Körper wie in einer wohligen Kuscheldecke ruhte, keine Körpergrenze mehr spürte und sich mein Sichtfeld komplett umstülpte. Es wirkte wie völlig überbelichtet und sehr viel anders als die physische Welt, blieb jedoch mit den physischen Manifestationen dennoch verbunden. Es verhielt sich so, als würde ein seidener Faden beide Welten miteinander verbinden. Formen waren klar erkennbar, Farben konnte ich bei so grellem Licht jedoch nicht mehr sehen. Ich konnte diesen Zustand nie aufrechterhalten, denn etwas tief in mir verfiel so sehr in panische Angst, dass der Zustand schlagartig wieder verschwand.
Dem ersten Phänomen, der Wahrnehmung der immensen inneren Kraft, begegnete ich später auch in der Osteopathie wieder. Dort sprach man vom *Breath of Life*. Heute kann ich dies auf Abruf hinter den Dingen oder in und durch die Dinge spüren, vor allem in lebendigen Körpern.
Bei dem zweiten Phänomen musste ich dreißig Jahre warten, um es auch nur in Ansätzen zu begreifen, sprich, wie das Nicht-Materielle schrittweise das Materielle manifestiert - und mit den multiplen Gestaltungsoptionen, abhängig vom geistigen Fokus des Betrachters.

DIE WEITERE SUCHE

Die treibenden Fragen in meinem Leben waren also schon immer feinstofflicher und subjektiver Natur und betrafen mehr das Jenseits als das Diesseits. Und auch heute noch, obwohl sich mein Diesseits mit jedem Lebensjahr genüsslicher und schöner gestaltet, sind die Highlights des Tages noch immer die Momente, in denen ich Zeit finde, im Jenseits zu verweilen.
Wie dem auch sei, um bei meiner Biografie zu bleiben ... diese führte auch über heilsame, „weltliche“ Stationen. Heilsam, weil sich meine ursprünglichen Antipathien bezüglich Administration, Organisation, Ordnung und Hierarchie verminderten. Schließlich begann ich sogar Spaß bei den Aufgaben zu empfinden, denen ich mich

ausgesetzt sah – als Prüfungsexperte und Lehrer am *Swiss International College of Osteopathy* (SICO), als Co-Präsident eines Osteopathie-Verbandes und als Inhaber einer erfolgreichen Heilwerkstatt mit verschiedenen Angestellten. Ich durfte lernen, diese ganz praktischen, weltlichen Themen als genauso spirituelles Terrain zu erkennen, wie jedes Sitzen auf der Meditationsdecke. In beiden Fällen waren Demut, Verantwortungsbewusstsein und volles Engagement notwendig. Überdies gilt dies: Wenn die Welt so beschaffen ist, wie ich sie in diesem Buch beschreibe, dann gibt es im Grunde genommen nichts Nicht-Spirituelles. Alte Weisheitslehrer predigen das Gleiche. Es gibt nicht auf der einen Seite das spirituelle Leben während der Meditation – und auf der anderen Seite das pragmatische Leben „in der echten, physischen Welt", außerhalb der Spiritualität. Jede Tat ist oder sollte Meditation sein. Dies ist nebenbei bemerkt die fundamentale Botschaft des *Karma-Yogas,* des Yogas der Tat. Und auch wenn eine Tat nicht im Bewusstsein allein stattfindet, so ist jede Tat stets in erster Linie eine Manifestation des Geistes.
Dies alles waren Tatsachen, die ich bereits im Alter von 20 Jahren erkennen durfte – zunächst nur verstandesmäßig, also dort, wo sie noch nicht ausgelebt wurden. Das pragmatische Menschenleben, Rechnungen zahlen, die Kinder vom Sport abholen, sie nach Zeitplan bekochen und den Haushalt erledigen, Beziehungen führen ... dieses Terrain ist das Spielbrett des Geistes, gekleidet in Materie.

Beruflich konnte ich meine Hauptbeschäftigungen immerhin so ausrichten, dass ich nach wie vor viel „zwischen den Welten" verweilen konnte.
Im Jahre 2007 machte ich mich als Osteopath selbstständig. Ab 2010 bekam ich die Chance, Studenten mit auf die Reise nach „Anderswo" zu entführen, indem ich am und für das SICO Klassen und Lerngruppen unterrichtete. Dort geht es zwar hauptsächlich um fundiertes Wissen in Anatomie, Physiologie und Osteopathie, aber ich verstehe es recht gut, jede Gelegenheit zu nutzen, um nicht nur philosophische Abstecher zu machen, sondern die Studenten auch konkret das Unsichtbare erleben zu lassen. Mein Wirken als Vermittler zwischen den Welten konnte ich noch um einige spektakuläre Erfahrungsmöglichkeiten erweitern, als ich 2010 die Schamanin Carola Castillo traf und in *Reconstructive Constellations* eingeweiht wurde, eine Arbeit, die so unfassbar ist, dass die Workshops stets in einer Atmosphäre der dankbaren Sprachlosigkeit enden. Im Rahmen dieser Methode versucht man kurz gesagt, unbewusste Muster ins Licht zu bringen und damit aufzulösen.
An dieser Stelle dürfte es sinnvoll sein zu erläutern, was genau *Yoga* und *Tai Chi* mit dem Geist und der Kraft der Seele zu tun haben, denn beide Wege beschritt ich, und beide Methoden wurden in den letzten Jahren im Westen immer populärer, was aber nicht heißt, dass wir deren Essenz deshalb verstanden hätten.

YOGA

Yoga ist indischen Ursprungs und ein Sammelbegriff für eine schier unüberschaubare

Menge unterschiedlicher Pfade zur Erleuchtung. Belegen zufolge existiert Yoga bereits seit vielen tausend Jahren, wahrscheinlich sind einige Yoga-Formen sogar älter als 10.000 Jahre. Die vielen Weisen Indiens, dieses weltweit unübertroffen spirituellen Landes, hinterließen eine unglaubliche Menge an Wissen, um den willigen Adepten von all seinen menschlichen Makeln möglichst schnell und effektiv zu befreien und seine Göttlichkeit wieder aufleuchten zu lassen – dies wohlgemerkt mit und ohne religiösen Hintergrund. Es gibt Yoga in allen Farbtönen und Ausformungen. Swami Sivananda (1887–1963) fasste diese vielen Formen in vier Hauptgruppen zusammen. Seine Aufgliederung lautete wie folgt:
(1) Es gibt analytische und intellektuelle Yogaformen, die direkt auf Erkenntnisse ausgerichtet sind – zusammengefasst als *Jiana Yoga.* (2) Daneben existiert ein Yoga der Hingabe (*Bhakti*), in dessen Rahmen viel gebetet, geopfert und Mantras rezitiert werden. Und schließlich gibt es (3) ein Yoga der hingebungsvollen Handlung (*Karma-Yoga*) sowie (4) der sogenannte Königspfad (*Raja-Yoga)*, der Yoga der Geisteskontrolle.
Raja-Yoga bildet die Grundlage dessen, was wir heute im Westen als Yoga kennen. Wenn Sie die alten Veden, die heiligen Schriften aus Indien studieren, ist eine Tatsache bemerkenswert: Einige Schriften sind prallvoll mit Gottheiten, andere kommen ohne einen einzigen Gott aus.
Yoga ist keine Glaubenssache. Das Einzige, was benötigt wird, ist genügend Elan und „Glauben", um sich einmal ernsthaft darauf einzulassen. Das Ergebnis? Entweder resultiert es darin, dass sich Ihr Wissen vergrößert, oder ... es passiert nichts.
Mein Rat: Dann werfen sie es einfach wieder über Bord!
Jeder Yogaweg ist so individuell wie der Schüler selbst. Pragmatisch ausgedrückt ist Yoga eine große Sammlung von Techniken und Tricks, bestehend aus Atemübungen (*Pranayamas*), Körperhaltungen (*Asanas, Mudras*) und geistigen Übungen, um eine Transformation des Menschen in Richtung Befreiung (*Mukti oder Moksha)* zu ermöglichen. Man könnte Yoga auch als *die Wissenschaft des Inneren* definieren. Und ja, diese Form der Wissenschaft ist im Gegensatz zum Anspruch der *äußeren Wissenschaft* rein subjektiver Natur. Der Grund? Der Mensch ist von Natur aus subjektiv.
Yoga gibt Ihnen nur die Techniken oder Tricks in die Hand. Sie machen damit Ihre eigenen Erfahrungen. Letztendlich glauben Sie, was Sie wollen beziehungsweise wovon Sie eben durch eigene Erfahrung überzeugt wurden.
Im Hinduismus, in dessen Rahmen Yoga eingebettet ist, gibt es ohnehin so viele Gottheiten, dass jeder andere Götter anbetet, sodass das Missionieren, das wir aus dem christlichen Kulturraum kennen, keinen Sinn ergibt. Sie tun und lassen, was Sie für richtig halten.
Ob gläubig oder Atheist, wenn man *das Göttliche* personifiziert, reduziert man es dadurch automatisch, und wenn man das Göttliche als Sache oder Prinzip erfasst, nimmt man ihm die lebendige, interagierende Qualität. Der Mensch sollte also

besser gar nicht erst versuchen, sich ein *Bild* von Gott zu machen. Das besagen und empfehlen nebenbei bemerkt auch einige Glaubensrichtungen innerhalb der jüdisch-christlichen Religion.

Wie auch immer, wichtig ist nur, was Sie erfahren, was Sie intuitiv wissen können. Vielleicht können Sie es aber niemals in Worte fassen. Das, was Ihr Wesen erleben kann, jenseits aller menschlichen und materiellen Beschränkungen, im reinen Sein verweilend, dorthin will Yoga den Schüler transportieren.

Um das Maß der Missinterpretation von Yoga im Westen zu verstehen, muss ich Ihnen nicht erzählen, wie Yoga hierzulande angesehen und genutzt wird. Sie haben Ihr eigenes Bild davon. Aber ich kann Ihnen kurz erläutern, welchen Stellenwert die Asanas hatten und haben, also die Körperhaltungen. Die Yogasutras werden von den Raja-Yogis als die *Bibel des Yoga* angesehen. Darin stellt der Autor Patanjali den achtfachen Pfad des Raja-Yoga vor.

Eine Säule dieser acht Pfade betrifft die Asanas – also Körperhaltungen – und ist ... ihm ganze drei Verse wert! Und wahrscheinlich wird auch nur auf die Sitzposition des Meditierenden abgehoben, die *entspannt, stabil und perfekt ausgerichtet* sein sollte. Das war's dann schon für die „Turnübungen"!

In den letzten ein- bis zweihundert Jahren wurden jedoch die Körperhaltungen, wie sie der Westen mit Yoga assoziiert, immer weiter ausgearbeitet. Dabei zielen die Asanas nur auf die perfekte Geometrie ab, weil alles im All in einer genauen geometrischen Ordnung zueinandersteht und der Menschkörper diese Ordnung einfach widerspiegeln sollte. Dies haben auch andere Denker im Westen, wie zum Beispiel Leonardo Da Vinci, verdeutlicht und angenommen. Der wahre Yogi kümmert sich nicht um Dehnungen oder Muskeln, er strebt einfach die perfekte Ausrichtung des Körpers und somit die Einordung in die natürlichen Prinzipien der Geometrie an. Beweglichkeit und auch die Gesundheit sind dabei vollständige Nebenprodukte. Durch die Posen soll der physische Körper zu einem freien und durchlässigen Gefäß für den Geist geraten.

Meine Meinung? Wer Asanas ausführt und auf dem achtfachen Pfad nie weiterwandert, ist wie ein Reisender, der unentwegt die Koffer packt, ohne je aufzubrechen.

TAI CHI

Auch im *Tai Chi Quan* ist der Körper nur Mittel zum Zweck. Im Zentrum steht eigentlich der geistige Pfad. Tai Chi stammt aus China und ist eine sogenannte innere Kampfkunst. Kung Fu – wie man es zum Beispiel von den Shaolin Mönchen kennt – zählt zu den äußeren Kampfkünsten.

Auch im Westen weiß jeder hochkarätige Sportler, dass er ab einem bestimmten Niveau seine Leistung nur noch über die mentalen Fähigkeiten steigern kann. Kung Fu-Adepten gehen teilweise noch weiter und arbeiten viele Jahre nur an ihren geistigen Fähigkeiten, um die Grenzen des Glaubwürdigen zu sprengen.

Man arbeitet sehr hart und sehr lange am und mit dem physischen Körper, springt aber dabei in den geistigen Bereich hinein. Tai Chi, die innere Kampfkunst, lehrt von Anfang an den Geist als übergeordnete Kraft zu nutzen. Man bewegt erst den Geist, dem folgt die Energie, diesem folgt das Physische. Jede Bewegung ist also erst geistig, dann energetisch, dann folgt der Körper von sich aus, ohne Anstrengung, aber mit unaufhaltsamer Wucht.

Nutzen wir eine Metapher mit einem Gartenschlauch. Man kann einfach den Schlauch per Hand bewegen, man kann aber auch das Wasser aufdrehen, woraufhin der Schlauch ganz automatisch und sozusagen passiv herumgeschleudert wird.

Die inneren Kampfkünste schöpfen aus diesem Umstand Kräfte, die der Laie nicht für möglich halten würde. Dabei geht es weniger darum, die geistige Kraft zu *entwickeln*, denn diese ist von Haus aus vollkommen, stets gegenwärtig und verfügbar. Vielmehr geht es darum, aufzuhören, mit falschen Glaubessätzen der Entfaltung dieser Kraft im Wege zu stehen.

Nur selten trifft man indes einen Meister, der dies versteht, vermitteln kann und vor allem auch bereit ist, es anderen zu offenbaren. Aber die Geschwindigkeit, mit der selbst Laien innerhalb weniger Stunden schier Unvorstellbares vollbringen können, ist atemberaubend. Dabei entdeckt man, dass es nie ein Gegenüber ist, das angreift, überwältigt oder gar verletzt. Wir sind es immer selbst, die wir so sehr an etwas glauben, dass wir es Realität werden lassen: der Angriff, der Widerstand, die Überlegenheit des Gegenübers, die Kraft eines viel muskulöseren Körpers. Dabei sind das alles Illusionen, die erst durch unseren Glauben daran wahr werden. Wenn wir lernen, unsere eigene, volle Kraft zu nutzen und diesen alten Ideen keinen Glauben mehr schenken, lösen wir alte, falsche Glaubenssätze auf; sie existieren plötzlich nicht mehr.

Dadurch eröffnen sich Perspektiven, die man zuvor nicht für möglich gehalten hätte. Denn die Auseinandersetzung mit einem Partner (den ich hier bewusst *nicht* Gegner nennen will), steht natürlich stellvertretend für die Art und Weise, wie wir mit unseren Glaubenssätzen und Erwartungen unsere gesamte Realität gestalten. Die sogenannt *objektive* Außenwelt wird im indischen Raum *Maya* genannt – Illusion.

Die Wissenschaft weiß schon lange um diesen Umstand und hat ihn auch experimentell bewiesen. Nur die Universitäten, Mediziner und Pharma-Konzerne können oder wollen diese (für sie nicht lukrative Erkenntnis) nicht bestätigen.

FORTSETZUNG: MEINE BIOGRAFIE

Wie dem auch sei, jedenfalls beschäftigte ich mich intensiv und extensiv mit Yoga und Tai-Chi, tatsächlich Jahrzehnte lang.

Bei all diesen Aktivitäten bestand mein eigentliches Ziel darin, die Kräfte hinter den physischen Manifestationen zu verstehen. Und auch in diesen Beziehungen fand ich immer wieder bestätigt, was ich eine ganze Lebenssuche lang als unangefochtenes Prinzip erkennen konnte: Das perfekte, göttliche und vollkommen ‚Gesunde' ist stets gegenwärtig, es muss und kann nicht „aufgebaut" werden, da es per definitionem bereits vollkommen ist. Es müssen nur die behindernden Schleier weggeschoben werden. Wir müssen also weder *eine Krankheit loswerden* noch müssen wir *gesund werden.* Wir müssen nur einsehen, dass wir vollkommen *gesund sind* und (im Grunde) schon immer *waren.*

Wir müssen aufhören, Krankheit durch das, was wir zu wissen meinen, aufrechtzuerhalten.

Was ich später Jahrzehnte lang in meiner Praxis beobachten sollte, zeigte sich mir also schon früh recht klar. Und diese Erkenntnis bestätigte sich wie gesagt wieder und wieder, auch in der praktischen Anwendung. Perfektion manifestiert sich im Physischen ganz von selbst, wenn ich ihr nicht mit meinen falschen Glaubenssätzen im Wege stehe. Was ich zudem als von außen auf mich einwirkende Angriffe oder Widerstände empfinde, ist immer zu fünfundneunzig Prozent hausgemacht.

EIN EINDRÜCKLICHES BEISPIEL

Natürlich hatte ich auch gänzlich andere Erfahrungen, bei denen ich mit dieser netten Philosophie, die sich so flott dahinschreiben lässt, auf die Nase fiel. Mit den Kampfkünsten und mit einem begnadeten und wohlwollenden Lehrer, der heute noch ein guter Freund ist, befand ich mich jedoch auf einem Terrain, wo ich diese Prinzipien eins zu eins auf die Probe stellen konnte. Mein Freund und Lehrer Marco war jedenfalls eine große Hilfe, um die Universalität bestimmter Gesetzmäßigkeiten auf die Probe zu stellen, denn genau an diese Grenzen stoßen wir im Leben immer wieder: Etwas scheint zu funktionieren, aber seltsamerweise nicht immer.

Ein Beispiel: Marco forderte mich einmal auf, einen Gegner wegzuschubsen oder fortzustoßen. Es handelte sich bei meinem Gegner um einen Mann, der grösser und kräftiger als ich war und über einen sehr stabilen Stand verfügte. Ich dagegen wurde aufgefordert, nur auf einem Bein zu stehen, damit wollte Marco meine Aufgabe erschweren.

Was passierte? Ich lernte, nicht mit meinen Beinen verwurzelt zu sein, sondern auf mein eigentliches, formloses Wesen zu bauen. Darüber hinaus hörte ich auf, meinen Gegner durch *meinen* Glauben an seine Kraft zu nähren. Ich sollte mich also nicht mehr von willkürlichen physischen Umständen in meiner geistigen Absicht aufhalten lassen.

Das Ergebnis? Ein durchschlagender Erfolg! Es war fantastisch, wieviel Kraft sich auf einmal in mir entwickelte. Mein Gegner staunte, als er plötzlich zurücktaumelte, und nur so umfiel.

Auch ich staunte.

Aber warten Sie, der Gag steht noch aus!

Am nächsten Tag übten wir weiter. Ich gab mir alle Mühe, die gleiche Übung noch einmal zu absolvieren, so perfekt wie möglich. Tatsächlich war ich innerlich über-

zeugt, dass ich nochmals den gleichen Effekt reproduzieren konnte. Ich gab mein Bestes, wieder nur auf einem Bein stehend. Und trotzdem ... funktioniert es diesmal nicht. Erneut war ich völlig verblüfft.
Marco aber lachte nur und befand: „Klar, Christian, du hast heute eine *Übung* daraus gemacht. Gestern war es *keine* Übung, du hast das Ding einfach ausgeführt. Du warst im Hier und Jetzt. Heute versuchst du aber etwas zu *reproduzieren*. Du bist nicht im Jetzt. Du bist in der gestrigen Erinnerung. Im Jetzt bist du vollkommen, in der Erinnerung besitzt du keine Kraft."
Ich lernte also auch, dass unser Verstand extrem trickreich ist und uns stets alte Muster zurückholt. Es braucht eine gehörige Portion Aufmerksamkeit und auch viel Disziplin, sich immer wieder aus diesen gewohnten Gedankenmustern herauszuholen. Nur nebenbei bemerkt: Diese Form der geistigen Kontrolle ist das Herzstück des bereits erwähnten *Jiana Yoga*, des Yoga der Erkenntnis.

BERUF UND BERUFUNG

Meine Suche, mein tiefes Verlangen, das Mysterium des Lebens zu verstehen, verschmolz also mit meinem Be*ruf* – meiner Be*ruf*ung. Übrigens: Eines der ersten Geheimnisse der Gesundheit lautet: Lernen Sie, Ihrer Berufung nachzugehen und haben Sie den Mut diesem R*uf* zu folgen. Das heißt nicht zwangsläufig, dass man seinen Lebensunterhalt mit seiner Berufung bestreiten muss. Der Weg in Richtung Berufung kann mit Widerständen und Problemen gepflastert sein; aber man sollte ihm folgen.
Bei dieser meiner Suche und Berufung übernahm ich auch die kritische Haltung, die meiner Erziehung entsprach, allerdings mit dem genau umgekehrten Ansatz. Statt grundsätzlich alles abzulehnen, bevor es nicht bewiesen war, nahm ich grundsätzlich alles für wahr an und stellte es auf die Probe. Deswegen widmete ich mich stets mit vollem Engagement dem Yoga, den Kampfkünsten, diversen Formen der Meditation und allen möglichen Ansätzen in der Heilkunst.
Unsere Erziehung sagt uns, wir sollen den Tag nicht vor dem Abend loben. Aber die Schöpfung funktioniert genau umgekehrt! Nur wer den Tag vom frühen Morgen an wiederholt lobt, geschehe was da wolle, wird auch einen lobenswerten Tag erleben. Dies ist das Gesetz von Actio und Reactio: Ich erschaffe meine eigene Realität. Wunder erfahren jene Zeitgenossen, die an sie glauben. Und je fester sie daran glauben, desto mehr Wunder ziehen sie an, die den eigenen Glauben noch verstärken werden. Das Leben ist eine Spirale. Ob es auf- oder abwärts geht, liegt in unseren Händen.
Heute teile ich diese Prinzipien mit vielen Menschen. In Workshops entdecken Menschen die Quelle ihrer Kraft und wie sie spielerisch und mit Leichtigkeit ihr Leben in einen wünschenswerteren Zustand manövrieren können. Als Lehrer für angehende Osteopathen und andere Heilberufe und als Arbeitgeber darf ich Studenten auf die Entdeckungsreise mitnehmen. Sie erkennen, wie sehr ihr inneres Wesen, ihre innere Haltung und ihre Glaubenssätze eins zu eins mit der therapeutischen Inter-

aktion und dem Therapieerfolg zusammenhängen. Beglückend sind dabei vor allem die leuchtenden Augen von Studenten, die einmal an dieser Magie geschnuppert haben. Und in meiner Praxis mit inzwischen über 3500 Patienten konnte ich einigen Menschen zu einem völlig neuen Lebensgefühl verhelfen.

ÄUSSERES UND INNERES

Wie schon erwähnt, ich eröffnete schließlich meine eigene Heilwerkstätte, wie ich sie später taufte, zusammen mit einigen anderen Professionals.

Mein gesamter Weg hatte interessanterweise darin bestanden, ständig die Heilkräfte der Seele zu erkennen, in welcher Schule ich auch immer herumgestöbert hatte.

Die Auszeichnungen und Diplome, wie das *Diplom Swiss Red Cross*, ein *Diplom in analytischer Biomechanik* und die Zertifikate in der Osteopathie und so fort, waren dabei nicht wichtig für mich, obwohl ich mich natürlich auch darüber freute. Ich hungerte nach Wissen. Ständig bildete ich mich weiter, bis heute habe ich damit nicht aufgehört. In puncto Osteopathie war es mir vergönnt, auch später noch bei berühmten, bekannten Persönlichkeiten in die Lehre zu gehen, so bei Pierre Tricto in Frankreich, bei Viola Fryman in Kalifornien, bei Colin Dove in Großbritannien, bei Philippe Druelle in Kanada und bei Geneviéve Foret und Jane Stark ebenfalls in Kanada. Es handelte sich um regelrechte Stars der Szene, um namhafte, ja fast legendäre Osteopathen oder Osteopathinnen. In Dornach eröffnete ich schließlich meine eigene Osteopathie-Praxis. Dornach ist eine Gemeinde im Kanton Solothurn in der Schweiz, der Ort liegt nicht allzu weit von Basel entfernt.

2014 wurden mir mehrere offizielle Anerkennungen in meiner Funktion als Yoga-Lehrer zuteil, von verschiedenen Verbänden, auch dem in der Schweiz registrierten *Evidence Based Medicine*-Bund, der ebenfalls Yoga-Therapien favorisiert. Ich lehrte als Gastdozent selbst vor fortgeschrittenen Yoga-Lehrern und immer wieder in der SICO, dem *Swiss International College of Osteopathy*. Seit dem Jahre 2009 bin ich dort Mitglied des Prüfungsausschusses. 2012 war mir das Glück besonders hold, und ich erhielt von den Kanadiern den *Louisa Burns Award* für die repräsentativste These für die Weiterentwicklung der Osteopathie. Ich geriet zum Co-Präsidenten der *SBO-Tom*, einer schweizerischen Berufsorganisation der Osteopathie, und setzte mich dort für eine gehaltvolle und traditionelle osteopathische Medizin ein.

Aber das alles war nicht so wichtig für mich wie der Umstand, dass ich ständig anderen Menschen mit meinem Wissen und meinen Methoden helfen konnte.

Bedeutsam war stets die Erkenntnis, dass es eine Kraft gibt, eine innere Kraft, die man Seele nennen könnte, aber auch Atman, Chi, Geist, Ba oder wie auch immer. Sie belebt den Körper. Selbst ein paar Stunden nach dem Körpertod ist diese Kraft noch fühlbar. Und sie ist, man höre und staune, manchmal sogar noch kurze Zeit nach dem (angeblichen) Körpertod therapeutisch einsetzbar.

Diese Power, die von innen heraus wirkt, gilt es zu nutzen. Sie bildet und formt den komplexen menschlichen Körper, sie belebt jede einzelne Zelle. Sie ist sehr viel

stärker, als man zunächst annehmen könnte. Sie ist geistiger Natur. Die Seele ist tatsächlich für alle Abwärts- und Aufwärtsbewegung eines Körpers verantwortlich. Sie kann Unheil oder Heil hervorrufen, das heißt, sie ist auch fähig, erstaunliche Heileffekte herbeizuführen.
Sie befindet sich in unseren Händen, in Ihren und in meinen.

DER TYPISCHE PATIENT

Inzwischen durfte ich im Rahmen meiner Praxis wie gesagt Tausende von Patienten behandeln. „Wunder“ kamen dabei immer wieder vor, doch es sind offen gestanden keine Wunder, sie sind außerdem nicht an der Tagesordnung und nichts, womit man werben sollte. Ja, es konnten Patienten mit Parkinson quasi geheilt werden und sogar langjährige Epilepsie; ich konnte Menschen von Zwangsneurosen befreien und einiges mehr. Viele meiner Patienten sind heute wieder topfit, die gestern noch völlig „erledigt“ waren. Doch alles beruhte auf Wissen.
Um strikt bei den Fakten zu bleiben: Schwere pathologische Krankheitsbilder sind nicht typisch für meine Praxis. Natürlich begegne ich ihnen immer wieder, das heißt, ab und an gelangen zu mir auch Patienten, deren Fall als hoffnungslos bezeichnet worden ist und die die Schulmedizin aufgegeben hat. Oft kommen Patienten auch aus purer Verzweiflung zu mir. Da ich dem Bereich der alternativen Medizin zugeordnet werde, die eine Alternative zur Schulmedizin zur Verfügung stellt, fallen mir manchmal alle möglichen Zeitgenossen in die Hände.
Normalerweise besuchen jedoch Menschen meine Praxis, die vielleicht keine furchtbaren Krankheitsbilder haben, aber sich dennoch in desolatem Zustand befinden. Die Diagnose Blasenentzündung oder Blasenschwäche beispielsweise hört sich im ersten Moment nicht besonders problematisch an, aber wenn man seit zwei Jahren jeden Monat mit Antibiotika gefüttert wird, ohne nachhaltigen Erfolg, wenn das Hobby nicht mehr ausgeübt werden kann, der Beruf ohnehin nicht mehr, und wenn die sozialen Kontakte auf den Nullpunkt gesunken sind, erkennt man sehr rasch, dass selbst diese „unproblematischen“ Erkrankungen die Hölle sein können. Die Person fürchtet vielleicht, jede Dreiviertelstunde gezwungen zu sein, die Toilette aufzusuchen und sich dabei zusätzlich sorgen zu müssen, dass es jemand leaken könnte. Wenn sich also die gesamte Welt nur noch um den Urin dreht, dann handelt es sich eben doch um einen furchtbaren Zustand, der von Nichtbetroffenen schwer nachvollzogen werden kann.
Für rund einen Viertel meiner Patienten bin ich so etwas wie die „letzte Hoffnung“. Selbst den Terminus „unheilbar“, was gewöhnlich eine Fehldiagnose ist oder die Verzweiflung der Ärzteschaft ausdrückt, akzeptiere ich nicht, ob es sich nun um Parkinson handelt oder um multiple Sklerose. Doch selbst wenn eine Person
‚nur‘ beispielsweise einen Reizdarm hat, dauernd sauer aufstößt (= Acid Reflux genannt), und das seit fünfzehn Jahren, wird sie allzu leicht als unheilbar abgestempelt.

Die Einstellung, die damit einhergeht, hört sich so an:
„Es ist halt so!". Oder: „Du musst dich damit abfinden." Oder: „Nimm eine Schmerzpille, das hilft!"
Noch einmal: Selbst eine angeblich unheilbare Situation braucht man nicht zu akzeptieren.
Außerdem suchen mich häufig Patienten auf, die eigentlich nicht so recht in ein Fach passen und auch in keine Schublade. Sie konnten andernorts keine Hilfe finden. Ihnen wurde lediglich von einem Mediziner ein Schildchen an die Brust geheftet, gewöhnlich ein beeindruckender lateinischer oder griechischer Ausdruck für eine Krankheit. Das ist vielleicht der erste, grundlegende Fehler. Alles wird standardisiert, anstatt den Menschen selbst in den Mittelpunkt zu rücken. Für mich gibt es keine zwei Menschen, die in das gleiche Kästchen passen, in die gleiche Schublade, selbst wenn sie von der Schulmedizin mit den gleichen Schildchen versehen worden sind.
Und so nutze ich meine Erkenntnisse und Einsichten, um anderen zu helfen.
Durch die Betonung der Seele oder des geistigen Prinzips konnte ich auf diese Weise schon vielen Menschen in erstaunlicher Weise einen Weg weisen, wobei natürlich auch die körperliche Behandlung eine Rolle spielte.
Absolut faszinierend für mich war der Umstand, dass ich immer wieder auf die enormen Heilkräfte der Seele stieß, ich kann es nicht genug betonen.
Mit diesem Wissen konnte ich selbst Menschen helfen, die von anderen längst aufgegeben wurden.
Doch eine Frage erhebt sich natürlich in diesem Zusammenhang:
Auf welche Weise kann man die Heilkräfte der Seele aktivieren? Wie kann man diese verborgenen Kräfte nutzen?
Selbst wenn man also mit der Voraussetzung, der Prämisse übereinstimmt, dass die Seele oder das Ich über ungeheure Kräfte verfügt, so heißt das noch nicht, dass man auch weiß, wie man diese am besten freisetzt.
Genau aus diesem Grund schrieb ich dieses Buch.
Was erwartet Sie also auf den folgenden Seiten?

WAS DIESES BUCH IHNEN BIETET

Es erwartet Sie die Beantwortung vieler konkreter Fragen. Einige davon lauten:

» Wie können Sie durch eine übergeordnete Sichtweise eine brandneue Perspektive gewinnen, was Ihren Körper angeht?

» Wie haben Sie die verschiedenen Diagnosen, die Ihnen in der Vergangenheit gestellt wurden, in Wahrheit zu bewerten?

» Welchen Gesundheits- und Krankheits-Mythen dürfen Sie keinesfalls Glauben schenken?

» Wie können Sie die Ihnen innewohnende Weisheit Ihres Körpers verstehen lernen und als Kompass im eigenen Leben nutzen? Auf welche Weise vermögen Sie Ihrem Körper regelrecht zuzuhören?

» Wie können Sie Ihren Körper, trotz einwirkender destruktiver Einflüsse, immer wieder rasch ins Lot bringen, „reorganisieren" und alle Funktionen perfekt aufrechterhalten?

» Wie lassen sich unangenehme körperliche Erfahrungen auf ein Minimum reduzieren? Und wie kehren Sie schnell zu maximalem Body-Komfort zurück?

» Wie können Sie selbst den eigenen Körpertod, der eines Tages unausweichlich auf jeden von uns zukommt, da die Seele Abschied nimmt, ganz anders gestalten, konstruktiver und positiver? Wie kann man sogar „gekonnt" sterben, wenn der richtige Zeitpunkt gekommen ist?

» Auf welche Weise gelangen Sie zu einem ausgewogenen Verhältnis zwischen Emotion und Intellekt, zwischen Gefühl und Verstand?

» Welche Rolle spielt die richtige Ernährung, und was hat die Power der Seele damit zu tun?

» Wie hat man Schmerz zu bewerten, und welche Rolle spielen Wasser und Nahrungsergänzungsmittel?

» Welche Bewegungstechniken helfen Ihnen, Ihre Gesundheit gezielt nach oben zu führen?

» Auf welche Weise zapfen Sie direkt die Power der Seele an?

DER BEGINN

Fangen wir also einfach an.

Alle diese Fragen (und einige mehr) werden auf den folgenden Seiten beantwortet. Jedes Kapitel verrät Ihnen, wie sie psychisch stärker und stärker werden. Zuletzt sind Sie auf eine ganz andere Art und Weise als bisher in der Lage, die Heilkräfte Ihres Ichs zu nutzen.

Heilung ist möglich. Heilung ist wahrscheinlich, wenn Sie nur mit den korrekten Informationen ausgestattet sind. Sie müssen dazu in erster Linie auf sich selbst bauen und auf die Kräfte Ihrer Seele. Dadurch öffnen sich nicht nur einige bisher unbekannte Türen, sondern es eröffnen sich auch völlig neue Perspektiven. Soviel darf ich versprechen, in aller Bescheidenheit und aller Zurückhaltung: Nach der Lektüre dieses Buches werden Sie zumindest eine völlig neue, hilfreiche Sichtweise gewonnen haben.

Vielleicht sogar mehr.

Stürzen wir uns gemeinsam in das Abenteuer.

2. DIE GRÖSSTEN LÜGEN DER MEDIZINGESCHICHTE und DIE WICHTIGSTE VORAUSSETZUNG IN PUNCTO HEILUNG

Das folgende Kapitel müsste eigentlich 101 Bücher umfassen, aber ich werde mich kurzfassen und die wichtigsten Informationen auf den Punkt zu bringen. Damit erwarten Sie geballte Informationen, sowie die Beantwortung erster wichtiger Fragen, die da lauten:
Welchen zeitgenössischen Dogmen und offensichtlichen Lügen sollten Sie *keinesfalls* Glauben schenken? Und: Was passiert, wenn man die größte Heilkraft, die existiert, die Seele, außen vorlässt - und was, wenn man sich ihrer bedient?
Zunächst werde ich Ihnen ein paar Fakten vorstellen: Wenn man sich in den heiligen Hallen der „Industriemedizin" bewegt, fällt als Erstes auf, dass hier das Territorium mit Zähnen und Klauen verteidigt wird. Oftmals mit juristischen Mitteln, teilweise mit drakonischen Maßnahmen, macht man gegen alles mobil, was nicht in das Weltbild bestimmter „Autoritäten" passt.
Nebenbei bemerkt behaupte ich dies nicht, weil ich als unlauter abgestempelte Seiten des Internets konsultiert habe, sondern weil ich Ärzte mit sehr unwillkommenen Theorien und Forschungen persönlich kenne oder gekannt habe.
Drehen wir also den Spieß einmal um. Zu selten ist darauf aufmerksam gemacht worden, wie anfällig und kritikwürdig viele Doktoren selbst sind - wir sprechen konkret von den Industriemedizinern, wie ich sie nenne. Viele irrten in der Vergangenheit zahllose Male. Und wir mit ihnen.
Wir irrten. Wir als „Kollektiv Mensch" irrten. Die Masse gibt den falschen Glaubenssätzen erst Energie und Wucht. Ohne die Masse hätte sich vieles nicht durchgesetzt. Wenn wir selbst Verantwortung übernehmen (und damit Energie für Heilung zur Verfügung haben wollen), dann funktioniert es nicht, wenn wir weiterhin unsere Energie abgeben, indem wir Verantwortung abgeben. Wir müssen *in* die Verantwortung kommen, erst dann können wir unser Potenzial entfalten. Will man ein Fahrzeug steuern, besteht der erste Schritt darin, sich voll bewusst zu sein, dass man der Fahrer ist und die Möglichkeit hat, es zu steuern. Wenn man Verantwortung dagegen ablehnt, ist das nicht möglich. Also: *Wir Menschen* irrten, das ganze Heer, angeführt von Schulmedizinern.
Auf der anderen Seite gab und gibt es auch absolute brillante Schulmediziner, die klein gehalten und manchmal mundtot gemacht wurden. Einige wurden sogar verfolgt oder ermordet.
Und schließlich gab und gibt es Schulmediziner, die sich aufgrund ihres Wissens einfach aus dem Gefecht heraushielten. Sie leisteten entspannt ihre Arbeit.
Aber man muss auch sagen dürfen, dass die größten Heldentaten im Rahmen der Medizingeschichte darin bestanden, einer bisher anerkannten, unantastbaren „Autorität" die Zähne zu zeigen. Gönnen wir uns ein spektakuläres Beispiel.

DER FALL GALEN

Denken wir nur an Galen (oder Galenos, Galenus), einen griechischen Arzt, der etwa 130–213 n. Chr. in Rom praktizierte, und dessen Therapien lange über jeden Zweifel

erhaben waren. Galen herrschte 1500 Jahre, sprich, seine Lehren wurden rund eineinhalb Jahrtausende in zahlreichen europäischen und arabischen Ländern als hundert Prozent richtig angesehen und unwidersprochen hingenommen. Galen begann als Sport- und Wundarzt von Gladiatoren, er kümmerte sich zunächst um Athleten und Soldaten, bevor er zum Leibarzt des Kaisersohnes und vielleicht sogar des Kaisers im alten Rom aufstieg. Damit geriet er zur unantastbaren Autorität, an der man nicht zu rütteln wagte. Er geriet zum VIP-Doktor, wie man heute sagen würde.
Galen nahm an, dass jede Krankheit aufgrund eines Ungleichgewichtes der vier Körpersäfte entstehe (= Blut, Schleim, gelbe Galle und schwarze Galle). Weiter nahm er an, dass das Blut seinen Ursprung in der Leber habe. Und schließlich besaß er generell einige falsche Vorstellungen hinsichtlich der Anatomie des menschlichen Körpers. Galen verfasste jedoch selbstsicher fast 400 Schriften, die bis ins 17. Jahrhundert als medizinische Lehrgrundlage innerhalb der Universitäten dienten. Alle, alle Medizinstudenten, alle angehenden Ärzte wurden also von Galen ausgebildet. Niemand hinterfragte ihn. Niemand wagte es, an seinen Lehren Zweifel anzumelden. Er war die medizinische Autorität schlechthin, der Gott der Heilkunst, der gewissermaßen über den Wassern schwebte.
Als der Blutkreislauf endlich im 17. Jahrhundert durch William Harvey entdeckt wurde und die Vorstellung, Blut entstehe in der Leber, auf dem Abfallfallhaufen der „Wissenschaft" landete, gab es jedoch noch immer Mediziner, die zu Galen hielten. Einer von ihnen formulierte den berühmten Satz: „Ich irre lieber mit Galen, als dass ich mit Harvey recht habe."
Donnerwetter! Die Autorität war wichtiger als die Wahrheit, Menschen zu heilen weniger bedeutsam als der Kniefall vor dem Großmeister der Medizin.

MEDIZINISCHE IRRTÜMER

Und so verwundert es nicht, dass die durchschnittliche Lebenserwartung noch im 17. Jahrhundert bei nur rund zwanzig Jahren lag. Der Grund? Zahlreiche wissenschaftlich-medizinische Irrtümer.
Denken wir nur an die törichte Methode, selbst Schwerkranke ständig zur Ader zu lassen, was diese Menschen mehr schwächte als es ihnen half, und was manchmal sogar ihren Tod herbeiführte. Denken wir weiter an die (Wieder-) Entdeckung der Hygiene, um die sich 2000 Jahre lang die hochgelobten Wissenschaftler und Ärzte nicht gekümmert hatten, was unter anderem den Tod unzähliger Frauen und Säuglinge im Kindbett zur Folge hatte. Die Beispiele ließen sich beliebig mehren. Regelrecht Routine war selbst bis in die siebziger Jahre des 20. Jahrhunderts noch immer die Mandeloperation, die normalerweise schon bei Kindern vorgenommen wurde, wenn die Kehle entzündet war. Oder gar prophylaktisch.
Persönlich kenne ich sogar Patienten, die einfach mit einem Bruder oder einer Schwester mitgeschickt wurden, „weil das ja eh irgendwann kommen wird und so ist es praktischer". Heute nimmt man davon im Allgemeinen Abstand, denn Mandeln

üben eine wichtige Immunfunktion aus. Selbst die Krebstherapie gerät mittlerweile ebenfalls ins Zwielicht dank zunehmender bahnbrechender Erfolge bei Patienten, die sich gegen Widerstand für einen alternativen Weg entscheiden.
Die wissenschaftlichen Irrtümer im Rahmen der Medizin starben also nicht im 17. Jahrhundert aus. Wir leiden im Gegenteil heute, im 21. Jahrhundert, an vielleicht mehr Wissenschafts-Hokuspokus als je zuvor.
Aber: Es wird nicht laut gesagt. Vorgeblich müssen wir den wolkigen Werbesprüchen der pharmazeutischen Industrie blind vertrauen, all den zahlreichen, verlogenen Werbespots im Fernsehen. Wir werden überschwemmt mit Fehlinformationen, und die angebotenen Lösungen führen ... weg von der der Seele und hin zum Körper.
Mit anderen Worten: Die größte Heilkraft, die es gibt, die Seele, wird ausgeblendet, ganz davon abgesehen, dass (gefühlte) 90 % aller Pillen, die heute angepriesen und verhökert werden, keine oder sogar schädliche Resultate hervorrufen, wie jedenfalls die Buchautoren Gilbert, Thomas und Schaller behaupten.

DER SCHMALE PFAD DER WAHRHEIT

Der Körper funktioniert eigentlich perfekt als Teil einer perfekten Schöpfung – würde er nur „in Ruhe gelassen werden". Er folgt aber wie mechanisch den Gegebenheiten. Doch der Wille unterliegt der Seele. Die Seele und nur die Seele kann also etwas entscheiden. Arbeitet sie jedoch gegen die Natur, entsteht ein Dilemma zwischen Seele und Körper beziehungsweise ein Dilemma für den Körper. Befindet sich die Seele in Harmonie mit *dem, was ist*, mit sich und mit etwas größerem, ... dann ist sie auch in Harmonie (Kohärenz) mit dem Körper, der dann das Einfachste und Gradlinigste tut, was es für ihn gibt: aus der Quelle endloser Gesundheit direkt zu schöpfen.
Mit anderen Worten: Dem Körper zuzuhören, kann sehr heilsam sein. Ein Beispiel bietet die Kampfsportart Kung Fu: Wenn man aus alten Glaubenssätzen aussteigen kann, keinen Einfluss mehr nimmt und nur in der eigenen vollen Kraft verweilt, und wenn man dem Körper erlaubt, sich „frei von dir" zu bewegen, gewinnt man nicht nur ungeahnte Kraft und kann sein eigenes „Feld", in dem der Körper sicher aufgehoben ist, behaupten, man erlangt im Laufe der Zeit auch eine geradezu automatische Kontrolle über die genauen Abläufe der Bewegungen, der Körper agiert quasi selbständig.
An dieser Stelle ein Bekenntnis und eine Einschränkung:
Wenn Sie wüssten, wie viel ich nicht weiß ... Von vielen Dingen verstehe ich *absolut* nichts. Hätte ich in meiner Praxis nur dann Erfolge, wenn ich etwas verstanden habe, dann hätte ich aus lauter Frust schon längst den Beruf gewechselt. Faszinierend ist es jedoch, sozusagen zuzusehen, wie sich Erfolge auch einstellen, nur weil ich den Körper gewissermaßen lesen kann und seinem Rat folge, auch wenn mein Verstand Kopf steht, weil etwas nicht in mein bisheriges Denken passt.
Der Körper besitzt also durchaus so etwas wie seine eigene Intelligenz.
Folgt man vertrauensvoll seinem Pfad, wird man des Öfteren im Nachhinein mit der Erkenntnis beschenkt, dass man als Seele auch „zuhören" können muss. Dann kommt

am Ende alles wider Erwarten vollkommen logisch zusammen und ergibt einen Sinn. Das hätte sich mir so nie offenbart, wenn ich erst vollkommen eine Krankheit hätte verstehen wollen, bevor ich eine entsprechende Behandlung durchgeführt hätte. Dennoch ist es natürlich die Seele, die zu dieser Einsicht kommen muss.

WORÜBER NIEMAND ZU SPRECHEN WAGT

Zitieren wir ein konkretes Beispiel aus der Praxis, die immer unbestechlicher ist als jede Theorie.

Stellen Sie sich vor, Sie haben einen unsichtbaren Koffer von mehreren Kilogramm fest an Ihre rechte Hand gebunden. Das Gewicht ist bedeutend und wirkt tagein, tagaus. Aber niemand kann den Koffer sehen oder wahrnehmen, schließlich ist er wie gesagt unsichtbar. Dieses Gewicht belastet auch Ihren Rücken asymmetrisch. Nach einiger Zeit pilgern Sie brav zu Ihrem Arzt, weil Sie Ihr Rücken peinigt. Verspannungen werden vielleicht festgestellt, aber ansonsten nichts. Ohne Diagnose werden Sie deshalb wieder nach Hause geschickt, weil Ihnen angeblich nichts fehlt.

Da Ihr Problem jedoch bestehen bleibt, gehen Sie zyklisch immer wieder zu Ihrem Arzt. Manchmal ist der Rückenschmerz erträglicher, manchmal nicht. Vor allem wenn Sie Stress ausgesetzt sind oder wenn Sie wenig Energie haben, hält Sie der Schmerz in Schach, aber medizinisch gesehen plagt Sie, abgesehen von ein paar Verspannungen, vorgeblich ... nichts.

Nach ein oder zwei Jahrzehnten bequemt sich endlich der Arzt, eine Röntgenaufnahme zu verlangen. Und siehe da, er entdeckt Abnutzungserscheinungen im Lendenwirbelbereich, und zwar überwiegend auf der rechten Seite. Dafür hat er einen hübschen, beeindruckenden lateinischen Namen bereit, den er Ihnen jetzt präsentiert. Nun haben Sie endlich eine Bezeichnung, ein Schildchen, und offenbar einen guten Grund für Ihre Schmerzen.

Aber er heilt Sie nicht, realisieren Sie dies in aller Schärfe: Der Doktor hat Ihnen nur einen beeindruckenden Namen verkauft.

Ein paar Monate später treffen Sie auf einen Therapeuten, der ganz anderen Heilmethoden den Vorzug gibt. Um im Bild zu bleiben: Diesem Therapeuten gelingt es, Ihnen den Koffer abzunehmen.

Wie? Vielleicht ist er ein Osteopath, vielleicht befleißigt er sich chinesischer oder indischer Methoden, die zwar Jahrtausende alt sind, aber von der „Industriemedizin" nur von oben herab betrachtet und belächelt werden. Alles ist möglich.

Der springende Punkt ist: Es geht Ihnen nach der Behandlung besser, und nach mehreren Behandlungen weitaus besser.

Erleichtert kehren Sie nun zu Ihrem ursprünglichen Arzt zurück und berichten ihm, dass Sie weitgehend schmerzfrei sind. Würde er jedoch erneut eine Röntgenaufnahme verlangen, wäre die Situation – man höre und staune! -unverändert. Ihnen würde die gleiche Schulbuch-Diagnose serviert: Abnutzungserscheinungen! Noch deutlicher: Theoretisch müssten Sie eigentlich noch immer Schmerzen haben.

Wie sind solche Fälle zu erklären?
Welchem Geheimnis sind wir hier auf der Spur?
Nun, Sie litten an etwas, das niemand sichtbar machen konnte, obwohl die Schmerzen *sehr* real waren. Das Problem war *eine Kraft* und nicht *eine Struktur*. Es fühlte sich an, als ob ... ein unsichtbarer Koffer, viele Kilogramm schwer, fest an Ihre rechte Hand gebunden war. Der unsichtbare Koffer hinterließ aber mit der Zeit in der sichtbaren Welt, in der Welt der Formen, seine Spuren.
Was ist also die Moral von der Geschicht', wie das der Dichter so schön ausdrückt?
Nun, zum Ersten sucht man im Rahmen der heutigen Industriemedizin oft nur nach *strukturellen* Veränderungen, um ein Problem zu erklären. Mit anderen Worten: Was stimmt an dem Skelett nicht, was nicht im Lendenwirbelbereich, was nicht an den Organen?
Findet der Industriemediziner nichts, mit all seiner teuren Apparate-Medizin, kommt sich der Patient in der Folge oft reichlich dumm vor. Im Extremfall wird er gar als Simulant stigmatisiert.
Eine strukturelle Veränderung ist nur insofern bemerkenswert, als sie lediglich *Zeugnis* über eine Problematik ablegt, nicht mehr. Es handelt sich nicht um die Problematik selbst. Diese sichtbare Spur kann zwar zum zusätzlichen Problem werden, doch das ist durchaus nicht immer der Fall. Niemals handelt es sich dabei um die wahre Ursache. Im oben geschilderten Fall wäre die Schulbuch-Diagnose aber sozusagen ein gefundenes Fressen, denn endlich könnten sich der Arzt *und* der Patient gewissermaßen zufrieden zurücklehnen, da sie nun scheinbar eine Erklärung für den Schmerz gefunden haben.
Der Kernpunkt ist auf jeden Fall: Vieles, was einen Schmerz verursacht, ist nicht sichtbar. Selbst im Röntgen- oder Magnetresonanzbild ist es oft nicht festzustellen. Und vieles, was sichtbar ist, nur nebenbei bemerkt, verursacht umgekehrt oft keinerlei Problem.
Oh, wieder sind wir der Seele auf der Spur, die ja ebenfalls unsichtbar ist, wie wir bereits ausgeführt haben.
Den zweiten Schluss, den wir aus diesem Vorkommnis ziehen können, besteht darin, dass Ärzte und Therapeuten sehr vorsichtig sein sollten, wenn sie eine Diagnose erstellen. Bestimmte Aussagen können buchstäblich dazu führen, dass ein schmerzhafter Zustand fortbesteht und nicht geheilt werden kann.
Realität ist eine äußerst subjektive Angelegenheit. Und Realität wird in jedem Moment neu gebildet – aber leider basierend auf alten Glaubenssätzen.
Wenn also eine Person das Gefühl hat, dass ein unsichtbarer, schwerer Koffer fest an ihre rechte Hand gebunden ist, so sollten wir zuerst einmal zuhören und die Tugend kultivieren, keine medizinischen Bewertungen auszusprechen. Die Realität des Patienten ist seine momentane Wirklichkeit, sie ist bedeutungsvoll und wichtig. Wir müssen sie nicht unbedingt erklären oder hinwegerklären. Wir brauchen sie nicht auf ein medizinisches Niveau zu heben.

Wie kann es also sein, dass ein solcher Patient zum Beispiel sagt „Ich fühle so etwas wie eine Schere im Arm, oder „Ich spüre eine Spannung", und der Arzt oder Therapeut dann antwortet mit „Nein, da ist nichts"?
Natürlich ist da etwas, das hat der Patient doch gerade gesagt! Korrekt wäre eine Antwort wie „Ich kann nichts finden" oder „ in meinem *Wahrnehmungsbereich* ist nichts zu entdecken". Dies hieße aber, er wäre unfähig, es zu finden. Da ist es doch zweckdienlicher für ihn als „Experten", wenn er dem Patienten den Ball zurückwerfen kann und ihn belehrt, er würde fälschlicherweise etwas spüren.
Somit wird dem Patienten Gesundheit und Heilung verweigert, er wurde sogar angegriffen und mit Füßen getreten. Die Folge? Sein Selbstvertrauen, sein Selbstwertgefühl und seine Seele leiden.
Wie kommt ein Industrie-Arzt eigentlich dazu anzunehmen, dass er alles und jedes besser weiß, und dass mit einem medizinischen Fachausdruck das Ganze erklärt sei? Und wieso wird sowas von den Laien geschluckt? Sie berichten dann zuhause: „Der Arzt meint, ich habe Schmerzen wegen einer Entzündung." Besser würden sie während der Untersuchung den Arzt fragen: „Gut, gut ich habe eine Entzündung, aber weshalb?"
Das wäre gesunder Menschenverstand.
Ich habe zum Beispiel keine Ahnung von Autos. Aber wenn ich einseitig abgenutzte Reifen habe, und der Mechaniker meint, der Umstand sei darauf zurückzuführen, dass das Rad schräg stehe, dann ist das ... eine unzureichende Erklärung. Dann will ich wissen, weshalb das Rad so schräg steht *und wie er dieses Problem zu lösen gedenkt.* Ein neuer Reifen und die unzureichende Erklärung sind nicht genug.

UNGEWÖHNLICHE WAHRNEHMUNGSFÄHIGKEITEN

Ganz davon abgesehen gibt es auch ein Fachgebiet, das man unter der Überschrift „übersinnliche Wahrnehmungen" rubrizieren könnte. Instinktives Wissen wäre ein anderer Ausdruck. Bauchgefühl nennt es der Volksmund gern – eine unzureichende Bezeichnung.
In Wahrheit kann man übersinnliche Wahrnehmungen systematisch erlernen, man kann ein präzises Werkzeug daraus machen.
In diesem Zusammenhang ein unglaubliches Beispiel, das jedoch den Punkt illustriert: In einem konkreten Fall geschah es, dass ich einen Patienten zeitnah nach einem Autounfall behandelte. Ich legte meine Hände auf seinen Schädel und schloss die Augen. Plötzlich tauchte ein Bild vor meinem inneren Auge auf, das mir verriet, dass der Schädel gewissermaßen dreißig Zentimeter neben dem Rumpf lag. Ich öffnete erstaunt die Augen – doch der Schädel lag in Wahrheit zentriert auf meiner Behandlungsliege, er befand sich mehr oder weniger in einer Linie mit dem Rumpf, mit dem restlichen Körper, alles war „eigentlich" in Ordnung.
Erstaunt schloss ich wieder die Augen und nahm erneut dieselbe Position des Schädels wahr, das heißt, dass er nicht zentriert auf den Schultern ruhte.

Für viele scheint das ein extremes Beispiel zu sein, aber genau so funktioniert Palpation (Gespür).
Meine Hände sagen mir: „Der Kopf befindet sich dreißig Zentimeter neben dem Rumpf, obwohl die Optik etwas ganz anderes sagt. Es handelt sich sehr einfach um zwei Aspekte der Wirklichkeit, die beide ernst zu nehmen sind. Ein Aspekt hat mit den herrschenden Kräften zu tun, der andere Aspekt mit der Form. Der Körper des Patienten muss tatsächlich beide Realitäten irgendwie unter einen Hut bringen.
Was passiert hier genau?
Ich gehe heute davon aus, dass ich mit meinen Händen Kräfte wahrnehmen kann, die mein Verstand in der Folge in ein Bild übersetzt. Das ist alles reine Physik, und jeder kann diese Wahrnehmungsfähigkeit erlernen, wenn er sich nur genügend ins Zeug legt und sich ehrlich bemüht.
Ich will lediglich darauf aufmerksam machen, dass es auch gänzlich andere Wahrnehmungen gibt, die im Übrigen beileibe nicht auf meine Person beschränkt sind. Auch der Patient selbst hat vielleicht alle möglichen unerklärlichen Wahrnehmungen und Talente, die nicht in das übliche Schema X hineinpassen. Weiter wird in zahlreichen anderen Heilschulen immer wieder von speziellen Wahrnehmungen berichtet.
Man könnte an dieser Stelle weit ausholen und auf unzählige unterschiedliche Therapieformen und Philosophien eingehen, doch es ist mir nicht daran gelegen, ausufernde Erklärungsmöglichkeiten abzugeben.
Um jedoch bei dem obigen Beispiel zu bleiben: Wäre ich mit Blindheit geschlagen gewesen und hätte ich den Körper und Schädel des Patienten nicht mit meinen physischen Augen sehen können, hätte ich voller Überzeugung behauptet, dass sich der Kopf dieser Person um dreißig Zentimeter verschoben hatte.
Ich war mir absolut sicher mit meiner Wahrnehmung.
Verzichten wir jedoch darauf, einen Glaubenskrieg vom Zaun zu brechen. Doch auf einen Umstand aufmerksam zu machen, sei mir erlaubt. Als ich diesen Patienten so behandelte, als ob sich sein Schädel tatsächlich dreißig Zentimeter neben dem Rumpf befände und ich ihn also gewissermaßen zurechtrücken musste, damit er wieder zentriert über dem Körper stand, verschwanden die Symptome und Schmerzen des Betroffenen.
So funktioniert ein Großteil meiner Arbeit. Man kann sich tatsächlich auf verschiedenen Niveaus „einloggen", man kann sich auf Muskeln, Faszien, Knochen, das Nervensystem, auf „Felder" oder auf Organsysteme konzentrieren.
Man könnte jede Schicht, jedes Thema einzeln auf verschiedene Folien zeichnen, so klar ist die Wahrnehmung. Schritt für Schritt kann man in der Folge die einzelnen verzogenen Folien wieder richten und danach wieder ordentlich übereinanderstapeln.

WAS RICHTIG IST UND WAS FALSCH

Gibt es also doch mehr Dinge zwischen Himmel und Erde, als sich unsere Schulweisheit träumen lässt, wie das einst Shakespeare so schön ausdrückte?

Mit Sicherheit existieren zahlreiche unerklärliche Phänomene.

Aber noch ein paar Takte für den Skeptiker:

Zugegeben sei an dieser Stelle, dass die Wahrnehmungen verschiedener Heiler durchaus unterschiedlich sein können, geschweige denn das Vokabular, das sie benutzen. Der Schulmediziner vertritt seine Sichtweise und nimmt den chinesischen Arzt nicht ernst. Der Kinesiologie, der manuell die Muskelkraft testet und daraufhin seine Diagnose stellt und vielleicht auf ein Problem mit einem bestimmten Zahn verweist, wird von dem Zahnarzt belächelt. Und selbst untereinander widersprechen sich beispielsweise zwei Kinesiologen heftig, was jedoch auch im Rahmen der Schulmediziner passiert. Jeder Heiler besitzt seine eigene Sichtweise, Patienten ebenso. Einige werden von verschollen geglaubten Erinnerungen heimgesucht, andere übersetzen alles in biodynamische Begriffe.

Aber sollte man deshalb alle Talente und ungewöhnlichen Sichtweisen abwerten und ableugnen, nur weil sich in den Kreisen der spirituell orientierten Heiler ab und an auch ein Scharlatan tummelt?

Bestimmt nicht, zumal es Scharlatane auch ab und an bei den Schulmedizinern gibt.

Teilweise sind die Diagnosen aus verschiedenen Schulen erstaunlich deckungsgleich, man darf also auch die positive Seite nicht übersehen.

Meines Erachtens müssen wir akzeptieren lernen, dass im Fall der Diagnose einfach verschiedene Realitäten aufeinanderprallen, die, richtig verstanden, jedoch durchaus alle einen Teilaspekt der Wahrheit enthalten können. Manchmal ergänzen sich diese Realitäten frappierend. Dies aber bedeutet, jede Aussage ist wertvoll.

Wahrnehmungen, gleich welcher Art, ob sie von dem Patienten oder aus einer beliebigen Heilschule stammen, sollten zunächst einmal ernst genommen werden. Und auch unsichtbare Wahrnehmungen müssen meiner Ansicht nach ihren berechtigten Platz im Repertoire des Therapeuten einnehmen.

Wenn Widersprüche auftreten, haben sie zumeist mit einem Mangel an Verständnis seitens des Betrachters zu tun, weniger mit dem Umstand, dass in der Tat eine der Aussagen falsch wäre. Manchmal werden Aussagen verallgemeinert, während in Wirklichkeit nur ein Teil davon Wahrheit enthält; dies zu verstehen würde von echtem medizinischem Verständnis zeugen, geht aber über deren Horizont. So könnte ich zum Beispiel auch Galens Theorie, die vor wenigen Kapiteln noch zerrissen wurde, teilweise rehabilitieren, mit etwas Wissen über Embryologie und deren fortbestehende, wenn auch inaktive Felder. Seine Annahme war teilweise korrekt, jedoch einfach inadäquat für anatomische Interventionen beim Erwachsenen. Alles einfach unreflektiert abzulehnen, zeugt auf jeden Fall nur von Arroganz.

Prinzipiell gehe ich von diesem Grundsatz aus:

Der Patient hat recht.

DAS PHARMAZEUTISCHE DROGENKARTELL

Was jedoch die tatsächliche Heilung angeht, so empfehle ich, von bestimmten Großlügen kompromisslos Abschied zu nehmen. Wenn eine Person wirklich genesen will, muss sie sich von der Vorstellung lösen, mit der „richtigen Pille" alles lösen zu können. Die Person sinkt in diesem Fall herab zu dem Aberglauben, dass Materie über dem Geist steht, während uns tagtägliche Beobachtung lehrt, dass der Geist oder die Seele der Materie praktisch immer überlegen ist, speziell, wenn es um den Heilungsprozess geht.

Außerdem muss man den Tatsachen ins Auge schauen: Die Wahrheit ist, dass Big Pharma mit ihrer Pillenwut zunächst einmal ... Geld verdienen will, sehr viel Geld, Unsummen von Geld tatsächlich. Es handelt sich um eine Milliardenindustrie. Behauptungen, was man mit gewissen Pillen angeblich alles heilen könne, existieren deshalb zuhauf; dabei werden sie täglich widerlegt.

Sind also die eigentlichen Scharlatane nicht bei Big Pharma zu finden?

Die pharmazeutische Industrie verteidigt das Recht auf Heilung mit Zähnen und Klauen, machen wir uns nichts vor.

DER FALL MARTIN

Gönnen wir uns wieder einen konkreten Fall:

Martin, wie ich ihn nennen will, besuchte mich an einem Karfreitag. Er hatte aufgrund von Gallensteinen einen Gallenstau, extrem schmerzhafte Koliken und war gelb von Kopf bis Fuß. Man wollte ihn notfallmäßig operieren, doch aufgrund der Osterferien waren alle Ärzte ausgeflogen. Die Schmerzmittel halfen kaum. Verzweifelt suchte er nach einer Lösung über die Osterfeiertage. Alle alternativen Ärzte und Klinken der Region hatten abgewinkt, weil sie die Angst vor den „industriemedizinischen Autoritäten" davon abhielt, etwas zu unternehmen. Niemand wollte sich seiner annehmen, obwohl ich überzeugt bin, dass viele Behandler, allen voran eine renommierte, alternative Klink, durchaus angemessene Lösungen hätten zur Verfügung stellen können. So landete Martin bei mir. Ich verordnete ihm eine Kur, die die Leber und die Gallenblase durchspülte. Normalerweise benötigt man dazu eine längere Vorbereitung. Aufgrund von geschürten Ängsten, der „Industriemedizin" ja nicht ins Gehege kommen zu wollen, gelten Gallensteine außerdem überall als Kontraindikation zu dieser Kur. Ich wusste aber, dass, wenn wir seinen Körper osteopathisch gut vorbereiten, das Nervensystem richtig einstellen und „alle Röhren öffnen" würden, die Steine, gleichgültig wie groß, problemlos ausschwemmen würden. So verschrieb ich ihm die Kur im Schnellverfahren. Er litt zwar noch zwei Tage, aber am Morgen des Ostermontags befanden sich seine Gallensteine in der Toilettenschüssel, und damit waren auch die Koliken völlig verschwunden. Seine Hautfarbe änderte sich dramatisch schnell, sodass am Dienstagmorgen nur noch ein leichter Gelbstich verblieb, jedoch keinerlei Symptome mehr.

Dennoch wollte man ihn am Dienstag unbedingt operieren. Der Meinungsstreit wogte hin und her. Eine kranke Gallenblase sei immer krank, und also müsse sie entfernt werden, hörte ich. Das mag sogar stimmen - sofern sich jemand nicht von der industriemedizinischen Schiene wegbewegt. Die Industriemedizin kennt selten echte Lösungen hinsichtlich der Genesung.
Aber Martin kannte ja jetzt neue Möglichkeiten. Das Streitgespräch hielt eine ganze Weile an. Das letzte Argument, das vom Spitalpersonal kam, lautete: „Sie können nicht mehr absagen, Ihr Zimmer und der Operationssaal sind schon auf Ihren Namen gebucht." Auf dieses peinliche Argument gab Martin keine Antwort mehr, er verließ wortlos das Spital. Er wiederholte die Kur zweimal und kümmerte sich außerdem um sein Leben, seine Lebenshygiene und seine unterdrückten Emotionen. Dieser Vorfall liegt über zehn Jahre zurück. Martin hatte seither nie wieder einen Rückfall.

OHNE MAULKORB

Besonders traurig fand ich die Tatsache, dass niemand aus dem alternativen Sektor Martin helfen wollte, nicht einmal eine renommierte Klink der Region, aus lauter Angst vor der übermächtigen „Industriemedizin".
Ich beobachte diesen Umstand ständig auch anderweitig. Studenten und selbst ausgebildete Therapeuten glauben immer noch an völlig hirnrissige Ammenmärchen, was „industriemedizinische" Methoden angeht, die hinten und vorne nicht fundiert sind und für die sich keinerlei Nachweise in der Literatur finden lassen. Angehende Praktiker werden erschlagen von Katalogen mit Pathologien, die sie auswendig lernen müssen und von denen sie die Hände lassen sollten. Ob die Begründungen dabei fundiert sind oder nicht, ist völlig irrelevant. Es wird mit Angst manipuliert, und die alternativen Behandler sollen verstehen „wo ihr Platz ist". Nämlich hinten in der Ecke, wohin sie sich still und leise verkriechen sollen. Sie sollen ja nichts unternehmen, was in die Hände von „richtigen Medizinern" gehört.
Auch sind die Zulassungsprüfungen der meisten Länder nicht darauf angelegt, die Heilquote einer Methode zu überprüfen. Man interessiert sich kaum dafür, ob der Heiler, der chinesische Medizin praktiziert, der Osteopath oder der Heilpraktiker von seinem Fach etwas versteht. Eine Zulassung erhält, wer auf lateinisch die richtigen Antworten heraussprudelt. Er muss wissen, wovon er die Hände lassen soll und was für ihn tabu ist. Die sogenannten *Red-Flags* sind in aller Munde, sie lösen Furcht und Schrecken bei den Studenten aus.
Es ist aufschlussreich, die Emotionslage der Studenten einmal nachzuvollziehen. Stünde nur der Professionalismus im Vordergrund, wäre es wichtig, dem Studenten beizubringen, wie die schnelle, richtige Reaktion im Falle eines Falles aussehen müsste, um Leben zu retten oder Hilfe in der Not zu leisten. Was aber immer unausgesprochen, jedoch deutlich spürbar im Raum steht, ist dagegen diese Furcht: Darf ich das? Ist es nicht verboten? Bin ich nicht zu klein und unwissend? Verschlimmere

ich durch meine Handlungen nicht den Fall? Bin ich nicht zu unwissend, um überhaupt mitreden zu dürfen?
Nun, mit einer solchen Haltung hat man als Heiler von vornherein verloren.

Wie sieht nun die andere Seite der Medaille aus, die „industriemedizinische“ Seite?
Fakt ist: Mehr als die Hälfte aller verschreibungspflichtigen Medikamente zeitigen ernsthafte Nebenwirkungen. Komödien, die darüber eigentlich geschrieben werden müssten, stehen noch aus. Also: Sie können wahrscheinlich einem Patienten mit einem kleinen unangenehmen Stechen am Oberschenkel mit einer Pille helfen, aber dafür bleibt als Nebenwirkung vielleicht das Herz stehen. Oder: Der Patient wird durch ein Medikament von einem Juckreiz an der Kopfhaut geheilt, begeht aber danach Selbstmord. Permanente Schädigungen bis hin zu Todesfällen, bedingt durch Medikamente, sind längst hinreichend dokumentiert.
Tatsache ist:
Viele Medikamente *verkürzen* Ihr Leben.
Was vielleicht noch dramatischer ist: Viele Chemiepillen haben einen negativen Einfluss auf die Psyche.
Führen Sie sich einmal die unbestechlichen Statistiken zu Gemüte: Die häufigsten Todesursachen weltweit sind heute 1. Herz-Kreislauferkrankung, 2. Krebs, 3. Schlaganfall und 4. *Nebenwirkungen bedingt durch Medikamente!*
Diese Fakten werden selbst von Schulmedizinern nicht bestritten. Und damit ist eigentlich alles gesagt.
Am schädlichsten sind dilettantisch verabreichte Psychopharmaka, die einen Menschen zu einem Zombie degradieren können. Gleichgültig, mit wem ich spreche, mit Psychotherapeuten, die vielleicht echte Heilung bei ihren Patienten anstreben und nicht Langzeitkunden suchen, mit Homöopathen oder auch mit Osteopathen, alle kommen zum gleichen Schluss: Bei Patienten, die mit Psychopharmaka gefüttert werden, ist es deutlich schwieriger, echte Veränderungen in Gang zu setzen. Somit sind die Medikamente vielleicht ab und an legitime Notfallmittel, etwa im Fall von Psychosen mit Selbstgefährdung, sie stehen aber jeglicher Heilung deutlich im Wege. Sie sollten meiner Meinung nach nie als Langzeitlösung in Betracht gezogen werden.
Psychopillen? Nein, danke! Hierbei handelt es sich um eine Perversion ganz eigener Art, denn das Wort *Psyche,* soviel wissen wir bereits, bedeutet *Seele.* Dabei werden die Seelenkräfte jedoch bei Licht betrachtet ausgeschaltet und unterdrückt!
Psychopharmaka behandeln nicht die Psyche, sie wirken sich nur auf die Gehirnchemie aus.
Einmal mehr verwechselt der Materialist hier etwas. Wenn jemand aggressiv ist und des Öfteren zum Beispiel eine andere Person schlägt, könnte man das Problem theoretisch wie folgt lösen: „Wir spritzen Ihnen reichlich Botox in beide Arme.“ Et voilà! Kein Zuschlagen mehr. Der Patient ist jetzt sanft wie ein Lämmlein.
Würde man in einem solchen Fall jedoch von Heilung sprechen? Gewiss nicht!

Das Gehirn ist nur ein Werkzeug, bestenfalls, mehr nicht.
Mit Psychopharmaka wird also nur ein Organ kontrolliert. Die Psyche wird im Stich gelassen. Und wie erwähnt wird durch ein Medikament die Möglichkeit, die eigentliche Psyche zu kontaktieren, sogar deutlich erschwert, womit Heilung noch weiter in die Ferne rückt.
Wie diese falsche Annahme zustande kam, ist sehr verständlich: Die Akademiker verbannten einfach jegliche Immaterialität aus ihrem Weltbild. Somit stellte jedoch die Seele, die zweifellos existiert, plötzlich ein Problem dar. Man konnte sie weder komplett ignorieren noch eindeutig einem Organ zuordnen. Doch eines von beidem musste geschehen, um dieses rein materielle Weltbild aufrecht erhalten zu können. Das Gehirn eignete sich aus verschiedenen Gründen am besten, um die Psyche daran festzunageln.
Auch dies ist ein typisches Beispiel, dass wir dasjenige suchen, woran wir von vornherein ohnehin glauben. Und so hören wir von „bahnbrechenden Neuerungen" im Rahmen der Pillenindustrie.
Erinnerung, so wird fix gelehrt, wird im Gehirn gespeichert. Ich bin jedoch bei weitem nicht der Einzige, der behauptet, dass Erinnerung an anderen Orten und auf andere Weise gespeichert werden kann. Es passiert zum Beispiel recht häufig, dass ich einen neuen Patienten detailliert ausfrage und beim Ertasten auf etwas stoße, das er nicht erwähnt hat. Ich frage dann, ob je ein Unfall oder ein bestimmtes Ereignis diese bestimmte Körperzone betroffen habe. Behandle ich dann die Stelle, kommt es oft vor, dass in dem Moment, in dem die Gewebe sich lösen, der Patient sich plötzlich an ein Ereignis erinnert, das mit eben dieser Zone zu tun hat. Es sieht aus, als wäre die Erinnerung *dort* abgekapselt worden. Aber jetzt, da sich die Kapsel auflöst oder das Problem in Angriff genommen wird, wird sie plötzlich wieder wahrnehmbar.
Speichert vielleicht der gesamte Körper Erinnerungen?
Unglaublich viele, spannende Forschungsgeheimnisse liegen noch unbeachtet in den Schubladen, weil sie von offizieller Seite beiseitegeschoben wurden. Das Gehirn hingegen wurde schon bis in alle Details untersucht. Wir wissen also bereits so viel über das angebliche Speichersystem im Gehirn, dass jede neue Hypothese erneut mit dem Gehirn in Zusammenhang gebracht wird.
Aber zurück zur Psyche und dem Gehirn. Das Ganze ist mit einer Symphonie von Beethoven vergleichbar. Man könnte glauben, dass das Orchester die Ursache der Symphonie ist. Das kann man sogar beweisen, denn wenn man einzelne Musiker abstellt, verstummen einzelne Instrumente im Orchester. Aber wer hat die Symphonie eigentlich komponiert?
Sie verstehen, worauf ich hinauswill: Psychopharmaka geben nur vor, die Psyche zu behandeln. In der Tat weisen sie aber das Orchester nur in spezifische Schranken und erschweren dadurch den freien Kontakt zum Komponisten. Das wäre jedoch für eine vernünftige Therapie nötig – ob es sich nun um Psychotherapie handelt, Homöopathie, Osteopathie, traditionelle chinesische Medizin oder was auch immer.

Das bedeutet: Hätten wir mehr Forschungsgeist in die Beziehung zwischen Herz und Emotionen gesteckt, würden Sie heute wahrscheinlich bei Liebeskummer ein Herzmedikament erhalten...
Wie geht nun die pharmazeutische Industrie vor?

EIN BLICK HINTER DIE KULISSEN

Mit „tödlicher Sicherheit“ werden von Big Pharma die großen, gewinnträchtigen Zielgruppen ins Visier genommen: Kinder, Senioren, Sportler, Tierhalter und so fort. Innerhalb dieser Zielgruppen werden die häufigsten Probleme und Krankheiten recherchiert (oder Probleme und neue Krankheiten auch einfach erfunden).
Dies ist nicht etwa die Aussage eines Verschwörungstheoretikers. Ich habe persönlich einen brillanten Biochemiker und Mathematiker kennengelernt, der seine Stelle aufkündigte, als ihm klar wurde, worin seine eigentliche Aufgabe bestand: nämlich zu einem Mittel die entsprechende Pathologie zu formulieren und mit Zahlen zu untermauern. Ein Mittel, das für *Migräne* hätte eingesetzt werden sollen, zeigte aber keine Wirkung, dafür eine Steigerung der Libido bei älteren Frauen. Er sollte nun die Zahlen so manipulieren, dass man die Abnahme der Libido bei Frauen nach der Menopause als „pathologisch“ beschreiben konnte. Auf diese Weise sollte für das Medikament ein Markt entstehen.
Es ging nur um Märkte, Märkte, Märkte und Geld, Geld, Geld.
Dabei ist die Abnahme der Libido im Alter völlig normal und entspricht dem Verlauf der Natur. Aber nein, eine neue Pille sollte auf den Markt geworfen werden.
Das sind nackte Zahlen und Tatsachen! In Deutschland entstehen jedes Jahr schätzungsweise 300 000 Schadensfälle durch Mediziner. 30 000 Todesfälle gehen auf das Konto von Ärzten. Lesen Sie das Buch „Bitte Pillen“ von den Autoren Kurt Langbein, H.-P. Martin, H. Weiss. Dort werden noch sehr viel mehr Fakten preisgegeben, als hier zitiert sind.
Langbeins Buch ist der Klassiker, was die Kritiken an der pharmazeutischen Industrie angeht.
Die größten Schwachstellen der „Industriemedizin“: Fehldiagnosen, Komplikationen durch Medikamente und Übermedikamentisierung!
Umgekehrt gilt: Statistisch gesehen verhelfen Sport und hinreichende Bewegung zu einer Lebensverlängerung von 6,2 Monaten, aber vor allem zu einer verbesserten Lebens*qualität.* Wenn Sie unter Osteoporose leiden (sprich, die Knochen werden porös), können Sie die teuersten Medikamente schlucken, die Sie insgesamt Tausende und Tausende von Dollars, Euros, Franken oder Pfund kosten, dazu kommen noch die Kosten für Arztbesuche. Für die letztendliche Wirkung gibt es *keine* objektiven Statistiken! Betreiben Sie hingegen Sport, ernähren sich vernünftig und nehmen regelmäßig bestimmte Vitamine und Mineralien zu sich, was nachweislich Knochen aufbaut, so sind Ihre Chancen, fit zu bleiben, größer. Dies sind übrigens auch die Reize, die die Natur seit jeher nutzt, um die Erhaltung von Knochen zu „motivieren“.

Was die Todesursache Nummer 1 (Herzkrankheiten) anbelangt, so darf ich hierzu Folgendes sagen: Sie können auch in diesem Fall sehr, sehr viel Geld für Medikamente ausgeben. Mit Sicherheit ist dies ein Ergebnis: Das Risiko von Nebenwirkungen! Statistiker haben umgekehrt errechnet, dass der Verzicht auf das Rauchen effektiver ist. Rauchen ist verantwortlich für rund 30 % aller Todesfälle, die auf Herzgefäßkrankheiten zurückzuführen sind! Den Beweis hierfür haben die Autoren Johan Aramson („Overdosed America") und Ron Gilbert („Side Effects") angetreten.

Sie glauben nicht, wie viele Patienten ich sehe, die ein Mittel gegen Bluthochdruck nehmen, obwohl sie keinen hohen Blutdruck haben. Das Ergebnis? Es geht ihnen manchmal Monate oder sogar viele Jahre lang schlechter als ohne Medikament – bis sie es aus eigenem Antrieb, oft gegen den Widerstand der Umgebung, wieder absetzen, und endlich zu ihrem gesunden, ursprünglichen Wohlbefinden zurückfinden.

Viele Menschen haben bei einem Arztbesuch nur deshalb einen erhöhten Blutdruck, weil sie allein schon der Besuch nervös macht; dadurch erhöht sich der Blutdruck. Aber gewisse „Industrie-Ärzte" scheint das kaum zu interessieren. Eine Patientin, die mir bekannt ist, konnte nicht mal mehr selbst ihren Blutdruck messen, ohne dass sie deshalb nervös wurde.

Ein häufiges Gegenargument aus „akademischen Kreisen" lautet, dass bestimmte Verfahren der Alternativmedizin nie validiert worden seien, das heißt blind durchgetestet und mit Zahlen belegt. Doch die Blutdruckmessung wurde auch nie validiert. Sie wird nur schon so lange benutzt, dass wir ihre Glaubwürdigkeit nicht mehr in Frage stellen. Ärzte, denen an Heilung gelegen ist, beurteilen nebenbei bemerkt diese Blutdruckwerte mit einer gewissen Vorsicht. Sie messen stets auf beiden Seiten und interpretieren die Resultate immer nur im Gesamtbild und unter Berücksichtigung der Persönlichkeit eines Patienten.

Man gestatte mir eine Randbemerkung. Ich behandle ab und an auch einige exzellent informierte Patienten, die eigenständig recherchieren, sich eine eigene Meinung bilden können, und die sich mit ihrem „industriemedizinisch" gepolten Arzt regelmäßig heftigen Schlagabtausch liefern.

Ihrer Meinung nach gibt es zwei Gruppen von Ärzten: die Dilettanten, die effektiv keine Ahnung haben und unreflektiert *Dienst nach Vorschrift* im Namen einer Industrie leisten – und gut informierte Ärzte. Die zweite Gruppe gibt zumindest nach längeren Diskussionen viele Systemfehler zu. Sie stimmen damit überein, dass die Patienten mit ihrer Ablehnung von gewissen Mitteln ... recht haben.

Dieses Urteil höre ich besonders häufig in Bezug auf die Kardiologie. Zahlreiche meiner Patienten weigern sich, aufgrund eines inneren Widerstandes, ein Mittel zu nehmen, das „erwiesenermaßen" bedenkenlos ist – ha!, aber ein paar Jahre später wieder aus dem Verkehr gezogen werden muss, weil die Nebenwirkungen beträchtlich sind.

Selten wird jedoch ihrer intuitiven Meinung bei der nächsten Diskussion mit ihrem Arzt nun mehr Beachtung geschenkt. Das ist für eine Gruppierung, die sich ständig

mit der Floskel *evidence based* schmückt und wie ein Schild vor sich herträgt, eigentlich recht sonderbar.
Normalerweise werden gegen das Risiko von Herzkrankheiten und dem Schlaganfall flott ein paar Pillen verschrieben, mit denen der Patient beruhigt wird. Warum passiert das, könnte man in aller Naivität fragen? Ihnen wird das Konzept verkauft, dass man auf rein körperlicher Ebene allen Problemen zu Leibe rücken könnte.
Völlig außer Acht gelassen werden die wahren Ursachen, die psychischen Ursachen. Und völlig außer Acht gelassen wird die Eigeninitiative, die nur von der *Seele* ausgehen könnte.

AKTIV UND PASSIV

Natürlich spielt auch die Erziehung eine gewisse Rolle.
Wir werden seit jüngster Kindheit darauf programmiert, Anregungen von außen zu empfangen, statt selbst aktiv zu werden. Das fängt schon mit Spielzeugen an, die zur Passivität einladen und manchmal sogar zu größerer Dummheit führen. Wir kommen nicht mehr auf die Idee, *selbst* etwas zu unternehmen, wenn eine Richtungsänderung angesagt wäre. Das heißt, wenn uns eine angebotene Lösung nicht passt, lassen wir uns trotzdem darauf ein, ganz einfach, weil sie uns zur Verfügung gestellt worden ist. Uns beschleicht das Gefühl, wir hätten keine Wahl, weil in unserer Erfahrung *eine Wahl zu haben* bedeutet, dass uns mehrere Angebote unterbreitet werden. Eine Wahl zu haben heißt aber eben auch, *selbst* aktiv zu werden. Dieser Reflex wurde uns jedoch bereits abtrainiert. Es entsteht eine groteske Situation, und wir fühlen uns ohnmächtig.
Vor vielen Jahren kursierte ein Video auf YouTube: Eine Frau wurde in einem Supermarkt gefilmt, als die Rolltreppe, auf der sie sich befand, plötzlich eine Panne hatte und stehenblieb. Die Frau schaute sich verängstigt um und fing an, um Hilfe zu schreien, statt einfach selbst ein paar Schritte zu gehen und die Rolltreppe zu verlassen. Viele schüttelten den Kopf beim Anblick dieses Videos. Sie bemerkten nicht, dass sie sich in vielen eigenen Lebenssituationen genauso passiv verhielten.
Für die Wirtschaft ist eine solche Bevölkerung natürlich ein Segen. Speziell die Pharmaindustrie ist deshalb der größte Gewinner auf unserem Planeten.

DIE ALTERNATIVE

Ihre Seele ist lebendig, sie ist kreativ und fähig, Lösungen zu finden und herbeizuführen; sie wünscht sich Erfahrungen, tatsächlich sowohl positive als auch negative. Sie kann mit Misserfolgen und mit Lösungen, die nicht funktionieren, sehr gut umgehen. In der Folge hält sie nach neuen Lösungen Ausschau.
Mit anderen Worten: Bilden Sie sich Ihre eigene Meinung, stehen Sie dafür ein. Finden Sie neue Wege und stellen Sie diese auf die Probe! Aber gehen Sie einen Weg, der *in Ihnen* entstanden ist und an den *Sie* glauben. Sie müssen einen Weg beschreiten, den Sie sich ausgesucht haben. Kaum eine andere Methode ist für Ihre

Gesundheit besser. Umgekehrt ist die größte Bedrohung das Gefühl von Fremdbestimmung. Wenn Sie einen Unfall erleiden und sich als Opfer des Fehlers eines anderen sehen, wird der Weg zurück in die Gesundheit sehr viel schwieriger, als wenn Sie selbst erkennen, dass Sie dabei auch Ihrerseits eine klitzekleine Dummheit begangen haben.

Selbst wenn Sie ein Unfall kalt erwischt, gilt es, an *Ihrer* Sichtweise zu arbeiten. Bei den meisten Krankheiten besitzen Sie die Möglichkeit mitzuentscheiden, was passieren sollte. Wenn etwas in Ihnen sich jedoch danach sehnt, sich als *Opfer* eines von außen auf Sie einstürzenden Umstandes zu fühlen, dann ist dies *aktive* Selbstzerstörung.

Der Weg zur richtigen Lösung ist nicht immer einfach. Wichtig ist das Durchhaltevermögen. Diese Tugend haben wir in unserem Kulturkreis teilweise völlig verlernt. Sie wird Ihnen durch die Medien, durch Versicherungen und ja, selbst durch die „Industriemedizin" ausgeredet und abtrainiert.

Genau das ist die Fallgrube.

EIN SPEKTAKULÄRER FALL

Jolanda, wie ich sie hier nenne, hatte von einem Tag auf den anderen mit einem unkontrollierbaren, ständigen Husten mit Auswurf zu kämpfen, ohne dass man die wahre Ursache dafür finden konnte. Nach etwa zwei Monaten ohne Besserung ließ sie sich auf ihre Hausärztin ein und nahm ein Antibiotikum. Der Husten besserte sich genau so lange, wie sie das Medikament einnahm. Doch kurz nachdem sie es abgesetzt hatte, war der Husten wieder präsent.

„Spezialisten" schauten sich ihren Fall an und kamen zu einem ähnlichen Schluss wie die Hausärztin. Antibiotika waren angesagt. Jolanda aber wollte sich nicht mehr auf weitere Medikamente einlassen.

Schließlich landete sie bei mir. Ich kannte sie schon lange, doch auch ich erzielte bei ihr diesmal nur kurzfristige Ergebnisse, obwohl wir sowohl durch Gespräche als auch durch die Osteopathie in früheren Fällen wahrhaft „gezaubert" hatten. Fest stand: Jolanda war sehr offen und nutzte normalerweise die kleinsten Impulse, um ihr Leben umzukrempeln und zum Besseren zu wenden. Aber diesmal kamen wir nicht weiter. Ihr großes Glück – oder ihre Stärke – bestand jedoch darin, dass sie sich einfach auf nichts einließ, was sich „nicht richtig" anfühlte. Nach neun Monaten erhöhte sich der Druck auf sie von allen Seiten. Die Hausärztin, die „Spezialisten", der Bruder, ein anderer Arzt und ihr gesamtes Umfeld ... alle redeten ihr ein, sie solle unbedingt ein Computertomogramm und andere Untersuchungen machen lassen, um der Sache auf den Grund zu gehen. Aber sie blieb standhaft, denn sie wusste, ‚auf den Grund gehen' musste auf einer anderen Ebene stattfinden. Und so unternahm sie vorerst nichts. Ihr Credo: Besser nichts unternehmen, als das Falsche tun und in eine Maschinerie geraten, die die Situation eher verschlechtern würde. In einem Workshop lernte sie schließlich Pedro kennen, wie ich ihn taufen will, der sein Leben in den Dienst des Guten gestellt hatte und vollständig spirituell gepolt war. In wenigen WhatsApp-Nachrichten vermittelte er ihr eine andere geistige Einstellung zu ihrem Husten. Im Lauf einer einzigen Beratung löste er mit ihr das Problem sogar vollständig.

Der Husten war nach folgendem Ereignis aufgetaucht: Jolanda erhielt ein dringendes Telefonat von einem Spital mit der Nachricht, ihre Mutter habe einen Hirnschlag erlitten. Sie müsse sofort kommen, da nicht klar sei, ob die Mutter überleben würde oder nicht. Es wurde von ihr verlangt, plötzlich über lebensverlängernde Maßnahmen für ihre Mutter zu entscheiden. Diese Verantwortung überforderte sie maßlos, sie sah sich dazu nicht in der Lage, fuhr aber natürlich sofort in das Krankenhaus. Als sie es erreichte, hatte die Mutter jedoch einen weiteren Hirnschlag erlitten. Die Frage, was zu tun oder zu lassen sei, hatte sich damit erledigt.

Das überfordernde Moment blieb jedoch bestehen und löste kurz darauf den Husten aus. Als dies neun Monate später von Pedro aufgedeckt wurde und er ihr eine gesunde und selbstbestimmte Geisteshaltung dazu vermitteln konnte, veränderte sich der Auswurf erst von Grün zu Gelb, wurde schließlich durchsichtig und verschwand nach wenigen Tagen komplett. Zwei Wochen später hatte sie kaum noch einen leichten Reizhusten, der sich mit der Zeit auch noch verabschiedete.

Der wahre Schlüssel war nicht Pedro. Der wahre Schlüssel dazu war, dass Jolanda sich konsequent verhielt. Sie ließ sich nicht auf eine Strategie ein, von der sie instinktiv wusste, dass sie sich damit auf dem falschen Dampfer befand. Selbst ihre eigene Verzweiflung konnte sie nicht von ihrem Weg abbringen. Aufgrund dieser Tatsache zog sie eine echte Lösung regelrecht an.

Was lernen wir?

Das Leben bietet uns ständig Lösungen an. Wenn man konsequent bei sich bleibt und entscheidet: „Nein, dies nicht!“ und „Nein, auch das nicht!“, taucht plötzlich nach vielen Versuchungen die richtige Lösung auf.

Wäre Jolanda von einer falschen Lösung verführt worden, hätte sie die geeignete Option verpasst.

Es gilt das Gesetz:

Bleibt man sich selbst treu und der eigenen Wahrheit, wird das Leben selbst eine funktionierende Lösung anbieten.

So funktioniert die Physik des Geistes. Es geht um Aktion und Reaktion. Bleiben Sie in der Wahrheit, kommt Wahrheit zu Ihnen. Verweilen Sie in der Unwahrheit, kommt Unwahrheit in Ihr Leben. Sprich, Sie werden keine Lösung finden, die langfristig funktionieren wird.

DER IRRWEG

Big Pharma bedient sich des Aberglaubens und spielt geschickt auf dem Klavier Ihrer Emotionen. Diese Industrie appelliert außerdem an Ihre Trägheit, denn es ist natürlich sehr viel bequemer, ein paar Pillen einzuwerfen und daraufhin den „Gott einen guten Mann" sein zu lassen, wie das der Volksmund so schön ausdrückt.

Nehmen wir getrost in diesem Kontext auch noch einmal das Reizthema *Krebs* kurz aufs Korn, aber mit der nötigen Zurückhaltung. Grundsätzlich gibt es zahlreiche Arten von Krebs, man kann nicht alle Krebsarten in einen Topf werfen. Einen kleinen, lokal begrenzten Krebs rasch operativ entfernen zu lassen, mag die richtige Aktion von Fall zu Fall sein, und ich will an dieser Stelle auf keinen Fall den Eindruck erwecken, dass das gesamte Wissen der „Industriemedizin" für die Katz ist!

Aber es muss doch so viel zu sagen erlaubt sein: Die „Industriemedizin" rühmt sich, verlässliches *Wissen* zu verbreiten, weil sie Doppelblind-Studien zum Standard deklariert hat und diesen Standard hochhält. Es gibt jedoch keine einzige Studie weltweit über Krebs, die genau diesem Standard zu hundert Prozent gerecht wird. Da es unethisch wäre, einem Todgeweihten Medizin zu verwehren, gibt es keine Studien mit echten Kontrollgruppen, also keine Vergleiche zwischen Fällen, die *ohne* Medizin ausgekommen sind und überlebt haben.

Eigentlich ist es haarsträubend, wenn man darüber nachdenkt. Das heißt, alle *glauben* blind, die Medikamente, die verabreicht werden, seien in Ordnung, aber niemand *weiß* es wirklich mit Sicherheit. Ich persönlich weiß es auch nicht, nur nebenbei bemerkt. Aber ich kenne viele Leute, die mit der herkömmlichen Medizin überlebt haben und viele, die mit herkömmlicher Medizin gestorben sind.

Von den etwa zwei Duzend Krebskranken, die ich persönlich kenne und die sich gegen die „Industriemedizin" entschieden und beschlossen, es auf anderem Weg zu versuchen, kenne ich dagegen keinen einzigen, der gestorben wäre. Das wirft bei mir Fragen auf. Auch kenne ich Ärzte, die mit vielen Krebskranken arbeiten und noch viel eindrücklichere Zahlen vorlegen könnten als ich.

Wie man auch immer urteilen mag, fest steht, wir sollten nicht das von den Medien und den vermeintlichen Experten propagierte Wissen einfach so schlucken.

So oder so müssen wir nolens volens noch einmal realisieren, dass es sich bei der Big Pharma um eine der profitträchtigsten Industrien überhaupt handelt! Tagtäglich werden wir mit neuen „guten Nachrichten" über angebliche Wundermittel und fantastische neue Pillen bombardiert. Das Fernsehen überschüttet uns mit Bildern hübscher, lächelnder, glücklicher Menschen, die lediglich eine einzige Pille regelmäßig schlucken – und schon verläuft ihr Leben angeblich schmerzfrei und in wunderbaren Bahnen.

Wir alle, Sie und ich, sind also Manipulationen in einer Größenordnung ausgesetzt, die schlicht abenteuerlich sind. Wir werden jeden Tag nur so mit Fehlinformationen vollgestopft. Wir werden dermaßen manipuliert, dass man nur staunen kann. Es erfordert eine beträchtliche Portion Mut und die Fähigkeit, selbständig zu denken, wenn man sich aus diesem Spinnennetz, mit dem wir tagtäglich umwoben werden, befreien will. Wir befinden uns in einer Art geistigem Gefängnis. Aber es ist ein Gefängnis mit offener Tür. Man kann sich entscheiden hinauszuspazieren.

Mein Rat lautet schlicht: Machen Sie doch einfach nur dann mit, wenn es sich bei absolut ehrlicher und tiefer Betrachtung richtig anfühlt, und Sie sich auf diese Lösung spürbar freuen! Bleiben Sie auf Ihrem eigenen Pfad. Eigentlich ist dies die einfachste und müheloseste Sache der Welt. Tatsächlich ist ein Leben in den Fallen und Widerständen der Unwahrheit anstrengender als ein Leben im Fluss des beschenkenden Lebens, das man sich selbst ausgesucht hat.

Der Körper ist nicht in der Lage, sich von vielen Fehlinformationen fernzuhalten. Es erfordert die Seele und Geisteskraft, um sich vor diesem Ansturm von Fehlinformationen zu schützen.

Ist die Seele (plus Verstand) nicht gewappnet gegen den Ansturm der Fehlinformationen, folgt der Körper dem Diktat der Seele.

DIE POWER DER SEELE

Eigentlich kann der Körper unglaublich viel selbst erledigen, aber er ist angelegt, „Dienst nach Vorschrift" zu leisten und streng dem Diktat seines Bewohners zu folgen. Dort machen sich die Fehlinformationen breit. Wenn die Seele und der Verstand die Fehlinformationen bereitwillig aufnehmen - und es gibt eine Fülle davon - werden sie zum Diktat für den Körper.

***Ich* diktiere meinem Körper, was Sache ist. Er hat keinen freien Willen. Aber niemand kann *mir* diktieren, was ich diktiere. Ich habe einen freien Willen. So funktioniert die „Mechanik" im Wesen Mensch. Dies zu begreifen und folglich die volle Verantwortung für das eigene Denken, Glauben und Fühlen zu übernehmen, ist eine der essenziellen Botschaften dieses Buches.**

Immer wieder kommen wir damit auf die Power der Seele zurück.

Richten wir den Blick in die USA, wo vielleicht die Zentrale der weltweiten Pharmaindustrie liegt, die jedoch auch in Japan, Deutschland, Frankreich, in der Schweiz und in den Niederlanden mächtig ist. Überall wird uns suggeriert, dass man körperlichen Problemen mit ein paar Pillen und schlimmstenfalls ein paar Operationen zu Leibe rücken kann. Über die Nebenwirkungen all der Pillen und Spritzen ... schweigt man geflissentlich.

Und so lautet mein Ratschlag:

Verzichten Sie auf pharmazeutische Medikamente wann immer möglich!

Wenn Sie nur diese einzige Information anwenden, hat sich bereits das gesamte Buch, das Sie gerade lesen, für Sie bezahlt gemacht.

Gibt es Ausnahmen? Natürlich.

Aber bleiben wir noch einen Moment bei der Power der Seele.

Ständig wird uns weisgemacht, dass wir über körperliche Probleme nachdenken, ja viel darüber nachdenken und uns entsprechend austauschen sollen. Wir sollten alles

Mögliche abchecken lassen, googeln und im Auge behalten. Im Zweifelsfall sollten wir uns von Angst beherrschen lassen, nicht wahr?! Genau dieses Tier wird durch unser aller Fokus gigantisch groß.
Die Furcht, die Angst, die Sorge!
Es ist an sich krank für eine Gesellschaft, so viel über Gesundheit und Krankheit nachzudenken und zu sprechen. Und je mehr Energie wir in dieses Thema stecken, umso mehr kann in der Folge auch abgesahnt werden.
Erkennen Sie den manipulativen Charakter?

DIE POWER DER ENTSCHEIDUNG

In puncto Gesundheit kommen Sie nicht daran vorbei, früher oder später eine *Entscheidung* zu treffen. Überspitzt formuliert müssen Sie sich zwischen der pharmazeutischen Industrie und alternativen Heilmethoden entscheiden – obwohl ich eigentlich ein Verfechter der Philosophie bin, ganzheitlich zu denken und beiden Polen Existenzberechtigung zuspreche.
Wenn Sie das große Glück haben, einen ganzheitlich denkenden Schulmediziner gefunden zu haben, wird er sich um Ihre Gesundheit kümmern und Sie davor bewahren, von einer „Industriemühle" verschlungen zu werden.
Ansonsten lautet mein grundsätzlicher Rat: Sie müssen entweder dem Körper (und dem Materialismus) *oder* der Seele (der spirituellen Welt) den Vorrang einräumen. Mit anderen Worten: einem Stück Fleisch mit Knochen oder sich selbst. Es handelt sich auch um eine Entscheidung zwischen Passivität und Aktivität. Allein die Tatsache, dass Sie das vorliegende Buch lesen, spricht dafür, dass Sie sich für die Aktivität entschieden haben.
Ein letztes Mal: Mehr als die Hälfte aller verschreibungspflichtigen Medikamente zeigen ernsthafte Nebenwirkungen, zu denen Krankenhauseinlieferungen, permanente Schädigung und sogar der Tod gehören.
Andererseits können einige wenige Medikamente in lebensbedrohenden Situationen Ihr Leben retten. Aber einstige „Durchbrüche" der Medizin (Impfungen, Antibiotika) sind inzwischen zu einer Gefahr für das Immunsystem geworden, weil man übertreibt, und weil hiermit sehr viel Geld zu verdienen ist. Übermedikamentisierung, zu viele Impfungen und die häufige Anwendung von Antibiotika *senken* die Lebensdauer. Viele hochgepriesene Medikamente sind *weit* ineffizienter als gesunde Ernährung plus Bewegung und die damit gewonnene Empfindung von Glück und Erfüllung.
Lassen Sie sich nicht mehr auf den Arm nehmen!
Misstrauen Sie ab heute allen vollmundigen Werbeversprechen!
Man vergesse auch nie folgende Fakten:
Die Pharmaindustrie ist heute eine der gewinnträchtigsten Branchen auf diesem Planeten. In den USA werden bereits 15 % des gesamten Bruttosozialproduktes durch die „Gesundheitsindustrie" erwirtschaftet.
Vergessen wird hier die Power der Seele.

Die Psyche verfügt über eine Art Instinkt oder inneres Wissen, wie man das nennen könnte, das dem Materiellen weit, weit überlegen ist.
Genau betrachtet handelt es sich nicht einmal um eine eigentliche Überlegenheit. Materie ist ja nicht völlig unabhängig vom Geist. Sie wurde aus dem oder vom Geist kreiert und folgt dem Diktat des Geistes. Allerdings machen unsere Dogmen, die meist unreflektiert existieren, den größten Teil dieses Diktates aus. Deshalb ist es so wichtig, den Schalmeien der Medien zu misstrauen, die unsere Aufmerksamkeit okkupieren und diese unreflektierten Glaubenssätze wiederkäuen. Die Medien sind der Primär-Assistent der pharmazeutischen Industrie.
Dennoch ist es grundsätzlich natürlich richtig: Der Geist thront über der Materie.
Doch zu welchen intellektuellen Konsequenzen führt eine solche Einstellung?
Und gibt es Ausnahmen?

DIE AUSNAHME VON DER REGEL

Natürlich muss man Ausnahmen gelten lassen, was die Schulmedizin angeht.
Jeder definiert für sich selbst, was und wie er die Welt sieht und was für ihn richtig ist. Wichtig ist nur, dass alles mit seinem Inneren im Einklang steht. Damit ziele ich nicht auf die vielen Stimmen, aus denen unser Ego vielleicht geformt wurde. Ich ziele nicht auf die ängstliche, die folgsame, die zweifelnde Stimme.
Ich persönlich halte diese Haltung für vernünftig:
Wenn der Tod oder ein nachhaltiger Schaden oder Behinderung mit hoher Wahrscheinlichkeit droht, dann bin ich sehr dankbar, dass es die Schulmedizin gibt.
Doch nach einer entsprechenden Behandlung würde ich eine Phase des (naturheilkundlich orientierten) körperlichen Wideraufbaus ins Auge fassen. Am wichtigsten jedoch wäre es für mich, parallel die Hausaufgaben auf geistiger Ebene zu machen, bis mir die Bedeutung des Ereignisses bewusst geworden wäre, und ich auch für die nötige Transformation gesorgt hätte. Erst wenn ich alle folgenden Fragen ohne Zögern ganz natürlich beantworten könnte, wäre die Sache für mich gegessen:

» Weshalb kam dieses Ereignis zu diesem Zeitpunkt in mein Leben?
» Was hatte es für mich zu bedeuten/mit mir zu tun?
» Was wäre geschehen, wenn...?
» Gibt es etwas, was ich ändern sollte?

Etwas in meinem Wesen war offensichtlich schon vor der Krankheits*erscheinung* nicht optimal, weshalb diese Krankheit/dieses Ereignis überhaupt aufkommen konnte. Bin ich jetzt transformiert, bin ich eine andere, bessere Person?

» Kaufe ich mir meine Antworten selbst ab? Oder würde ich nervös werden, wäre ich jetzt an Gottes Lügendetektor angeschlossen?

Festhalten muss man jedoch auch folgende Tatsache:
Nicht alles in unserem Leben muss perfekt sein. Ich müsste bei der einen oder

anderen Antwort auch sagen dürfen: „Tja, ich weiß, ich sollte eigentlich ..." Wenn man sich für die weniger optimale Seite entscheidet, handelt es sich zumindest um eine bewusste Entscheidung. Ich habe mich aus freiem Willen entschlossen, gewisse Makel beizubehalten, im Wissen, dass sie möglicherweise schädigend auf mich einwirken können. Das ist in Ordnung. Das Ziel ist nicht Makellosigkeit, wenn es darum geht, gesund zu werden und zu bleiben. Aber um Klarheit und Ehrlichkeit über sich selbst kommen Sie nicht herum.

Unter diesen Bedingungen würde ich für mich persönlich selbst den benötigten Einsatz der Schulmedizin gutheißen, mit all ihren Nebenwirkungen.

Was für mich als Grund für diese Entscheidung jedoch nicht gelten würde, sind Angstszenarien von „Gelehrten". Weiter lass ich dies nicht gelten, was mich persönlich angeht: Ungewissheit, unreflektierte Standards, nicht untersuchte Meinungen anderer, ein Leistungsabfall, der meine Pläne in meiner Arbeit durchkreuzen würde, Furcht vor zusätzlichem Aufwand (wenn etwa die eigenen Kinder krank sind und es planerisch im Moment sehr ungelegen käme), weiter Komfortverlust und Schmerz. All dies sind keine Argumente, die ich gelten lasse, was *meine* Person angeht.

Ich würde es jedoch als eine Zumutung empfinden, eine andere Person - den Autor dieses Buches in dem vorliegenden Fall - über mein Leben entscheiden zu lassen. Folglich kann ich auch keine allgemeingültigen Regeln aufstellen und einfordern. Aber ich darf für mich persönlich Richtlinien aufstellen. Das heißt also:

Formulieren Sie Ihre eigenen Richtlinien!

Unter dem Strich betrachtet ist meine Antwort, wann Medikamente eingenommen werden sollten oder nicht, die gleiche, wie sie die meisten Menschen geben:

„Nie! ...außer es geht nicht anders."

Aber ich habe erfahren, dass dieses „geht nicht anders" von jedem Menschen unterschiedlich definiert wird.

Fragen, die man sich in diesem Zusammenhang stellen könnte, wenn man denkt *es sei nicht mehr auszuhalten*, lauteten: „Was geschähe, wenn ich zu der Mehrheit der Menschen auf diesem Planeten gehören würde, die keinen Zugang zur Schulmedizin haben? Aus finanziellen oder geographischen Gründen? Was würde passieren, wenn ich so leben würde wie viele Menschen, die dieses Motto haben: *Wenn ich heute essen will, muss ich heute Geld verdienen und arbeiten gehen, egal wie ich mich fühle.* Was also würde passieren, wenn ich da *einfach durchmüsste*, was mir gerade widerfährt. Würde ich jedoch etwas dagegen einnehmen, so realisiere ich vielleicht, könnte es nur schlimmer werden.

Ich sehe häufig folgendes Szenario: Menschen denken, jetzt sei *das absolute Maximum* erreicht. Sie greifen ein, mit Mitteln, die sie eigentlich selbst nicht gutheißen. Ihr Zustand verschlechtert sich aber trotzdem oder gerade dadurch noch weiter. Das Leid nimmt unter dem Strich eher zu als ab.

Die Frage sollte dann lauten: „Was geschähe, wenn ich keine Wahl hätte, wenn ich es aushalten müsste?"

Hierzulande sieht man diese Art der Entscheidung immerhin noch im Zusammenhang mit Geburten, was ich sehr begrüße. Die Schmerzen bei einer Geburt sind oft kaum auszuhalten. Dennoch kenne ich nur ungefähr ein Prozent Frauen, die die Entscheidung, einer natürlichen Geburt den Vorzug gegeben zu haben, im Nachhinein bereuen, weil die Geburt in der Tat traumatisch war. Die schmerzlosen Spinalanästhesie-Geburten und die Kaiserschnitte werden hingegen recht häufig betrauert, eine genaue Prozentzahl kann ich nicht benennen. Der Grund: Es geht bei einer Geburt um sehr viel mehr als nur um den Schmerz. Dieser Umstand wird der Mutter jedoch möglicherweise erst später klar.

WAS DER KÖRPER EIGENTLICH IST

Bedeutet das, dass wir den Körper ignorieren und als ein Stück unnützes Fleisch abtun sollten?

Bestimmt nicht! Ja, man kann kritisch anmerken, dass man den Körper manchmal als eine Art Gefängnis betrachten könnte. Schließlich handelt es sich bei ihm ebenfalls nur um eine Art Maschine - oder nicht?

Nun, genau diese Logik wäre unrichtig. Fragen wir uns deshalb, was der Körper eigentlich ist.

Das Leben brauchte buchstäblich Jahrmillionen, bis es dieses Gerät oder diese Kohlenstoff-Sauerstoff-Maschine, genannt Körper, erschaffen hatte. Es handelt sich bei einem menschlichen Leib um nichts Geringeres als um ein technologisches Meisterwerk, auf das man im Grunde nur mit Staunen blicken kann. Unser Körper funktioniert eigentlich perfekt, er läuft fast autonom und ist im Allgemeinen unglaublich verlässlich. An alle Gegebenheiten, die wir auf Planet Erde vorfinden, hat er sich angepasst. Sonnenlicht, Wasser, Sauerstoff und Kohlenstoff benutzt er intelligent, und selbst an die Schwerkraft hat er sich gewöhnt. Aufbau und Energie werden einfach aus der Umwelt bezogen und wiederverwertet. Sie können ihm eine Banane, einen Fisch oder Kartoffeln zuführen, und schon weiß der Körper, wie er damit umzugehen hat und wie er daraus Energie zaubert. Man kann ihm alle möglichen Baustoffe zur Verfügung stellen, im Gegensatz zu anderen Maschinen, wie dem Auto etwa. Bei Licht betrachtet handelt es sich um ein schieres Wunder.

Bemerkenswert ist weiter die Beweglichkeit, die ihn auszeichnet. Sie können mit Ihrem Körper praktisch jedes Gelände, jeden Ort betreten, und mittels anderer Maschinen sogar die tiefsten Tiefen des Ozeans ausloten oder die Vögel im Himmel neidisch machen, von Weltraumflügen ganz zu schweigen.

Denken Sie an Tänzer, die die schönsten und kompliziertesten Figuren ausführen können.

Die Denkleistungen, die möglich sind, die unglaublichen Datenspeicher, über den diese Menschen-Maschine verfügt, sind ebenfalls fantastisch.

Der Mensch kann darüber hinaus alles Mögliche visionieren.

Über die schönen Künste, zu denen der Mensch fähig ist, könnte man zehntau-

send Bände verfassen. Allein der Musiker vermag es – ebenfalls über Umwege, das heißt über Instrumente, manchmal aber auch direkt über seine Stimme –, die unglaublichsten Klangteppiche zu erzeugen.
Sie könnten auch ins Detail gehen. Nehmen Sie sich spaßeshalber einmal fünf Minuten Zeit, um einzig und allein nur Ihre Hand genau zu betrachten, sehr genau. Sie erkennen sofort, aus wie vielen hoch intelligenten Einzelheiten sie besteht; bis heute kann selbst die raffinierteste Roboterhand die menschliche Hand nicht wirklich ersetzen. Und was können Sie mit einer Hand alles anstellen! Soll ich all die Berufe aufzählen, die ohne die Konstruktion der Hand nicht ausführbar wären?
Auch unser Sprechapparat kann nur als wahres Wunderwerk bezeichnet werden. Wir benutzen Luft, die im Brustraum, in der Kehle und im Mund mit Hilfe von Gaumen, Zähnen, Zunge und so weiter auf unvorstellbar raffinierte Art und Weise zu bestimmten Tönen umgeformt wird und dadurch Sprache ermöglicht. Linguisten belehren uns, dass es zwischen 6000 und 8000 Sprachen auf der Erde gibt.
Die englische Sprache besteht allein aus rund 900 000 Vokabeln. Dadurch wird Differenzierung möglich, tausend Wissenschaften entstehen und die Kommunikationen zwischen Individuen und Gruppen sind möglich. Es gibt auf der Erde kein einziges anderes vergleichbares Hightech-Gerät, das es allein mit dem grundsätzlichen Sprachvermögen eines halbwegs begabten Individuums aufnehmen könnte, wobei wir noch nicht einmal von der Zeichen-, der Körper- oder der Blindensprache und hundert anderen Verständigungsmöglichkeiten geredet haben.
Eine solche Wundermaschine wurde Ihnen anvertraut. An dieser Stelle wäre regelrecht eine Gedenkminute angesagt, damit man sich der Tatsache bewusst wird, was es für eine Ehre ist, einen Menschenkörper „spazieren zu führen", der zu allen möglichen Aktivitäten benutzt werden kann. Man könnte schier in Anbetung verfallen und hundert Lobpreisungen anstimmen.
Doch erst jetzt gelangen wir zu dem springenden Punkt.
Diese Maschine mag für uns so aussehen, als hätte sie einen eigenen Willen, als ob sie geradezu ein unabhängiges Leben führen würde. Aber genau das ist nicht der Fall, es ist eine der grundlegenden Fehlinformationen. Der Körper funktioniert im Gegenteil zum größten Teil minutiös nach unseren Angaben und Vorgaben. Es handelt sich um einen Mechanismus, der einfach unsere Anordnungen umsetzt. Mit einer unglaublichen inneren Intelligenz, aber ohne freien Willen und ohne Eigenleben, führt er die Befehle aus, die wir ihm eingeben. Die Idee eines von uns selbst losgelösten und „launischen" Körpers entstammt einem Mangel an Verständnis, was die Interaktion zwischen Körper und Seele angeht. Mit anderen Worten:
Der Körper ist nur und ausschließlich deshalb ein solches Wunderwerk, weil ihn die *Psyche* belebt und dirigiert. Wir, Sie und ich, können unseren Körper steuern.
Erstaunlich ist, dass wir oft nicht einmal wissen müssen, wie ein Körper exakt funktioniert. Herz und Leber zum Beispiel funktionieren auch ohne den bewussten Eingriff des Verstandes oder der Psyche, obwohl es beispielsweise Yoga-Techniken

gibt, die es erlauben, selbst über das Herz eine größere, unmittelbare Kontrolle auszuüben, und obgleich Methoden existieren, die es der Leber erlauben, noch effektiver Gifte aus dem Körper auszuscheiden. Aber grundsätzlich funktionieren die Organe und das Zusammenspiel von Zellen, Drüsen, Muskeln, Knochen und so weiter automatisch. Die Psyche dagegen wirkt unmittelbar.

Natürlich spielt auch hier immer wieder die Seele hinein: Die Psyche wirkt unmittelbar auf den Körper – wie ein simples Beispiel verrät: Ich denke an eine große, alles entscheidende Prüfung – und schon steigen mein Puls und mein Blutdruck. Sie steigen auch bei einer ungerechten Anschuldigung in einer E-Mail-Nachricht.

Aber im Allgemeinen gilt dies: Das Herz, die Leber, die Organe und so fort brauchen längst nicht mehr die Psyche oder den dazwischengeschalteten Kontrollmechanismus, den Verstand, um den gesamten Betrieb am Laufen zu halten. Wir müssen nicht „mitdenken", damit das Herz gefälligst regelmäßig schlägt.

Dennoch sind Körper und Geist oder Leib und Seele schier unauflöslich miteinander verquickt, sie sind ineinander verstrickt, ja geradezu miteinander verheiratet.

Aber wiederholen wir zunächst noch einmal: Wir müssen die genaue Arbeitsweise all der Organe nicht einmal im Detail verstehen, damit der Körper funktioniert. Wir müssen nicht ergründen, wie die einzelnen tausend, zehntausend, hunderttausend Bestandteile des Körpers miteinander harmonieren und wie das Wunderwerk Körper zustande kommt. Zugegeben: Das Wissen um all diese Zusammenhänge kann sehr hilfreich sein. Man kann sich berufen fühlen, alle dieser Interaktionen und Kooperationen innerhalb des Körpers genau zu erkunden. In diesem Fall wird man immer wieder feststellen, wie perfekt diese Maschine konstruiert ist.

Speziell wenn die Körpermaschine nicht so funktioniert, wie wir es eigentlich erwarten, ist es höchst dienlich zu verstehen, wie diese „Bio-Maschine" in ihren einzelnen Teilen zusammenpasst. Sie können auf Entdeckungsreise gehen und staunen. Sie können Vermutungen darüber anstellen, wer das alles wie und auf welche Weise zusammengebastelt hat.

Es wäre also falsch, überheblich auf unseren Körper zu blicken, zumal Arroganz in puncto Wissen immer in die falsche Richtung führt.

Man kann durchaus zahlreiche Erkenntnisse gewinnen, was den Körper angeht.

Manchmal begegne ich bei einem Patienten der Aussage, dass „der Körper gerade Probleme macht". Dann wird zum Beispiel ein Körperteil mit Zorn, Verachtung oder Vorwürfen gestraft, er wird mit negativen Emotionen überschüttet.

Mit dieser Haltung beraubt man sich jedoch eines wichtigen Werkzeuges: In einem *Gegeneinander* können Sie unmöglich die Botschaften Ihres Körpers *lesen* und verstehen. Wenn Ihr Fehlverhalten oder Fehldenken sich *physisch manifestiert*, sind Sie schon ein Stück vom richtigen Pfad abgekommen. Der Körper hat aller Wahrscheinlichkeit nach schon vorher, gleich einem Kompass, korrigierende Impulse vermittelt, aber Sie haben sie vielleicht ignoriert und nicht beobachtet oder nicht hingehört.

Wenn Sie also immer nur dem Fahrplan Ihres Verstandes folgen, statt auf eine weisere Instanz zu hören, eben den Körper, stehen Ihre Chance auf echte Heilung etwa bei null.
Noch einmal: Sie glauben, der Körper ist schuld?
Oh, keine Einstellung könnte kontraproduktiver sein, wenn es um das Thema Heilung geht.
In Wahrheit verhält es sich umgekehrt. Der „Hausbesitzer" des Körpers macht Probleme, und ein armes Körperteil muss das Fehlverhalten ausbaden.

EIN ENORMER SCHRITT NACH VORN
Aussagen wie „Mein blödes Knie tut weh" sind bei Licht betrachtet deshalb fehl am Platz, denn es müsste genau genommen das Knie zu dem Besitzer die Worte äußern: „Der blöde Typ, der mich gerade dirigiert, bringt mich in eine elende Lage."
So wie ein Reiter nicht das Pferd verantwortlich machen kann, wenn es ihn in hohem Bogen aus dem Sattel schleudert, so muss der Besitzer eines Körpers sich an die eigene Nase fassen, wenn etwas aus dem Gleis läuft.
Die Seele ist der Jockey, der Körper das Pferd.
In dem Augenblick, da Sie den Spieß umkehren, da Sie erkennen, dass Milliarden von Zellen tagtäglich auf hochintelligente Art und Weise zusammenzuarbeiten, um ausschließlich *Ihre* Befehle auszuführen und *Ihnen* zu dienen, haben Sie bereits einen enormen Schritt nach vorn gemacht, was die Power der Psyche angeht.
Wenn Sie schlechte Emotionen gegen den Körper schleudern, wird er in der Folge nicht besser funktionieren, sondern schlechter. Wenn eine Computermaschine streikt, so treten sie nicht dagegen oder beschimpfen sie, sondern Sie räumen exakt den Punkt aus, der verhindert, dass sie wie gewohnt arbeitet.
Einer der ersten Schritte, die notwendig sind, um die Power der Seele wieder zu rehabilitieren, besteht also in einer völlig neuen Sichtweise. Sie müssen erkennen, dass Milliarden von Zellen tagtäglich für Sie arbeiten, um Leben zu geben und den Körper ständig zu „renovieren" und zu reinigen. Sie alle stehen exklusiv in *Ihrem* Dienst.
Alles würde mit neunundneunzigprozentiger Wahrscheinlichkeit rund laufen, alles würde zum Besten funktionieren, wenn Sie dieses Gerät, genannt Körper, nur richtig behandeln würden.
Die Voraussetzung für einen gesunden Körper besteht also darin, zu erkennen, dass niemand anders als Sie der Chef sind.
Sie können nicht einen untergeordneten Mitarbeiter dafür verantwortlich machen, wenn Ihre Firma nicht genügend Umsatz macht.
Sie sind der Herr im Hause, Sie, die Seele, die Psyche, das Ego, das Ich.
Diese Sichtweise verleiht Ihnen tatsächlich eine beträchtliche Power. Es bevollmächtigt Sie sozusagen, das Schiff wieder flott zu machen. Geben Sie jedoch diese Power ab, an ein paar Pillendreher zum Beispiel oder an die pharmazeutische Industrie, haben Sie das Spiel verloren.

Ich bin mir bewusst, dass es sich für einige Menschen vielleicht zunächst überwältigend anfühlt, Verantwortung zu übernehmen. Wir sind nicht nur physisch lethargisch. Auch geistig ist es eine Form der Lethargie, Verantwortung abzugeben. Viele Menschen haben das Gefühl, den schweren Rucksack nicht tragen zu können oder scheuen zumindest die Mühe. Doch der Rucksack wiegt eigentlich ... nichts! Sobald Sie sich aufraffen und die volle Verantwortung für sich selbst in die Hand nehmen, werden Sie erfahren, dass es Sie *befreit* und der Job mit Leichtigkeit erfüllt werden kann. Es passiert genau das Gegenteil dessen, was viele Menschen denken und weshalb sie in Apathie verfallen. Noch einmal: Einige Menschen scheuen es, Verantwortung zu übernehmen, weil sie nicht so viel tragen wollen.

Wann auch immer Sie das Gefühl von Schwere in Ihrem Leben wahrnehmen, tragen Sie in Wahrheit gerade den Rucksack einer anderen Person. Sie folgen Glaubessätzen, die Ihnen von anderen eingepflanzt worden sind. Das können die eigenen Eltern, Lehrer, die Werbung oder die Gesellschaft sein. Ihr Körper ist Ihr ganz persönliches Werkzeug. Es wurde in Ihre Obhut gegeben. Es ist Ihr persönlicher Tempel. Sie wohnen darin. Wie ein Haus den Hausbesitzer widerspiegelt so widerspiegelt dieser Tempel Sie selbst.

Sie dürfen diese Power auch nicht vollkommen an einen Arzt abgeben oder an die Mutter oder an die Ehefrau/den Ehemann.

Sie sind der Boss!

Ja, zugegeben, Körper und Seele bilden eine unauflösliche Einheit, und ich könnte an dieser Stelle auch eine ganz andere Theorie vorstellen. Doch für die Praxis gilt: Behandeln Sie den Körper nie als ein Gerät, das der Seele völlig *entgegengesetzt* ist.

Der Körper spiegelt eins zu eins wider, wer und was Sie sind. Menschen, die sich intensiv damit auseinandersetzen, können auf jede erdenkliche Art Ihr Wesen direkt von Ihrem Körper ablesen und ein mehr oder weniger zutreffendes Persönlichkeitsprofil erstellen. Es gibt Fußreflexzonen, Iris-Diagnostik, Handreflexzonen und die Ohrakupunktur. Einige können Ihre Gesichtszüge lesen, gewisse Yogis beobachten Ihren Atem und wissen mehr über Sie als Sie selbst. Ein chinesischer Arzt lauscht Ihrem Puls. Tänzer und Schauspieler, die sich tiefgehend mit der Körpersprache auseinandergesetzt haben, sehen Ihre Haltung oder Bewegungen und durchschauen Sie bis in die tiefsten Tiefen.

Alles an einem Körper ist ein Ausdruck des Bewohners.

Sie haben für dieses Gerät ab einem bestimmten Zeitpunkt Verantwortung übernommen. Niemand wird den Karren für Sie wieder aus dem Dreck ziehen, wenn nicht Sie selbst.

Glauben Sie darüber hinaus auch auf jeden Fall nicht mehr den vollmundigen Schalmeien der Werbeindustrie, die Ihnen suggeriert, dass Sie die Verantwortung delegieren könnten. So funktioniert die Schöpfung nicht, das ist Betrug. Ein paar Pillen oder ein Zaubertrank wird die Sache nicht richten.

Sie sind der Herr im Ring.

Zugegeben, Sie brauchen zusätzlich einiges an richtigen Informationen.
Versorgen Sie sich damit unter allen Umständen. Auch diesen Job können Sie nicht an den Körper delegieren. Sie müssen *selbst* Daten zusammensuchen, *selbst* Daten miteinander vergleichen, *selbst* Daten auswerten und anwenden.
Sie!
Mit den richtigen Informationen werden Sie Ihre Seele noch stärker und mächtiger machen.
Das ist jedoch nur *ein* Weg. Wichtiger ist es, einfach hinzuhören oder hinzusehen. Einige Menschen können das instinktiv und verstehen die Botschaften des Körpers direkt. Andere müssen über den Verstand einen Umweg machen. Nun muss der Verstand nach Daten suchen und sich informieren. Aber selbst dabei ist es wichtig hinzuhören. Welche Daten sprechen mich an? Welche will ich austesten? Daten dienen nur als Inspiration, Ihr Gefühl leitet Sie letztendlich in die richtige Richtung. Korrekte Daten sollten Sie darüber hinaus beflügeln und *befreien*, ja erfreuen.
Wenn Information nur Information bleibt, wird die Seele nicht gestärkt. Aber wenn ich entdecke, dass der Weg, für den ich mich entscheide und den *ich* einschlage (vielleicht dank der gesammelten Informationen) Früchte für mich trägt, dann ist die Seele gestärkt.
Wir dürfen also die Informationen allein nicht zum Schlüssel machen. Tatsächlich kann heute eine Information für mich richtig sein und schon morgen falsch oder nutzlos. Es gibt kein *absolutes Richtig* oder *absolutes Falsch.*
Aber eine Person kann lernen, aus sich selbst heraus für diesen einen Fall und diesen einen Moment die individuelle, korrekte Information zu finden.
Auch in diesem Fall hört man auf sich selbst, das ist der eigentliche Schlüssel.
Man nutzt Informationen nur als Inspiration oder Hinweisschild.
Doch um welche Informationen handelt es sich dabei?
Nun, mit dieser Frage stehen wir mit einem Bein bereits im nächsten Kapitel.

3. DER KÖRPER, EIN AUSDRUCK DER SEELE, oder WIE MAN GEGENSÄTZE ÜBERWINDET

Im Grunde genommen wissen wir alle instinktiv sehr genau, dass sich der Zustand der Seele im Körper eins zu eins widerspiegelt. Um uns dieses Prinzip zu verdeutlich, hilft es, überzeugende und eindeutige Beispiele ins Feld zu führen. Denken wir beispielsweise nur an eine deprimierte Person mit hängendem Kopf und eingefallenen Schultern. Auch den Gesichtsausdruck einer Person in diesem Gemütszustand können Sie sich ausmalen. Stellen Sie dieser deprimierten, introvertierten Person demonstrativ einen Machotyp gegenüber, breitbeinig, mit vorgewölbtem Brustkorb, Kopf erhoben, sodass der Eindruck entsteht, die Person würde von weit oben auf sie herunterschauen. Schnell werden Sie zugeben, dass man zwischen diesen beiden Personen nicht den Gemütszustand austauschen und gleichzeitig die Körperhaltung belassen könnte. Es wäre undenkbar.

Speziell langfristige Gewohnheit übt in diesem Zusammenhang einen enormen Einfluss aus. Wenn Sie sich eine Person vorstellen, die die letzten zwanzig Jahre deprimiert war, oder umgekehrt eine Person, die schon immer den Kopf hoch trug, ist der Unterschied zwischen den beiden Figuren noch deutlicher.

Es gibt jedoch auch so etwas wie einen momentanen Zustand, der die Grundstruktur durchaus kurzfristig überpowern kann.

Weiter ist beobachtbar, dass im Prinzip jede Kleinigkeit verräterisch ist.

Jede Gesichtsfalte, jede Anspannung in jedem Körperteil, ja, jeder einzelne Finger teilt uns etwas mit. Ein Finger kann eine Winzigkeit gebeugt, gestreckt, krumm oder gerade sein, nichts ist zufällig entstanden. Und welche feinen, fast unsichtbaren Züge verraten uns noch sehr viel mehr über eine Person – wie etwa die Mundwinkelform, winzige Einbuchtungen an verschiedenen Stellen und so fort?

Alles erzählt eine Geschichte, eine Geschichte über die Person, die in dem betreffenden Körper lebt.

WAS SICH PROBLEMLOS ERKENNEN LÄSST oder DIE BEIDEN SEITEN DER MEDAILLE

Bemerkenswert sind also zwei Tatsachen: Erstens wissen wir instinktiv, dass Körper und Seele zwei Facetten einer einzigen Sache sind. Man kann sie nicht losgelöst voneinander betrachten, ohne dass die andere Facette nicht auch davon berührt wird.

Der einzige Haken an der Sache ist, dass wir diese Dualität noch nie in ihrer vollständigen Konsequenz durchdacht haben. Ansonsten müssten wir die genaue Grenze zwischen den beiden Polen definieren können. Bis zu welchem Grad funktioniert der Körper als Spiegel der Seele? Wann nicht mehr? Und wo verliert diese theoretische Grenze ihre Gültigkeit?

Der zweite bemerkenswerte Punkt besteht darin, dass wir beides beeinflussen können. Sie können auf Ihren Gemütszustand einwirken, indem Sie sich bestimmten Vorstellungen hingeben. Gehen Sie jetzt beispielsweise in Gedanken eine Minute lang an den für Sie schönsten Ort der Welt. Oder denken Sie an die Zeit, da Sie unsterblich verliebt in eine Person waren – und wie Sie sich fühlten. Sie werden sehen, dass sich

sofort Ihr Gemüt erhellt, ja, Ihr ganzer Körper entspannt sich unwillkürlich. Er wird eine offenere, zentrierte Haltung einnehmen.
Falls Sie glauben, in Ihren Gedanken sieht es so lausig aus, dass Sie dort nichts Positives anrichten können – weil angeblich die Außenwelt so schwierig ist –, dann packen Sie den Stier bei den Hörnern und von der anderen Seite an. Zwingen Sie Ihre Mundwinkel eine Minute lang ununterbrochen nach oben. Wenn Sie es ernsthaft tun, werden Sie bemerken, dass Ihr Geist daraufhin nicht mehr so leicht in seinem Negativismus verharren kann. Er wurde ausgetrickst.
Ihr Hypothalamus wurde informiert, dass da geschmunzelt wird. Irgendwas muss witzig oder erfreulich sein, und genau dieser Umstand verdient etwas mehr von dem Glückshormon Serotonin. Das wird jetzt in Ihre Blutbahn ausgeschüttet.
Mit dem besseren Cocktail im Blut sieht die Welt schon etwas netter aus. Die Außenwelt stellt Ihnen nur das gesamte Spektrum, das denkbar ist, zur Verfügung – vom Paradies bis zur Hölle. Aber es liegt an Ihnen, was Sie auswählen – und ob Sie in der Folge glücklich sind oder nicht. Es kommt allein darauf daran, welchem Teil des gesamten Spektrums Sie Aufmerksamkeit schenken. Ihr Fokus ist wichtig. Und dieser Fokus kann verändert werden. Doch wer bestimmt, worauf Sie sich konzentrieren?
Niemand anders als Sie. Sie können Ihren Körper benutzen, der in der Folge einen Einfluss auf Ihre Emotion nimmt, oder Sie können die Emotion hinsetzen, die in der Folge Einfluss auf Ihren Körper nimmt.

DIE AUSSENWELT UND SIE

In jedem Fall tritt der Effekt augenblicklich ein. Sie reagieren auf beiden Seiten.
Sogar wenn eine weitere Person den Raum betritt, in dem Sie sich befinden, können Sie diesen Umstand nutzen. Sie reagieren sofort, wenn eine Person auftaucht. Sie empfinden Sympathie oder Antipathie. Selbst Gleichgültigkeit übt einen Effekt aus. Haut, Herz, Gehirn ... reagieren, nicht alles reagiert gleich schnell, aber immerhin alles noch im Mikrosekundenbereich.
Aber Sie können bestimmen, wie Sie auf eine andere Person reagieren.
Diese Tatsache kann gar nicht genügend betont werden:
Sie sind der Herr im Hause.
Niemand sonst. Sie entscheiden über jegliche Reaktion und Interpretation in einer gegebenen Situation.

WIE MAN AUTOMATISMEN DURCHBRICHT

Wir empfinden vieles scheinbar automatisch. Die volle Wahrheit lautet: Nur Sie sind es, der einst das Programm zu dieser „automatischen Reaktion" geschrieben hat und noch immer schreibt. Theoretisch können wir jedoch jederzeit in Interaktion mit diesem Programm treten, wenn uns nicht gefällt, was das Ergebnis ist.
Das ist es übrigens, worauf der Ausdruck *Karma* zielt. Karma beinhaltet *nicht* etwa die sehr westlich geprägte Idee, dass man für schlechte Taten bestraft wird – das ist eine

katholische Interpretation, die aber auch in anderen Weltanschauungen tief verankert ist, selbst bei Atheisten. Karma heißt eigentlich nur *Tat* oder *Aktion*. Das Konzept von Karma würde korrekt *Karma – Karmaphala* heißen, was so viel bedeutet wie *Aktion – Reaktion*.

Die grundsätzlich richtige Vorstellung des Begriffes Karma ist uns also keineswegs vollständig fremd. Was bedeutet sie? Der Volksmund drückt es so aus:

Wie man in den Wald hineinruft, so schallt es heraus.

Das meint Karma: Mit jeder Tat – und damit sind auch Gedanken gemeint, es sind gewissermaßen „geistige Taten" – programmiere ich mein Ego. Wenn ich später nach einem vorgefertigten Programm mein Leben abspule, werde ich genau das erleben, anziehen, sehen und erwirken, was ich zuvor selbst einprogrammiert habe. Das große *Aber* ist, dass ich nach wie vor jederzeit die Möglichkeit besitze, aktiv einzugreifen. Ich kann den Steuerknüppel in die Hand nehmen, statt mein Leben auf Autopiloten laufen zu lassen. Wenn ich genau das tue, schreibe ich nicht nur neue Zeilen in das Programm, ich ändere auch mein Karma aktiv.

Sie haben einen direkten Einfluss sowohl auf Ihren seelischen Zustand als auch auf Ihre körperliche Verfassung.

ANWENDUNGS-TIPPS

Das mag für jemanden, der seit Jahren schmerzgeplagt ist, wie eine hübsche, illusorische Theorie klingen. Ja, vielleicht, vielleicht existiert ein Einfluss, mag eine solche Person denken, aber meine Krankheit verändert sich dadurch nicht und treibt mich nach wie vor in den Wahnsinn.

Es kann sein, dass es sich so anfühlt. Dennoch besteht der einzige Ausweg darin, uns wieder ans Steuer zu setzen und uns selbst aus einem Tief herauszumanövrieren.

Wer ein Instrument spielen lernt, mag an einem Tag einen Fortschritt bemerken, am andern Tag nicht. Auf jeden Fall sollte er das Ziel, virtuos zu spielen, im Auge behalten, selbst wenn der Fortschritt, den er im Moment beobachten kann, zwischen null und frustrierend klein liegt. Dennoch ist jeder professionelle Musiker nur auf diese Weise vorangekommen. Er glaubte daran, lernfähig zu sein und sich in Richtung Instrumentenkontrolle bewegen zu können. Daraufhin folgte die Tat.

Auch als Baby sind Sie nicht anders vorgegangen. Auf höchst bescheidene Weise haben Sie begonnen sich zu bewegen. Zunächst beherrscht von Reflexen, lernten Sie mit der Zeit, sich perfekt zu bewegen. Und heute sind Sie unglaublich virtuos in Ihren Bewegungen. Selbst wenn Sie sich für einen Bewegungs-Analphabeten halten sollten, ist Ihre Fähigkeit noch immer absolut fantastisch im Vergleich zu einem Neugeborenen.

Genauso können Sie Körper und Geist jetzt unter Ihre Kontrolle bringen. Wo auch immer Sie anfangen, Sie können beide Pole in Richtung einer stabilen Gesundheit bewegen. Wenn der eine Teil makellos funktioniert, übt das auch eine Wirkung auf den anderen Teil aus.

Sie kennen den Ausdruck „gesunder Geist in einem gesunden Körper“? Eines geht nicht ohne das andere, das eine zieht unweigerlich das andere mit sich. Deshalb haben auch viele spirituelle Schulen, wie zum Beispiel einige Yoga-Bewegungen, bis zu einem gewissen Grad Körperübungen einbezogen: In einem gesunden, zentrierten und geklärten Körper lässt sich ein gesunder und vitaler Geist entfalten. Und ein gesunder, williger, demütiger und ehrlicher Geist gestaltet von innen heraus einen gesunden Körper.
Das Eine ist nicht ohne das Andere möglich. Die Autobahn führt in beide Richtungen.

ZWEI KONTRÄRE WELTBILDER

Zugegeben, zugestanden.
Falls Sie dennoch Mühe haben sollten, diese Sichtweise anzunehmen, leiden Sie vielleicht an einem Phänomen, dass unserer Zeit zu verdanken ist, die auf ein rein „mechanistisches Weltbild“ schwört. Das können Sie aber mit etwas Einsicht überwinden. Halten Sie sich einfach vor Augen, dass dieses Weltbild in der Menschheitsgeschichte nur sehr kurz existierte, tatsächlich nur einen Wimpernschlag lang.
In den vergangenen Jahrtausenden und Jahrzehntausenden, vor dem 16. Jahrhundert in unseren Breiten, existierte das materialistische Weltbild praktisch nicht. In keiner einzigen Kultur. Außerdem liegt der Zenit dieser materialistischen Wahnvorstellung teilweise bereits hinter uns. Längst schon erkannten selbst viele ursprünglich materialistisch gepolten Forscher die Notwendigkeit, geistige Prinzipien anzuerkennen.
Selbst Quantenphysiker denken bereits um. Ganz davon abgesehen gibt es viele spannende Studien, etwa im Rahmen der Metaphysik, der Philosophie und der Para-Psychologie, die eindeutig ein spirituelles Weltbild favorisieren, ja es regelrecht beweisen.
Man könnte ganze Bücher darüber füllen, was selbst eingefleischte Materialisten zum Nachdenken anregte. „Der Zufall ist Gottes Art, sich anonym zu verhalten“, meinte etwa Einstein, und es ging ihm bestimmt nicht nur um ein Bonmot. Kopernikus, Kepler und Newton reflektierten auf Gott und geistige Prinzipien. Selbst der größte aller Spötter und Skeptiker, der große Voltaire. Und auch in der Gegenwart werden immer mehr Physiker und Chemiker nachdenklich, was spirituelle Ansätze angeht.
Natürlich wurde im Mittelalter der Bogen überspannt. Denken wir nur an die allgegenwärtige Kirche, an all die Bußen, die Inquisition, die Angst vor der Hölle, das Fegefeuer und die entsetzlichen Kreuzzüge.
Auch Religion kann pervertiert werden.
Gewisse Priester waren einst sehr kreativ, um mittels Angst vor dem Unsichtbaren Menschen zu manipulieren.
Nur nebenbei bemerkt: Heute verhält es sich nicht anders. Mit dem *Sichtbaren* kann man weniger Angst auslösen, denn jeder erkennt sofort, wenn er angelogen worden ist. Also argumentiert man heute im Rahmen von Mikroorganismen, die mit dem bloßen Auge nicht sichtbar sind, man zitiert Geheimdienste, unsichtbare Messwerte

in Luft und Boden und statistische Tendenzen – die alle ebenfalls abstrakt sind. Jedenfalls kann man sie nicht sehen und vorgeblich nicht kontrollieren.
Auf diese interessante Parallele wurde bislang zu wenig aufmerksam gemacht.
Vormals, speziell im Mittelalter, kannte man diese Argumentation noch nicht, „unsichtbar" waren in erster Linie spirituelle Phänomene.
Und so trieb der Aberglaube seltsame Blüten. Er wurde sowohl von den kirchlichen Institutionen gefüttert, entstand aber auch im Volk selbst, das sofort auf diesen Zug aufsprang.
Deshalb war es sicherlich richtig, kompromisslos zunächst einmal dieser Entwicklung die Zähne zu zeigen.
Der Nachteil bestand darin, dass die gesamte Welt gleich komplett von allen spirituellen und feinstofflichen Inhalten und Beobachtungen leergeräumt wurde. Man schüttete das Kind mit dem Bade aus.
Das Ergebnis? Heute haben wir ein ziemlich großes Loch in der Gleichung, die die Welt erklären soll. Das Loch kann nicht aufgefüllt werden, wenn wir es engstirnig mit rein materialistischen Methoden versuchen. Deshalb sprachen nahezu alle großen Physiker – wie etwa David Bohm – von einer ‚impliziten Ordnung' oder mogelten sich auf eine andere Weise um den spirituellen Aspekt herum.
Doch im Alltag ist dieser Umstand noch nicht angekommen.
Einige denken, darunter auch möglicherweise Ihr Arzt, die Welt bestehe ausschließlich aus Materie – oder sie sprechen von den beiden Polen (Seele und Materie) auf eine Weise, als hätten sie nichts miteinander zu schaffen.
Sie sprechen von Gehirnaktivitäten und Halluzinationen, wenn sie versuchen, die Seele oder das Bewusstsein zu begreifen.
Diese Sicht ist jedoch veraltet. Sie entspricht nicht mehr dem Stand der Forschung. Dieses materialistische Weltbild ist überholt.
Wenn ich von Forschung spreche, so ziele ich damit nicht notwendigerweise auf einen akademischen Kontext. Dort befinden sich tatsächlich noch einige Ewiggestrige, selbsternannte „Realisten", aber im Grunde haben sie ausgedient. Wenn wir mit ihnen dennoch manchmal übereinstimmen, so nur deshalb, weil unsere Erziehung diesbezüglich geschlampt hat.
Ein veraltetes Programm läuft in uns ab, das eigentlich längst auf den Abfallhaufen der Geschichte gehört.
Das Traurige an dieser materialistischen Sichtweise besteht darin, dass damit der Mensch sein Potenzial völlig einbüßt . Die Physik sagt und rechnet es uns verlässlich vor. Alles ist Energie (E = mc2) oder Materie – obwohl es Materielles praktisch nicht gibt, da 99.99 % dessen, was wir als Materie bezeichnen, eigentlich nur leerer Raum ist. Die Möglichkeiten für Materie zu existieren, sind unbegrenzt, und diese unzähligen verschiedenen Existenz-Möglichkeiten ergeben die sogenannte „Wirklichkeit", die jedoch ständig kollabiert und sich dann wieder auflöst und neu formiert. Beim nächsten Kollaps stehen wieder alle Existenz-Möglichkeiten und neuen Wirk-

lichkeiten offen.
Der springende Punkt ist: Wegweisend für all diese erlebten Existenz- Möglichkeiten ist *nur* das Bewusstsein oder die Seele. Nur wir selbst können beobachten und feststellen, was mit der Materie passiert, nicht etwa die Materie. Unser Geist ist der Schöpfer dessen, was wir Realität oder Wirklichkeit nennen.
Um es noch weiter zu verdeutlichen: Im ersten Fall sitzen wir im Wagen, rasen in voller Fahrt über die Autobahn und reden uns gleichzeitig ein, dass wir nichts damit zu tun haben, nichts bewirken können, nicht verantwortlich sind und nicht lenken. Im zweiten Fall sitzen wir hinter dem Steuer. Ich sage nicht, dass wir im zweiten Fall immer und sofort das Wunschziel erreichen. Aber wenn wir eine Chance haben wollen, dass sich eines Tages unser Leben nach unserer Vorstellung entwickelt, dann besteht der einzig richtige Weg darin zu akzeptieren, dass wir der Fahrer des Wagens sind.
Das jedoch bedeutet die Anerkennung einer Seele oder eines Geistes oder welche Vokabel man auch immer bevorzugt.
Wenn wir indes so weit gekommen sind, dann gilt es jetzt folgende Fragen zu klären: Was in mir steuert denn *zusätzlich* das Lenkrad? Gib es unbewusste Quellen, über die ich nicht Bescheid weiß? Existieren neben den bewussten auch unbewusste Glaubenssätze und Programmierungen? Wie muss ich mir das vorstellen?

REAKTIONEN

Wir wissen jetzt immerhin, dass sich unsere innere Haltung auf den Körper überträgt – womit wir einen bedeutenden Schritt vorangekommen sind. Auch umgekehrt wird ein Schuh daraus: Der Körper gibt Signale an die Seele ab und beeinflusst uns.
Nun gehen wir noch einen Schritt weiter: Stellen Sie sich vor, Sie denken an eine saure Zitrone. Speziell bei einer aufgeschnittenen Zitrone läuft Ihnen gewöhnlich der Speichel im Mund zusammen. Dabei ist noch nichts passiert, nur die *Information* über eine Zitrone ist in Ihr System eingedrungen.
Dennoch reagiert Ihr Körper augenblicklich.
Genauso reagiert Ihr Körper, wenn Sie einem unangenehmen Mitmenschen, der sie ungerechtfertigt angegriffen hat, eine unfreundliche E-Mail zurückschreiben. Eine Reaktion ist auch zu erwarten, wenn Sie unsterblich verliebt sind und an Ihre neue Flamme denken. Oder stellen Sie sich vor, jemand misshandelt Ihr Kind vor Ihren Augen; schnell werden Sie bemerken, wie das Adrenalin Sie durchströmt, wenn Sie nur schon die Fäuste ballen.
Wir sollten also einmal darüber reflektieren, was Sie allein mit Ihren Gedanken den lieben langen Tag anrichten, auch den „ganz normalen" Gedanken.
Bei einer wichtigen Prüfung ist das besonders leicht zu beobachten. Plötzlich bekommen Sie Durchfall. Das ist im Prinzip ein durchaus sinnvoller Mechanismus, denn die ganze Aufmerksamkeit und Energie richtet sich jetzt auf die Prüfungssituation, deshalb werden Sie die Nahrung lieber schnell los, als dass sie in Ihren

Gedärmen verrottet und Giftstoffe produziert.
Das ist doch interessant!
Auch der Druck, den Sie sich selbst in Ihrer Firma, in der Sie angestellt sind, auferlegen, übt eine Wirkung auf Sie aus. In diesem Fall wird Ihr Verdauungstrakt vielleicht nur zu zehn Prozent reagieren, im Vergleich zu der Prüfung. Das reicht nicht für Durchfall, und somit denken Sie, es sei „nichts passiert". Das stimmt aber nicht. Es ist sehr wohl etwas passiert, einfach nicht so drastisch und so rasch. Das heißt, der Druck wird sich im Laufe der Zeit aufaddieren und später zu körperlichen Problemen führen, denn er ist ja ständig präsent, jeden Tag.
Wenn es generell in einer Firma Druck gibt, werden von zehn Angestellten vielleicht nach einiger Zeit zwei krank, ein dritter leidet unter Burn-out, ein vierter fällt aus anderen Gründen aus. Und so schreibt sich die Geschichte fort.
Eine Aussage, die man oft vernimmt, wenn man auf einen Zusammenhang zwischen Leistungsdruck bei der Arbeit und Gesundheit anspielt, hört sich so an: „Das kann nicht der Grund sein, denn ich arbeite dort seit drei Jahren und hatte noch nie etwas."
Sehen Sie, in Wahrheit sieht es ganz anders aus.
Tatsächlich macht Sie jedoch nicht die Arbeit selbst krank, sondern Sie erlauben es, dass die Arbeit Sie krank macht; noch deutlicher ausgedrückt, Sie machen sich selbst krank.
Zugegeben, manche Arbeitsstellen verursachen tatsächlich, dass man leichter krank wird, aber Sie müssen sich stets selbst in das krankmachende Muster einordnen, damit es einen Einfluss auf Ihren Körper hat.
Das heißt, wir sind Wesen, die psycho-somatisch – ‚seelen-körperlich' – reagieren.
Mit Ihren Gedanken und Gefühlen orchestrieren Sie immer auch Ihre innere Chemie. Sie haben einen Einfluss auf Ihre Spannungen im Körper, den Blutdruck und alle erdenklichen medizinischen Messlatten. Viele körperliche Parameter haben wir dabei noch nicht einmal entdeckt.
Der Skeptiker wird einwenden, dass es doch darüber hinaus auch Bakterien gibt, Viren, Strahlung, Überhitzung, Kälte und so fort. Sprich, es existieren Stressoren von außen, denen wir einfach ausgeliefert sind. Oder nicht? Könnten sie nicht für eine Krankheit verantwortlich sein?
Halten Sie sich dies vor Augen: Waren Sie noch nie zu fünft bei einem schönen Abendessen, aber zwei erlitten eine Magenverstimmung wegen des Essens, bei dem etwas nicht stimmte, aber drei nicht? Dabei haben alle fünf das gleiche verspeist.
Wir wissen heute sogar von Menschen, die ehemals Pest- und Leprakranke betreuten, ohne je selbst zu erkranken.
Ein interessantes Phänomen, nicht?
Erneut stoßen wir auf den Sachverhalt, dass es die Seele ist, die in ihrer psychosomatischen Verbindung zum Körper verantwortlich ist.
Die Seele – man selbst also – öffnet einem Angriff von außen die Tore. Oder eben auch nicht. Und falls Sie die Tore geöffnet haben, sind auch Sie es, die zum Beispiel den

Rausschmiss eines Bakteriums in der Folge orchestrieren.
Ich konnte es immer wieder beobachten. Die meisten von uns schaffen sich selbst missliche, zermürbende Lebensumstände.
Noch besser gesagt passiert häufig dies: Sie *erleben* Ihre Lebensumstände auf eine missliche, zermürbende Art und Weise.
Fest steht jedenfalls: Weder während der Zeit vor der Prüfung, noch bei der Vorstellung der sauren Zitrone, ist tatsächlich etwas Dramatisches passiert, nichts Reales, nichts Wirkliches.
Wenn eine Person also mit einem Schlag jeden Gedanken an die Prüfung verbannen könnte, gäbe es auch keine physische Reaktion. Nur die Vorstellung löste die Reaktion aus.
Führt man sich ständig vor Augen, wie viel Arbeit an einem Tag auf einen zukommt, so ist das auch kontraproduktiv. Besser wäre es, sich vorzustellen, dass die Arbeit, mit der man gerade beschäftigt ist, die einzige Arbeit ist, die man genau in diesem Moment auf die Platte bringen muss. Sofort würde Entspannung eintreten. Und Sie würden nicht einmal langsamer arbeiten, sondern in der Regel sogar effizienter und schneller. Es ist die *Vorstellung*, was man alles an einem bestimmten Tag bewältigen will, die eine Person krankmacht, falls diese Vorstellung überwältigend ist.
Die Kunst besteht darin, den Leistungsdruck im eigenen Kopf durch etwas Positives zu ersetzen. Man kann sich zum Beispiel vorstellen, dass die Arbeit, die man gerade erledigt, im Endeffekt einer anderen Person enorm helfen wird -und schon arbeitet man mit positiven Gedanken.

IRRWEGE

Viele Patienten möchten unbedingt herausfinden, ‚was sie eigentlich haben'. Es ist interessant, dass man als Therapeut die Frage „Was habe ich?" viel öfter hört als „Wie werde ich wieder gesund?". Dem Übel einen Namen geben zu können, scheint unglaublich wichtig zu sein ... als würde sich dadurch auch nur das Geringste ändern. Auf dieser Suche nach einem Namen, nach einer Erklärung werden oft zahlreiche Spezialisten konsultiert und diese dabei selbst halbwegs in den Wahnsinn getrieben.
Meine Gegenfrage lautet deshalb zuweilen: „Wenn Sie wüssten, was Sie plagt, was würden Sie dann tun?"
Natürlich ist es gelegentlich für den Arzt! wichtig und hilfreich, bei akuten Beschwerden die Benennung und eine konkrete Diagnose zur Hand zu haben, um den Fall gezielt zu bekämpfen. Also ist dann zum Beispiel das Bakterium „Tantrumplex" (erfundener Name) der Bösewicht. Aber ändert das etwas am Umstand, dass der Patient in seinem Magen für ein Milieu gesorgt hat, welches für schlechte Bakterien geradezu die Einladung war, sich dort breitzumachen?
Mitunter lautet die Frage eines Patienten auch: „Ist mein Leiden psychisch oder physisch bedingt?"
Die korrekte Antwort lautet stets: „Ja und ja, beides ist vorhanden."

Leider wird gewöhnlich nicht genau so vorgegangen. Wird dagegen tatsächlich ein Bakterium gefunden, dann ist der Patient fein raus. Das alles hat ja nichts mit ihm selbst zu tun! Schuld ist ein Bakterium!
Was auch nicht selten vorkommt ist ein Patient, der sich vage des Umstandes bewusst ist, dass etwas Psychisches involviert sein könnte – doch er gerät in die Hände eines „Industriemediziners", der ihm lediglich ein paar Pillen verschreibt. Zu allem Überfluss zeigt ihm dieser auch noch an, das Bakterium sei schuld, und somit sei es *nicht* psychisch bedingt. Dieser Patient befand sich jedoch bereits auf der richtigen Spur, doch sein inneres Wissen wurde abgewertet.
Es bleibt ihm also nichts anderes übrig, als den „industriemedizinischen" Pfad zu verlassen und nach Alternativen Ausschau zu halten.
Die Methode, einer Krankheit einen schicken, beeindruckenden Namen zu erpassen, hilft niemandem. Es ist eine Pseudolösung. Beschreitet man diesen Pfad weiter und weiter, gerät man tiefer und tiefer in den Sumpf und in die Mühlen der „Industriemedizin" ... und in eine Verzweiflung. Der Betroffene hat dann das Gefühl, als müsste er, wie Don Quichotte, gegen Windmühlen kämpfen.
Wieder ein anderer Irrweg tut sich auf, wenn trotz eines Schmerzes nichts festgestellt werden kann.
Verschiedene esoterische Schulen kennen den Ausdruck „Energiekörper". Nach dieser Vorstellung kann von einem (unsichtbaren) Energiekörper ein Schmerz regelrecht auf den (tatsächlichen) Körper projiziert werden. Das heißt, wenn ein Arzt verzweifelt versucht, etwas im oder am eigentlichen Körper zu finden, wird er enttäuscht. Trotzdem wird oft weiter wie wild am Körper herumgedoktert, und es werden unzählige Untersuchungen durchgeführt, obwohl dort tatsächlich nichts zu finden ist.
Das zu verstehen ist wichtig, denn diese Tatsache hilft gelegentlich einem Patienten zu vermeiden, ein unnötiges Drama aufzuführen. Grundsätzlich hatte alles seine Richtigkeit: Dort, wo nichts zu finden war, trotz aller 101 Untersuchungen, wird auch künftig nie etwas gefunden werden. Und ja, der Patient spürt dennoch ganz genau, dass sich an einer bestimmten Stelle ein Schmerz befindet. Er sollte also nach *anderen* Antworten Ausschau halten und nicht den „Materialisten" aufsuchen, der ihm einfach nur auszureden versucht, was für ihn jedoch absolut real ist.
Eine Metapher mag diesen Spezialfall illustrieren. Nehmen wir an, ein Pygmäe kommt das erste Mal mit der Zivilisation in Berührung. Er erblickt in einem Fernseher einen noch kleineren Mann. Er staunt. Der Mann im TV passt genau in den schwarzen Rahmen des Fernsehers. Der Pygmäe fragt sich sofort, wie dieser Mann dort in die (Fernseh-)Kiste gekommen sein könnte. Plötzlich ist er wieder verschwunden. Neugierig nimmt er deshalb den gesamten Fernsehappart auseinander. Dennoch findet er den Mann nicht.
Wie kann er das als Urwald-Pygmäe verstehen?
Ähnlich verhält es sich mit bestimmten Schmerzen.
Ärzte versuchen, mechanische/materielle/physische Gründe zu finden – und

scheitern. Nochmals: Ja, der Patient hat recht, da *ist* etwas. Aber man wird es nicht mit gängigen Mitteln sichtbar machen können.
Wann ist man endlich so weit zuzugeben, dass es sehr viel mehr Gründe für Krankheiten gibt, als es die Schulmedizin wahrhaben will?

DIE AUFGABE DER SCHULMEDIZIN

Ich sehe immer wieder Menschen, die genau wissen – jedenfalls, wenn sie ehrlich zu sich selbst sind – dass beim Schulmediziner keine Hilfe für sie zu finden ist. Das bedeutet nicht, dass die Schulmediziner inkompetent wären, sondern weist auf den Umstand hin, dass bestimmte Bereiche im Rahmen ihrer Disziplin einfach nicht abgedeckt werden. Ihr Auftrag ist ein anderer. Den Auftrag, den diese Medizinform sich selbst erteilt hat, besteht in der Suche nach den Gründen für rein physische Leiden, inklusive ihrer Therapie.
Daran wäre grundsätzlich nicht einmal etwas falsch.
Aber da unsere Kultur in übertriebener Weise in die Materialität abgerutscht ist, ist der Schulmediziner zum Alleinherrscher aufgestiegen.
Das heißt jedoch, er muss nun zu allen möglichen Problemen sein Statement abgeben. Dadurch befindet er sich in einer ziemlich misslichen Lage, ganz einfach, weil niemand, kein System, keine Disziplin, keine Autorität, kurz nichts, nichts, allwissend sein kann; es ist unmöglich.
Theoretisch wäre Selbstverantwortung gefragt. Die Schulmediziner müssten eigentlich auf das Dilemma hinweisen, in dem sie sich befinden. Wären sie vollkommen ehrlich, würden sie genau dies unternehmen, denn niemand kann das für sie tun.
Mein Rat an Schulmediziner lautet: Seien Sie vollkommen ehrlich zu sich selbst, zu hundert Prozent. Ich selbst bin kein Hellseher, auch wenn das manche Patienten ab und zu von mir annehmen. Ich habe nur gelernt ehrlich zu sein. Ich weiß vieles nicht. Es ist für mich gleichzeitig immer offensichtlich, wenn jemand im Rahmen der Schulmedizin keine Lösung für ein Problem findet.
Als Therapeut muss man willens sein, genau hinzuhören, selbst wenn die Nachricht/ die Response ungemütlich ist.

DIE EHRLICHKEIT DES PATIENTEN GEGENÜBER SICH SELBST

Auch der Patient muss sich selbst gegenüber vollständig ehrlich sein. Er hat vielleicht einige Schmerzen, die Verdauung funktioniert nicht optimal, er schläft schlecht und ist ständig müde, vielleicht fallen ihm auch gerade die Haare aus. Es handelt sich um nichts Bedrohliches, aber definitiv leidet seine Lebensqualität, die Lebensfreude ist reduziert.
Was tun? Was unternimmt er?
Nun, er pilgert zunächst zu seinem Hausarzt, einem Schulmediziner.
Dieser rät ihm zu einigen allgemeinen Tests. Daraufhin stellt der Arzt vielleicht ein

paar Ungleichgewichte im Blut fest. Er kommt jedoch keiner wirklichen Erklärung näher, er weiß nur, etwas funktioniert nicht optimal.
Wahrscheinlich wird der Patient nun zu einigen Spezialisten geschickt. Ergebnis? Wieder keine bahnbrechenden Erkenntnisse.
Die Verantwortung des Patienten bestünde nun eigentlich darin, einmal auf sein Bauchgefühl zu hören. Aber er schimpft nur. „Da können die Wissenschaftler Menschen auf den Mond schicken, aber können nicht mal ein so simples Problem lösen!"
Vielleicht wird er das erste Mal misstrauisch. Die Werbung und die Medien suggerieren ihm ständig, die Medizin von heute könne zaubern. Ohne Pause berichten sie von den neuesten Zaubermitteln. Euphorisch wird eine neue Pille angepriesen, die jetzt endlich, endlich alles in Ordnung bringen soll.
Also pilgert er weiter zu den gleichen Leuten, welche „Fachleute" für alles Mögliche sind.
Dabei müsste er längst auf seine innere Stimme hören. Sie sagt ihm ganz unmissverständlich: „Die Schulmediziner kennen die Lösung nicht."
Doch sein Verstand widerspricht: „Aber sie müssten sie eigentlich wissen. Das ist ihr Job."
Er pendelt hin und her zwischen diesen beiden Polen.
Was tun?
Nun, er müsste sich eigentlich zurückzulehnen und vor allem Ruhe bewahren. Die richtige Lösung zeigt sich dann. Falsch ist es, wie wild immer in der gleichen Richtung weiterzumarschieren.
Es hilft unserem Patienten auch nichts, sich zu vergegenwärtigen, dass er doch eigentlich „nach Vorschrift" gehandelt hat. Auch das Argument, dass er schließlich genug in die Krankenkasse einbezahlt hat, die doch jetzt endlich einmal ihren Teil zu seiner Gesundheit beitragen sollte, sticht nicht.
Er vergisst, auf seine innere Stimme zu hören!
Was passiert also stattdessen?
Nun, er wandert weiter von Pontius zu Pilatus. Den Ärzten gefällt das auf einmal nicht mehr. Einige nehmen ihn nicht ernst. Ein paar versuchen vielleicht noch, „den Mann im Fernseher" aufzuspüren, können ihn jedoch einfach nicht finden. Die meisten Spezialisten wollen ihn nur schnell wieder loswerden. Also reichen sie ihn an einen anderen Spezialisten weiter.
Ihre Frustration nimmt zu. Nichts, nichts wird gefunden. Unser Patient spürt, dass man sich auf einmal seiner nur so schnell wie möglich entledigen will.
Er wird unbequem.
Das medizinische Establishment ist genervt.
Vielleicht lässt er trotzdem nicht locker
Letztendlich landet er in einer schulmedizinischen Bewertungskategorie, die eigentlich „keine Ahnung" oder „eigentlich wissen wir es nicht" heißen sollte. Weil das

jedoch nicht sehr professionell tönt, nennt man die Diagnose nun hochtönend „psychisch bedingt" oder „psychosomatisch".
Auf diese Weise windet man sich heraus.
Das Ergebnis?
Einmal mehr ist damit nichts gewonnen.
Es handelt sich um einen Fehler des gesamten Systems, das wir alle zu einem gewissen Grad aufrechterhalten.
Dabei könnte das Spiel mit unserem Patienten sogar noch weitergehen.
Es ist nicht auszuschließen, dass er auch Untersuchungen über sich ergehen lassen muss, die ihm eigentlich zutiefst zuwider sind und wogegen sich alles in ihm auflehnt. Einige dieser Untersuchungen gelten als harmlos, können jedoch seiner Gesundheit weiter schaden. Ein Beispiel wäre die *Arthroskopie* (griech. *Arthros* = Gelenk, griech *skopein* = betrachten). Haut und Gewebe werden dabei durchtrennt, damit man ein Gelenk genauer betrachten kann. Die Arthroskopie wurde in den achtziger Jahren des letzten Jahrhunderts leichtfertig als Diagnoseverfahren benutzt, was heute fast undenkbar wäre.
Unser Patient erfährt jetzt bedeutende Nebenwirkungen – und das allein aufgrund einer Diagnose-Methode!
Wie reagiert er?
Nun, sein Bauchgefühl sagt ihm ganz genau, dass er nur aus Verzweiflung all die Jungs aufgesucht und es ihm kein bisschen weitergeholfen hat. Er ahnt, dass er sogar Schäden davongetragen hat.
Langsam geht es ihm wirklich schlecht. Der Weg zurück ist jetzt noch sehr viel länger und schwieriger, als er im Anfangsstadium gewesen wäre.
Der Grund? Er hat es zugelassen, dass noch weitere Probleme in seinen Körper eingepflanzt wurden.
Und: Wenn er jetzt einen „Psychotest" machen würde, um festzustellen, ob sich nicht doch alles „nur in seinem Kopf" abspielt – raten Sie, wie er jetzt abschneiden würde?
Meine Empfehlung lautet deshalb sehr einfach:
Wenn Ihnen eine innere Stimme sagt, etwas nicht zu tun, dann lassen Sie die Finger davon.
Immer wieder fragen mich Patienten, ob sie sich auf diese oder jene Strategie eines Arztes einlassen sollen.
Was antworte ich?

FRAGE UND ANTWORT
Ich antworte immer sehr eindeutig mit ja oder nein. Mal bin ich dafür, mal dagegen. Dabei gibt mir der Körper des Patienten selbst die Antwort, er fleht mich fast schon an und gebietet:
„Tu es!" oder „Tu es nicht, spinnst du eigentlich!"
So deutlich sind die Aussagen.

Was bildet sich im Endeffekt heraus?
Die Fähigkeit des Patienten, *eigene* Entscheidungen zu treffen, sich wieder selbst zu vertrauen und dem Instinkt, dem Bauchgefühl, der Herzstimme oder der inneren Stimme nachzugeben!
Ein Ja ist ein Ja, und ein Nein ist ein Nein. Man sollte also nicht zwischen dem Verstand und dem Bauchgefühl/der Herzstimme hin- und herspringen.
Es geht um Vertrauen in die eigene Fähigkeit. Ja, manchmal lässt die innere Stimme auf sich warten oder ist unentschieden. Gut, dann wartet man eben eine Weile zu. Man feilscht nicht. Früher oder später taucht die richtige Antwort schon auf.
Wenn man sich darauf einlässt, lernt man, das Leben als Ganzes zu lesen und zu verstehen, man unternimmt spannende Entdeckungsreisen. Der springende Punkt ist: Jetzt ist es *Ihre* Reise. Sie werden auf Abenteuer mitgenommen, die Sie sich ausgesucht haben. Man lacht nur noch über die Abenteuer im Fernsehen, die nichts als ein schaler Ersatz für echte Abenteuer sind.

DIE ANWENDUNG
Sie haben ein gesundheitliches Problem? Dann gehen sie einfach zu dem Arzt oder Therapeuten, bei dem Sie ein gutes Gefühl haben. Ihr Körper sollte sich auf den Besuch freuen.
Angenommen, Sie sind unschlüssig. Dann realisieren Sie anscheinend, dass hier wahrscheinlich ein Kampf zwischen Verstand und Gefühl stattfindet. Der Verstand argumentiert sich selbst zu Tode, bis Sie Ihre innere Stimme nicht mehr hören.
Stellen wir uns vor, ein bestimmter Arzt „fühlt sich gut an", aber sein Vorschlag, den er Ihnen unterbreitet, tut es nicht. Dann teilen Sie ihm das in völliger Offenheit mit. Weitere Untersuchungen sind manchmal angezeigt, um sich abzusichern. Wenn Sie erneut sehr ehrlich sind, dann spüren Sie, ob weitere Untersuchungen angesagt sind oder nicht.
Doch ab und an fühlen Sie ganz einfach, dass ein Arzt „nicht passt". Dann wählen Sie einen anderen Therapeuten. Sie sind der Boss. Es geht um Ihre Gesundheit. Es geht nicht darum, einem etablierten System zu dienen. Auch das Ego des Arztes ist völlig nebensächlich.
Sie können sich auch in aller Ruhe zurücklehnen, vielleicht ein paar Atemübungen machen und in sich hineintauchen, um den ersten und leisesten Impuls in Ihrem Innern wahrzunehmen, der Ihnen zu etwas rät.
Fest steht, wenn Sie nach einer ein- oder zweijährigen medizinischen Odyssee noch immer nicht weitergekommen sind und in Ihrem Hinterkopf spuckt noch immer ein Thema herum, das nicht gelöst ist und das Sie bereinigen müssen, dann sollten Sie aufmerken. Wahrheit lässt sich nicht einfach wegdenken. Wahrheit ist simpel und unkompliziert.
Wenn Sie das Thema „Gesundheit" auf diese Weise angehen und Ihrer inneren Stimme lauschen, liegen Sie immer richtig.

Manchmal kann man die Lösung eines Problems jedoch nicht unmittelbar umsetzen, mitunter muss man einen Schritt nach dem anderen gehen. Stellen Sie sich eine Reihenfolge zusammen, die individuell auf Sie zugeschnitten ist.
Natürlich gehört Mut dazu, den eigenen, ganzheitlichen und nachhaltigen Weg zu gehen. Aber er kann dazu führen, dass man sich Monate oder Jahre von Schmerzen und Leiden erspart, ganz zu schweigen von zusätzlichen Schäden durch unangebrachte Eingriffe, Operationen und Therapien.
Vertrauen Sie Ihrer inneren Stimme uneingeschränkt!

DER UMWEG

Mitunter sieht eine eigentlich richtige Behandlung zu Beginn nicht so aus, als würde sie Früchte tragen. Aber sie kann sehr wohl Türen öffnen. Ich habe es immer wieder erlebt, dass ich ein blockiertes System erst dann wieder in Gang bringen konnte, nachdem der Patient einen begabten Naturheilpraktiker oder Akupunkteur oder sogar einen spirituell gepolten Yogalehrer aufgesucht hatte. Danach stellte sich plötzlich der erwünschte Erfolg ein.
Aber wie, so könnten Sie fragen, gelingt es mir, mich in diesem medizinischen Dschungel überhaupt zurechtzufinden? Wie können Sie vermeiden, unter die Räder zu kommen?

DER LOHN DER SUCHE

Realisieren Sie, dass es die Verantwortung jedes Einzelnen von uns ist, diese Welt zu gestalten. Uns wurde bislang die Idee verkauft, dass wir reine Konsumenten seien, mit dem Recht, alles zu verlangen. Die gute medizinische Versorgung scheint ein Grundrecht zu sein. Nun, das ist eine hübsche Illusion.
Selbst ein Patient hat die Aufgabe, die Welt mitzugestalten. Seine Entscheidung übt einen Einfluss aus.
Wir alle stehen an einem unglaublich spannenden Wendepunkt in der Menschheitsgeschichte. Im medizinischen Sektor verfügen wir mittlerweile über viele Technologien, die durchaus beeindruckend sind. Das Wissen und Können im materiellen Bereich ist so umfangreich wie nie zuvor. Aber wir entdecken vermehrt Sachverhalte im metaphysischen Bereich. Vieles wird wiederentdeckt, das Interesse an der Kraft der Seele wächst und wächst. Nur langsam fangen wir indes an, alle Mechanismen vollkommen zu verstehen.
Die perfekte Synthese zwischen Materialität und Spiritualität steht noch aus. Wir alle haben jedoch die Möglichkeit, genau hieran zu arbeiten.
Mit unserem Verhalten gestalten wir nicht nur unsere eigene Zukunft, sondern auch die Zukunft der gesamten Gesellschaft. Es geht also nicht nur darum, ob Sie wieder gesund werden oder nicht. Es geht auch darum, mit Ihren Entscheidungen ein Beispiel und Vorbild abzugeben.
Sie gestalten aktiv Zukunft – in einem größeren Umfang, als Ihnen jemals eine Person

zugestanden hat.
Somit tragen Sie nicht nur die Verantwortung für sich, Sie besitzen auch eine Einflussmöglichkeit auf zukünftige Generationen.
Sie werden auf diesem Weg vielleicht gewisse Opfer bringen, aber das Opfer dient auch anderen. Sie geben immer ein Exempel ab, ob Sie das realisieren oder nicht.
Die Medizin macht Angebote. Es sind Optionen, die wir in Anspruch nehmen können oder auch nicht. Wir zusammen erschaffen unsere Kultur. Die Vergangenheit hat uns mit nicht wenigen krankmachenden Faktoren versorgt. Wir selbst sind daran nicht ganz unschuldig, wenn wir genau hinsehen. Wir haben Pseudolösungen kreiert oder akzeptiert, die als Lösungen verkauft wurden, sich aber als Irrwege herausgestellt haben. Wir haben nicht dagegen aufbegehrt. Und wir haben Lösungen kreiert, die wahrhaftes „Heil" oder Heilung beinhalten.
Der Lohn der Suche besteht also auch darin, dass wir etwas insgesamt in die richtige Richtung bewegen, nicht nur für uns selbst - was ein interessanter Aspekt ist.
Im heutigen Dschungel des Gesundheitssektors stehen alle Optionen, die existieren, unausgewertet nebeneinander. Wenn Sie jedoch bereit sind zu lernen, auf ihre innere Stimme zu hören, dann können Sie schon nach kurzer Zeit die schwarzen von den weißen Figuren unterscheiden. Und Sie können Ihre Stimme erheben. Es ist im Grunde genommen nicht schwierig. Es braucht nur die Disziplin, vollkommen ehrlich zu sein, vor allem sich selbst gegenüber.

DER UNENTSCHLOSSENE

So vielen Leuten begegne ich in meiner Praxis, die liebend gern den alternativen Weg einschlagen möchten. Dennoch wollen sie noch rasch ein paar Untersuchungen über sich ergehen lassen, die ein Arzt vorgeschlagen hat.
Dahinter steht meist die Angst, die schädlicher ist als alles andere.
Natürlich gibt es Beispiele, da gewisse Untersuchungen sinnvoll sind. Wenn jemand theoretisch einen Hirntumor haben könnte, hilft ein Scan, um zu beweisen, dass da nichts Bedenkliches zu finden ist.
Aber meistens verhält es sich gänzlich anders: Es wird etwas gefunden, das „womöglich" ein ungutes Zeichen für dieses oder jenes sein könnte. Dann sucht man weiter und weiter und weiter. Selbst wenn eigentlich das Gefühl klar sagt, dass es nichts Bedenkliches ist, gerät man nun in die Mühlen der „Industriemedizin".
Dort aber können Sie *wirklich* untergehen.
Wann sollte man also aufhören, nach Lösungen in einem Bereich zu suchen, der nichts bringt?
Frühzeitig!
Meine Erfahrung: In fünfundneunzig Prozent aller Fälle reagieren Patienten zu spät. Nachdem ihnen ihre innere Stimme eigentlich mitgeteilt hat, dass der bisherige Weg falsch ist, spazieren sie trotzdem den gleichen Pfad weiter entlang. Und so geraten sie tiefer und tiefer in den Sumpf.

Außerdem wird gern vergessen, dass allein unsere *Vorstellung* bereits einen Einfluss auf unsere Gesundheit ausübt. Die Hiobsbotschaft eines „Industriemediziners" kann allein schon dafür sorgen, dass viele Menschen erst richtig krank werden, obwohl man ihnen durchaus hätte helfen können.
Der Kernpunkt ist: Das medizinische Establishment pflanzt uns manchmal geradezu „Krankheiten" ein. Sie etablieren Programme im Geist. Und dann kann der Patient das Programm nicht mehr löschen. Die Geisteshaltung allein verhindert es. Die Kraft der Seele wird nun in eine Negativspirale gelenkt, statt in eine heilvolle.
Bemerkenswert, nicht wahr?

DIE REHABILITATION DER SEELE

Einigen Patienten „verschrieb" ich einst einen Kurs über Kungfu, in dem es allein um die Power der Geisteshaltung ging, um die Kraft der Seele mit anderen Worten.
Das Ziel: Einen Gegner wegzustoßen. Sie erkannten, dass es bei der Kraftentwicklung des Gegners keinen Unterschied machte, ob dieser klein oder groß, Mann oder Frau war, auch nicht, ob ein eigenes Bein behindert war oder nicht. Sobald man die richtige Geisteshaltung einnahm, klappte alles. Ein Stoß aus klarem Geist kickte den Gegner einfach weg, völlig ungeachtet der physischen und physikalischen Gegebenheiten.
Einem Patienten, den ich persönlich betreute, gelang es, sein installiertes Programm fallen zu lassen. Es hieß „Ich habe behinderte Beine" und „Meine Hüfte ist völlig verschlissen". Nach dem Kurs konnte er mit seinem Sohn zwei Stunden lang spazieren gehen und am nächsten Morgen schmerzfrei aufstehen, was zuvor völlig undenkbar gewesen war.
Ich kenne nicht wenige Menschen, die „eigentlich" schon lange nicht mehr leben dürften, die aber so leben, als hätten sie ... nichts. Ich kenne Fälle mit HIV seit vierzig Jahren, solche mit zerschlissenen Herzklappen, völlig zerdrücktem Gehirn, Krebs... und alle berichten mir das gleiche: Die größte Herausforderung auf dem Weg, gesund zu werden, war ... der Kontakt mit Medizinern!
Ja, gelegentlich mussten sie auch medizinische Hilfe in Anspruch nehmen, aber zu oft pflanzten Schulmediziner zusätzliche Probleme in ihren Kopf ein. Das hat fast immer schwerwiegende Konsequenzen, und der Zustand der Betroffenen verschlechtert sich. Dann ist es notwendig, mühselig diese falschen Glaubenssätze wieder aus dem System herauszuarbeiten.
Wiederholen wir also in gebotener Kürze, was wir inzwischen gelernt haben.

EINE ERSTE UNFEHLBARE METHODE FÜR DIE SEELE

Es ist möglich, Ihre äußere Haltung auszunutzen, sie bewusst zu verändern und damit Ihre Emotionen zu korrigieren und zu verbessern.
Der Körper ist das Vehikel!
Sie können aber auch an der inneren Haltung arbeiten.
Beide Wege haben ihre Vorteile. Auch der Weg über den Körper kann ab und an an-

gesagt sein. Es mag sein, dass Sie anfangs Ihren Geist in gewissen Situationen nicht so leicht beherrschen können wie Ihren Körper. Das beruht im Grunde nur auf Ihren Gewohnheiten, auch mangelnde Übung kann die Ursache sein.

In solchen Fällen könnte es manchmal Sinn machen, sich sportlich richtig auszupowern, um die ganze innere Chemie wieder ins Lot zu rücken oder mit einer körperlichen Herausforderung den Fokus von einer geistigen Fixierung wegzulenken. Dies gilt auch für die Übung in Bezug auf das Lächeln. Selbst wenn Sie Ihren Geist nicht mehr genügend kontrollieren können und etwa zwanghaft an ein bestimmtes Problem denken müssen, ist es immer noch möglich, Ihre Mundwinkel widerwillig hochziehen, bis sich das Gemüt wieder lichtet.

Schneller funktioniert die Methode, über den Geist Veränderungen herbeizuführen. Sie funktioniert schlagartig. Oft stellen sich die Veränderungen im materiellen Universum ebenso schnell ein.

Wenn Sie dieses Prinzip zulassen, verbinden Sie sich mit der Zeit mit der Magie des Lebens. Staunen und Begeisterung werden Ihre Resultate begleiten. Weiter ist es nachhaltiger, wenn Sie diesen Pfad einschlagen. Erfolge in einem Bereich werden Sie leicht auf andere Bereiche übertragen können.

EIN BEGEISTERNDES BEISPIEL ZUM NACHAHMEN

Ein Tag könnte in diesem Fall so aussehen: Sie lernen im Rahmen einer Kampfkunst-Sportart, Ihren Gegner nicht als Gegner zu sehen, sondern als Freund. Sie gelangen ihm gegenüber zu einer einladenden, positiven Haltung. Sie verweilen in Liebe und Verbundenheit.

Was passiert?

Nur mit Ihrer Sichtweise allein neutralisieren Sie auf einmal seine Angriffe, die Ihnen plötzlich nichts mehr anhaben können, weil Sie sich konsequent nicht auf einen Angriff einlassen, beziehungsweise, weil die Tatsache, dass seine Handlung Angriff bedeutet, Sie nicht berührt.

Zugegeben, das ist für die meisten Laien nur unter Anleitung eines echten Meisters umsetzbar, weil das Ego so trickreich ist.

Aber nehmen wir an, es klappt. Das lässt Sie unversehens über die Welt staunen. Euphorie erfasst Sie. Am nächsten Morgen ist die kalte Dusche kaum unangenehm, weil Sie die Kälte ohne Wertung einfach als objektive Gegebenheit empfinden und anstandslos akzeptieren. Im Geschäft ergibt sich wider Erwarten ebenfalls eine Win-Win-Situation, weil auf einmal der Clinch mit einer anderen Person nicht mehr existiert, denn Sie lassen sich mit ihr nicht mehr auf eine Auseinandersetzung ein. Und abends lösen Sie den Verspannungsschmerz im Nacken in Luft auf, weil Sie ihn einfach als neutrale Information aus Ihrem Körper willkommen heißen und die Botschaft verstehen, statt sie bekämpfen zu wollen.

Wenn Sie die Lektion *im* Geiste annehmen, fallen oft ganz andere Probleme wie Dominosteine um und existieren nicht mehr.

Das liegt in der Mechanik der Dinge. Schöpfung leitet sich vom Geistigen her, von der Seele, und manifestiert sich schlussendlich im Physischen.
Diesen Pfad für Veränderungen zu wählen ist deshalb weise, weil er mit dem Fluss der Gegebenheiten der Welt, des Universums und der Schöpfung im Einklang steht.

POWER TO YOU
So oder so verfügen Sie bereits jetzt über einige Werkzeuge. Und selbst wenn Sie sich im Moment noch machtlos fühlen sollten, sollten Sie erkennen, dass Sie trotzdem die einzige Person sind, die überhaupt etwas in die Hand nehmen kann. Sie sollten sich also darum kümmern, Macht wieder zurückzufordern, statt sie an andere abzugeben.
Schuldzuweisungen an andere Personen, die sich im „Außen" befinden, bedeuten immer die Abgabe von Macht.
Solange Sie denken, jemand anderes trägt die Schuld an Ihrer Situation, geben Sie Macht ab. Sie geben die Macht aus Ihren Händen. Sie bleiben machtlos auf der Strecke. Es fängt also schon damit an, als Erstes klar zu erkennen, dass niemand anders als Sie *selbst* verantwortlich sind für die Situation, in der Sie stecken. Vielleicht wurden Sie falsch informiert, hinters Licht geführt, verführt und so fort, denken Sie. Aber der richtige Gedanke lautet: „Ich habe mich falsch informieren, hinters Licht führen und verführen lassen. Ich allein."
Es mag sein, dass Sie nicht wissen, wie und weshalb dies geschehen konnte. Oder es mag sich auch so verhalten, dass unsere Kultur uns kaum dabei hilft, unsere eigene Situation zu verstehen.
Dann betrachten Sie es auf diese Weise: Sie haben eine unglaublich spannende Zeit vor sich, während der Sie „erwachen", wie man das nennen könnte. Und: Es gibt viele, viele hilfsbereite Menschen, die einige Wahrheiten bereits entdeckt haben - und die Sie auf Ihrem Weg unterstützen werden. Es ist ein Geschenk, in dieser Zeit zu leben. Sie besitzen Möglichkeiten, die viele Generationen vor uns nicht hatten. Die Welt ist so sehr vernetzt, dass die Suche einfacher geworden ist.
Also übernehmen Sie die volle Verantwortung! Es bedeutet, dass Sie sich selbst Macht zuweisen und mit Macht ausstatten.
Vertrauen Sie dem makellosen Kompass Ihrer inneren Stimme, und machen Sie sich auf den Weg.

HILFESTELLUNG oder DIE MACHT DER GEGENWART
Sollten Sie dennoch Mühe haben, Ereignisse, die man ihnen „angetan" hat, zu überwinden, dann könnte folgende Erkenntnis helfen:
Es gibt nichts als das Hier und Jetzt.
Nie erleben Sie etwas in der Gegenwart, das in der Vergangenheit oder Zukunft stattgefunden hätte. Vergangenheit und Zukunft sind also zwei Konstrukte, die sich ausschließlich in Ihrem Kopf abspielen. Sie existieren nicht wirklich.
Nur das Hier und Jetzt existiert.

Stellen Sie sich vor, Sie litten unter einer Total-Amnesie. Sie erinnern sich nicht einmal mehr an Ihren Namen. Sie wissen nicht, ob Sie ein fleißiger oder fauler Mensch sind, denn das sagt Ihnen ja nur Ihre Erfahrung. Nur diese hat eine Identität gebildet, an der Sie jetzt festkleben. Sie haben keine Ahnung, ob Sie verlässlich sind, ängstlich, scheu, nett, sportlich, schlau, wohlwollend, hilfsbereit und so fort. Sie haben nicht einmal genügend Erinnerungen, um zu wissen, ob dies nützliche und erstrebenswerte Eigenschaften sind. Nun können Sie sich mehr oder weniger komplett neu erfinden! Jetzt könnten Sie schlagartig aufhören, an der Vergangenheit zu leiden oder an Charaktereigenschaften, die Ihr Leben vergiften. Denn es gibt sehr viele Charakterzüge, die vom Umfeld als positiv angesehen werden, weil andere einen Nutzen daraus ziehen können. In Wahrheit vergiften sie Sie jedoch, weil vielleicht eine bestimmte Eigenschaft, die Ihnen angedichtet wird, zu einem Zwang geworden ist. Weshalb also auf eine Total-Amnesie warten, um vielleicht endlich frei zu leben?

NOCH EIN TIPP

Ein weiterer Ratschlag: Wenn Sie Lösungen jenseits des Mainstream-Pfades der Medizin suchen und finden, aber trotzdem mit einem Bein noch Kontakt zur Schulmedizin haben, versuchen Sie nicht, Ihren Arzt zu Ihrer Meinung zu bekehren. Benutzen Sie Ihre Energie für Ihre Heilung.

„Bekehren“ Sie auch andere Menschen nicht. Wenn es jemanden interessiert, wird er von selbst Fragen stellen. Lassen Sie die Leute in Ruhe. Sie verändern sich im Moment für sich selbst. Wenn das Resultat attraktiv genug ist, dass andere Menschen Sie darauf ansprechen, dann können Sie gerne antworten und sie inspirieren. Aber genießen Sie selbst zunächst die Wirkung Ihrer Veränderungen.

Verausgaben Sie sich nicht. Wer etwas auf diesem Weg umgesetzt hat, *lebt* es einfach, er predigt nicht mehr. Ihr Drang, andere zu bekehren, verschwindet. Man kommt auf Sie zu.

Erst wenn Sie vollständig stabil sind, wenn nichts mehr Sie schwächen kann, mögen Sie auch mit „Ungläubigen“ über Ihren Prozess sprechen.

Außerdem gibt es noch weitere hoch interessante Erkenntnisse, Einsichten und Hilfsmittel.

Forschen wir zunächst weiter.

4. ERKENNTNISSE, DIE ES IN SICH HABEN, oder DER GANZ ANDERE ANSATZ

Pirschen wir uns weiter an die Seele heran. Wenn wir der Power der Seele oder des Geistes weiter nachspüren, kommen wir nicht umhin, immer wieder auf die gegenwärtige Medizin zu sprechen zu kommen, denn sie versorgt uns mit einigen fabelhaften Erkenntnissen – speziell, wenn wir ihre Irrwege betrachten.

Die öffentliche Meinung über die Gesundheit wird gewöhnlich von „Experten" geprägt, jedoch nicht etwa von Gesundheitsexperten, sondern von „Krankheitsexperten", welche in der Folge die Behörden und die Politiker beraten. Denken Sie nicht, dass es sich hierbei um Haarspalterei handelt, denn die Konsequenz aus dieser Tatsache ist weitaus dramatischer, als man auf den ersten Blick glauben könnte.

Gestatten Sie mir, eine Analogie zu bemühen.

Nehmen wir an, ein Diktator, unter dem ein Volk leidet, soll entmachtet werden. Sofort treten „Militärexperten" auf den Plan, die professionell „das Böse" bekämpfen. Sie wissen alles über Waffeneinsätze, Beschattungs- und Abhörtechniken, Panzer, Kriegsstrategien, Foltertechniken und so fort.

Sie werden jedoch keine Lösung vorschlagen, wie das Gute gefördert werden könnte, beispielsweise durch die Unterstützung konstruktiver, demokratischer Stimmen, die fordern, die unterdrückte Bevölkerung besser und effektiver aufzuklären. Das Militär wird vollständig darauf fixiert sein, „das Böse" mit Stumpf und Stiel auszurotten.

In der Folge wird es erbarmungslos zuschlagen, mit dem Ergebnis, dass es ein Schlachtfeld hinterlässt. Es gibt nun zerstörte Städte, ein gepeinigtes Volk, zerbombte Straßen und so weiter. Am Ende funktioniert nichts mehr, was ein geordnetes Zusammenleben ermöglichen würde. Das gesamte Land ist eine einzige Trümmerwüste.

Übertragen wir diese Analogie auf die medizinische Versorgung in den vorgeblich „hoch entwickelten" Ländern. Was erkennen wir? Da nur „das Böse" bekämpft wird, kollabieren alle möglichen Zweige der Medizin. Das beginnt bereits bei der Ausbildung der Medizinstudenten, die während ihres Studiums beispielsweise selten oder nie etwas über die richtige Ernährung erfahren, geht weiter bis hin zur medizinischen „Rundum-Versorgungs-Mentalität" der Bevölkerung, die bereits in vielen Ländern kaum mehr finanzierbar ist, und hört auf bei dem Thema Verantwortlichkeit, die von den Menschen abgegeben wird – an den Arzt oder an das System. Zurück bleibt ein zusammengebrochener Patient, alt, krank und behindert, sowie eine Bevölkerung, die die Schuld für das Desaster beim Staat sucht. Nach einer Weile ist der Patient abhängig von zwanzig verschiedenen Pillen, die er jeden Tag einwerfen soll – die zweite Hälfte davon wohlbemerkt, um die Nebenwirkungen der ersten Hälfte zu unterdrücken. Er ist jetzt permanent krank. Diese Kosten sind zwar größtenteils durch die Krankenkassen gedeckt, aber bezahlen muss zuletzt die Allgemeinheit.

Schauen Sie sich einmal offenen Auges um, was unser „Krankheits-System" aus unseren angeblich ach so hoch entwickelten Industriestaaten gezaubert hat. Es steht tatsächlich kurz vor dem Kollaps, was inzwischen in Europa allmählich allgemein erkannt wird. Doch zu viele profitieren davon, also ändert niemand etwas. In den USA sinkt bereits die durchschnittliche Lebenserwartung dramatisch, obwohl sich die

Vereinigten Staaten von Amerika brüsten, das am besten entwickeltste Gesundheitssystem der Welt zu besitzen, was jedoch nichts als eine öffentliche Lüge ist.
Das ganze System funktioniert also nicht.
Noch einmal zurück zu unserem Militärexperten. Selbst wenn er ein Bombardement - mit der Absicht, Frieden zu etablieren - geschickt verkauft und öffentlich rechtfertigt, wird er wohl nie für den Friedensnobelpreis nominiert werden. Immerhin hören an diesem Punkt der Irrsinn und die Heuchelei auf. Die echten Friedensstifter sind Vordenker und Philosophen, die sich auf einem ganz anderen Terrain bewegen. Sie studieren, wie es überhaupt zu einer Diktatur kommen konnte und wie Diktaturen verhindert werden könnten. Sie zeigen Verantwortlichkeiten auf. Sie enttarnen Demagogen. Sie zeigen sogar friedliche Wege auf, die dazu führen können, eine Diktatur ohne Gewalt zu beseitigen. Grundsätzlich stärken sie die konstruktiven Kräfte eines Landes.
Der Friedensstifter studiert sorgfältig die Pfeiler einer *freien* Gesellschaft. Er betont die *positiven* Einflüsse von richtiger Ausbildung. Er betrachtet sogar die Themen Arbeitsmarkt, Freizeitgestaltung und Altersvorsorge. Er schaut auf den sozialen und familiären Zusammenhalt, kurz auf eine ganze Palette von Einzelthemen. Er beobachtet die Auswirkung all dieser Aspekte auf die Gesellschaft... und erkennt schlagartig, wie wichtig sie für den Frieden sind. Will man ernsthaft Frieden etablieren, sind komplexe, ineinander verwobene Gleichgewichte zu berücksichtigen und aufzubauen. Das Gute muss noch sehr viel massiver gestärkt und unterstützt werden. Wirtschaftliche und soziale Zusammenhänge müssen gesehen werden.
Davon versteht ein Militär ... nichts. Er denkt nur in einer einzigen Kategorie: der überwältigenden Gewalt. Er will wie gesagt „das Böse" ausrotten. Eine Bombe wird seiner Meinung nach schon alles lösen. In gewissem Sinn ist seine vorgebliche Expertise also wertlos. Er betrachtet nicht das Gesamtbild, er ist zu sehr fixiert auf seine einseitige Mission. Alles wird zerbombt und zerschlagen, auf den Kollateralschaden achtet er nicht.
Diese Analogie ist eins zu eins übertragbar auf die zeitgenössische Medizin. Besonders Forscher, die kaum mit lebendigen Menschen zu tun haben, sondern vertieft, verliebt und vernarrt sind in Projekte, die aus toten Zahlen, Reagenzgläsern und Präparaten bestehen, befinden sich auf dem Holzweg.
Ihr Blickwinkel ist zu eng. Man kann nicht das Lebendige verstehen, indem man das Tote studiert. Man kann nicht die Gesamtheit begreifen, indem man nur Einzelteile studiert und sie nicht wieder in den Zusammenhang stellt.
Zugeben muss man, dass die „gewalttätige" Medizin zwar manchmal kurzfristig gesehen erstaunliche Resultate zeitigt und Leben rettet, aber unbemerkt und verschwiegen werden zu oft die berühmten Nebenwirkungen. All die gewalttätigen „Militärschläge" bleiben nicht ohne Konsequenzen. Ja, ein Symptom existiert vielleicht nicht mehr, aber wer nur an Symptomen herumlaboriert, hat eigentlich nie wirklich verstanden, woraus *Gesundheit* wirklich besteht. Plötzlich treten außerdem vielleicht

zehn neue Symptome auf. Diese Form der Medizin funktioniert sehr gut in einer ursprünglichen, gesunden Gesellschaft. Wären Sie ein gesegneter Landmann – Hände in der Erde, frische Luft in den Lungen, Sonne im Rücken und jeden Tag in Bewegung, plus vitales Essen direkt aus Ihrem Feld – dann würde Ihr Körper das hinterlassene Antibiotika-Schlachtfeld mühelos aufräumen. Zudem würde Ihr Gang zum Doktor wegen einer Infektion eine Ausnahme bleiben.

Mit unserer herkömmlichen Medizin können wir sicherlich in der Dritten Welt Leben retten und bleibende Schäden verhindern, also langfristig Gesundheit bringen. Der Grund? Die Menschen dort sind grundsätzlich voller Vitalität.

Ganz anders sieht es in Industrieländern aus, wo die Körper schon vor dem Gang zum Arzt an ihrer Vitalitätsgrenze angelangt ist.

Noch einmal zurück zu unserem Militär. Wenn man nur ein Trümmerfeld zurücklässt, kann man nicht zwangsläufig davon ausgehen, dass das „befreite“ Volk plötzlich ein nachhaltiges Friedens-System etablieren wird. Die Beispiele in der Geschichte dafür sind zahlreich. Der „befreite“ Irak bietet hierfür ein anschauliches Exempel. Der Krieg wurde dort zwar von den Amerikanern gewonnen, aber der Frieden verloren. Der Grund ist einleuchtend: Es fehlte die entsprechende, systematische Aufklärung, es gab eine Kriegs- aber keine Friedens-Technologie. Mit jedem gewalttätigen Eingriff steigen im Allgemeinen die Chancen, dass ein Land mehr und mehr destabilisiert und in Unordnung gebracht wird.

Die Analogie zu wirklicher Gesundheit ist augenfällig. Leider fehlt den heutigen „Autoritäten“ die Intelligenz, Gesundheit *ganzheitlich* zu betrachten, obwohl die Beweise, dass diese Betrachtungsweise zu weitaus besseren Resultaten führt, an allen Ecken und Enden existieren. Bislang fehlt sogar die grundlegende Einsicht, dass es sich bei tatsächlicher Gesundheit nicht darum handelt, nur ein paar Symptome zu beseitigen. Der Fehler? Als Kollektiv erkennen wir Autoritäten an, die es mangels fehlender Weisheit eigentlich nicht verdienen, ein Kollektiv zu führen.

Hartnäckig nimmt die zeitgenössische Mainstream-Medizin lediglich „das Böse“ aufs Korn und bekämpft es fanatisch.

Damit befindet sie sich salopp gesagt auf dem falschen Dampfer. Ihre Sichtweise ist bei weitem zu eng, der Horizont zu begrenzt.

Aber man muss natürlich stets die Frage stellen, was das mit uns als Kollektiv zu tun hat? Machen wir nicht alle mit?

Der einzige Grund, weshalb wir an diesem Punkt stehen, ist meines Erachtens darin zu suchen, dass wir nicht mehr auf unsere innere Stimme hören – eine Fähigkeit, die uns regelrecht abtrainiert wurde. Ohne ein Selbstwert zerstörendes Bildungs- und Erziehungssystem besäße eine solche Form der Medizin keinen hohen Stellenwert in der Gesellschaft. Wäre das Gegenteil der Fall, würde kaum jemand diesen Pfad in Anspruch nehmen. Wenn jemand Waffen verkauft, aber niemand an einem Krieg interessiert ist, kann daraus auch kein Krieg entstehen. Somit kann man dem Schulmediziner auch nicht unreflektiert die gesamte Verantwortung für einen Krieg auf-

bürden. Die ganzheitliche Betrachtungsweise gebietet diese Erkenntnis:
Die Medizin kann nur auf dem Boden eines unguten Bildungssystems entarten.
Selbst in einigen naturheilkundlichen Praktiken hat sich die Sichtweise, etwas nur symptomatisch zu behandeln, nebenbei bemerkt bereits eingeschlichen. Man denke nur an einen Akupunktur-Spezialisten, der manchmal durchaus punktuell einen Schmerz beseitigt, aber das große Ganze aus dem Auge verliert. Auch er ist zu sehr darauf fixiert, nur „das Böse" auszurotten.
Es geht also weniger darum, ob Pharma-Pillen oder Kräuter „richtig" sind, sondern ob man ganzheitlich oder nur symptombezogen denkt, ob mit Blick auf die Gesundheit oder nur gegen eine Krankheit gerichtet. Dient eine Therapie dem Patienten oder dient sie nur dem eigenen Zweck, dem eigenen Einkommen, dem eigenen Weltbild, den eigenen Glaubenssätzen oder gar dem eigenen Ruhm?
Denn die volle Wahrheit ist: Ich kenne auch fantastische Ärzte und lausige Naturheilpraktiker. Zugegeben, die meisten Ärzte, die ich bewundere, liegen bereits unter der Erde oder sind schon lange pensioniert, aber durchaus nicht alle.
Wir müssen von einem sehr viel höheren Niveau und Gesichtspunkt aus das Thema Gesundheit betrachten, mit allen angrenzenden und bestimmenden Faktoren. Vor allem dürfen wir nie die Seele aus den Augen verlieren.
Und wir dürfen uns nicht auf das Thema Krankheit fixieren, sondern müssen das Thema *Gesundheit* in den Vordergrund rücken.

WAS GESUNDHEIT TATSÄCHLICH IST

Der heutigen Mainstream-Medizin, der Krankheits-Medizin, könnte man eine Gesundheits-Medizin gegenüberstellen. Sie würde versuchen, ein Gleichgewicht herzustellen und Rahmenbedingungen zu schaffen, die auch der Seele guttäten. Im Fokus stünde ein harmonisches Zusammenspiel von allen Kräften, die eine Rolle spielen. Die selbstverständliche Folge wäre eine sich selbst generierende Gesundheit.
Es dürfte Ihnen vielleicht schwerfallen, die Behauptung zu glauben, dass die Medizin heute, die nur auf körperlicher Ebene herumturnt, dann kaum mehr ein Thema wäre. Sie wäre vollkommen nebensächlich, wenn wir das gesunde seelische Gleichgewicht ernsthaft pflegen würden.
Gesundheit ist bei Licht betrachtet kein Zustand, denn ein Zustand ist normalerweise weitgehend bewegungslos und tot. Gesundheit ist eine *dynamische* Leistung. Sie reorganisiert den ganzen Körper unaufhörlich. Sie konzentriert sich nicht nur auf einen einzelnen Angriff, der von außen auf den Organismus einwirkt. Es handelt sich um einen ständigen Prozess. Sind verschiedene *dynamische* Leistungen gegeben, finden Krankheiten kaum eine Angriffsfläche. Selbst bei Unfällen ist die Widerstandskraft dramatisch höher, als dies von den Mainstream-Medizinern (und von den Unfallopfern selbst) angenommen wird. Ein gesunder Körper kreiert Gesundheit. Es ist eine unentwegte, reorganisierende Tätigkeit. Der Körper sprudelt sie gewissermaßen von innen aus sich heraus, wie eine Quelle. Er ist einem laufenden Gebläse vergleich-

bar, das freilich von einem unsichtbaren Motor, eben der Seele, angetrieben wird. Sie können das Gebläse zwar von außen mit etwas bewerfen, aber kaum ein Angriff wird einen ernsthaften Schaden anrichten. Wer es versteht, diese Quelle wieder zum Sprudeln zu bringen oder dieses Gebläse zum Laufen, ist der wahre Gesundheitsexperte.

Dabei ist aber unbedingt zu verstehen, dass wir eigentlich nichts Neues erlernen müssen. Der Körper erledigt den Job. Es ist sein Urtrieb, Leben zu erschaffen. Gesundheit ist für ihn selbstverständlich. Gesundheit heißt nur so viel wie „Das Leben befindet sich ungestört in seinem ureigenen Gleichgewicht". Der Körper tut nichts anders, als unaufhörlich Leben im Gleichgewicht zu erschaffen. Alles, was von uns verlangt wird, besteht darin, aufzuhören, diesen Prozess zu stören.

Man gerät aber dadurch nicht zum „Gesundheitsexperten".

Genau genommen lernt man nichts über die Gesundheit, sondern man verlernt im Gegenteil all das, was man bisher über das Leben zu wissen glaubte.

Man lässt dem Körper seinen freien Lauf. Man gesteht ihm wieder Expertenstatus zu.

Untersuchen wir diesen neuen Begriff von Gesundheit trotzdem noch genauer:

Echte Gesundheit schöpft ihre Kraft aus der *Regelmäßigkeit*. Sie können sich mit einer einzigen Mahlzeit vergiften und umbringen, Sie können sich aber unmöglich mit einer einzigen Mahlzeit gesundessen. Um echte Gesundheit über die Ernährung beispielsweise aufzubauen, benötigt man hunderte und tausende von Mahlzeiten. Der Zeitfaktor spielt mithin eine Rolle.

Dieser Sachverhalt gilt ebenfalls für die Wohltaten des Sonnenlichts. Er gilt in Bezug auf eine ausgewogene Körperstatik, das freie Atemmuster und für alle möglichen Bewegungsabläufe. Er gilt sogar für die Psyche. Man kann durch ein einziges Ereignis völlig aus der Bahn geworfen werden, aber um die Gesundheit wieder vollkommen aufzubauen, muss der Betroffene *täglich häufig* lächeln und lachen – bleiben wir zunächst bei der Technik des letzten Kapitels, worüber Sie bereits Bescheid wissen. Es würde auch funktionieren, ein Kind täglich mit Liebe und Zuneigung zu behandeln, Erwachsene ebenfalls. Natürlich gibt es noch sehr viel mehr Methoden, aber es geht an dieser Stelle nur um das grundsätzliche Verstehen.

Sie kennen inzwischen die Power des Lächelns. Es hilft Ihnen also nichts, wenn Sie gewaltsam ein einziges Mal die Mundwinkel auseinanderziehen und glauben, nun sei alles in Butter.

So läuft der Hase nicht.

Die *Konstanz*, die *Beständigkeit* ist von ausschlaggebender Bedeutung.

KLEINE PHYSISCHE SCHLACHTFELDER

Selbst diese Konstanz kann man nebenbei bemerkt regelrecht erlernen, man kann sich dazu erziehen.

Doch illustrieren wir zunächst den Spaß noch ein wenig genauer:

Unsere heutige Mainstream-Medizin gefällt sich meist darin, mit einem einzigen

Schlag den „Bösewicht“ schachmatt zu setzen.
Was aber ist mit den vielen kleineren, physischen Schlachtfeldern?
Mit all den Antibiotika? Entzündungshemmer, die eine vom Körper angeordnete Baustelle unverstanden unterbrechen? Oder einem „kleinen Eingriff“? Vergisst man nicht allzu schnell, dass eine Anästhesie der Leber recht viel Arbeit aufhalst? Und vielleicht hat unsere Darmflora längst einen Rückschlag erlitten.
Einer meiner Freunde verriet mir beispielsweise dies: Der unvorsichtige Umgang seines Nachbarn mit Düngungsmittel kostet seiner Magerwiese sechs Jahre (!), um wieder ihren ursprünglichen Zustand zurückzuerlangen.
Wenn das nicht interessant ist!
Wie aber gehen wir mit unserem Körper um?
Wurde unsere Gesundheit nicht bereits schrittweise heruntergewirtschaftet?
Hierfür trägt niemand Sorge. Weil sie nicht unmittelbar ins Auge fallen, werden diese „kleinen Schlachtfelder“ ignoriert, was dazu führt, dass sich viele geistige Probleme mit der Zeit akkumulieren.
Man kann auch den Vergleich mit einer Firma ins Feld führen. Nehmen wir an, sie funktioniert anfänglich ausgezeichnet und liefert ein vernünftiges Produkt. Jetzt führen Sie alle paar Monate in einer einzigen Abteilung einen ordentlichen, satten Rundumschlag durch, weil dort die Arbeitsabläufe offenbar behindert werden. Die Aufräumarbeit funktioniert kurzfristig gesehen vielleicht nicht schlecht. Das Produkt ist immer noch von guter Qualität. Der Konsument bemerkt noch nichts von den Missständen, die sich langsam aber sicher in die Firma einschleichen. Nur einige Angestellten beklagen sich gelegentlich.
Mit der Zeit verlangt die Situation nach mehr und mehr „Schlägen“, die ausgeführt werden müssen. Sie sind jedoch noch immer vernachlässigbar. Noch brennt das Haus nicht, noch steht nichts in Flammen. Aber die Akkumulation verursacht, dass die Qualität des Produktes, das die Firma hervorbringen soll, ständig abnimmt. Die Angestellten werden immer unzufriedener. Kontinuierlich müssen Posten neu besetzt werden. Eine Identifikation mit der Firma ist schließlich kaum mehr gegeben. Gelangweilt absolvieren die Angestellten vielleicht „Dienst nach Vorschrift“, aber mehr lässt sich nicht mehr erreichen. Die Qualität des Produktes sinkt jetzt stark ab. Zuletzt ist die Abwärtsspirale kaum mehr aufzuhalten.
Was diese Beispiele demonstrieren sollen: Man nehme viele kleine Schläge, die einzeln und für sich benommen unbedeutend erscheinen, weil keine unmittelbare Katastrophe eintritt. Doch nun kumuliere man all diese Hauruck-Maßnahmen. Und schon erkennt man, dass der Absturz der gesamten Firma nicht mehr aufgehalten werden kann.
Der Umgang mit unserem Körper verläuft genau nach diesem Schema.
Hinzu kommt eine Art Zinseszins: Eine destabilisierte Gesundheit produziert mehr und mehr Wehwehchen, die ständig mit kleinen Rundumschlägen aus der Welt geschafft werden sollen.

Hinzu kommt der Umstand, dass auch die Widerstandkraft gegen Unfälle etwa inzwischen weit unter dem ursprünglich hohen Niveau liegt – ich habe bereits darauf hingewiesen.
Dies beschleunigt zusätzlich den Prozess des Niedergangs. Der Verfall setzt ein. Sehen Sie, wie das funktioniert?

EINE TIEFER GEHENDE ANALYSE

Erlauben Sie, dass ich nochmals auf einen wichtigen Punkt zu sprechen komme: Es geht nicht um Schulmedizin versus Alternativmedizin. Vielmehr lauten die Fragen: Steht die Medizin in Ihrem Dienst oder stehen Sie im Dienst eines medizinischen Systems? Sind Sie die Ware, sind Sie das Mittel zum Zweck, Geld für Big Pharma oder einen Doktor zu generieren? Im zweiten Fall ist natürlich augenblickliche Flucht angesagt, ohne zurückzuschauen oder sich überhaupt auf Gespräche einzulassen.
Falls Sie zweifeln und sich unsicher sind, kann ich Ihnen eine eindeutige Antwort liefern: Wenn Sie zweifeln, ob eine bestimmte fragwürdige Therapie bei Ihnen gerade angewendet wird, lautet die Antwort fast immer: „Ja." Denn andernfalls würden Sie sich die Frage nicht einmal stellen. Der Zweifel würde nicht in Sie hineinkriechen. Wenn Sie zweifeln, weiß ein Teil von Ihnen um das klare Ja.
Doch vielleicht tun Sie sich mit den Konsequenzen schwer, denn auf einmal sind Sie auf sich allein gestellt. Sie müssen eine Alternative suchen, Sie müssen Unkonventionelles wagen, Sie müssen die Angstpredigten der Krankheitsprofis aushalten, einschließlich des oft penetranten Personals.
Und: Führt eine neue Lösung Konsequenzen für Ihr Leben mit sich im Gepäck? Müssen Sie fortan etwas ändern? An Ihrer Lebensweise? Denkweise? Lebenshygiene? Müssen Sie nun einen Schritt wagen, der eigentlich schon lange anliegt, vor dem Sie sich aber bisher gedrückt haben? Werden andere Aspekte Ihres Lebens davon berührt?
Man kann sehr wohl mit Akupunkturnadeln zu therapieren versuchen, mit dem Ziel, ein Symptom zum Verschwinden zu bringen. Man kann wie gesagt den Fokus vollständig auf die Krankheit legen und nicht auf den Wiederaufbau der globalen Gesundheit.
Ich wiederhole: Natürlich gibt es auch Schulmediziner, die den Menschen ganzheitlich verstehen, was allerdings sehr selten vorkommt und ganz sicher nicht in der Grundausbildung an der Universität vermittelt wird.
Zu einer ganzheitlichen Betrachtungsweise gehört beispielsweise auch der Umgang mit Angstthemen, der Umgang mit dem Zeitfaktor und die Bereitschaft, gegebenenfalls auch einmal eine unangenehme körperliche Empfindung in Kauf zu nehmen. Betrachten wir diese Faktoren noch ein wenig genauer.

DER UMGANG MIT DER ANGST

Mit dem Faktor „Angst" bewegen wir uns interessanterweise wieder im Bereich der

Psyche.

Angst ist eine treibende Kraft in der Medizin und ein wichtiger Grund für die unnötige Einnahme vieler Medikamente.

Es zählt zum Beispiel zum Allgemeinwissen, das Fieber tödlich verlaufen kann, wenn es zu sehr ansteigt. Tatsächlich gibt es zahlreiche unterschiedliche Arten von Fieber, aber dies nur am Rande.

Was jedoch relativ unbekannt ist, ist die Tatsache, dass erst über einer Temperatur von 41,6 Grad Celsius davon ausgegangen werden kann, dass der Körper die Kontrolle verliert. Darunter bewegt sich in der Regel alles nicht nur in einem vertretbaren Rahmen, sondern nach dem bestmöglichen Plan, um die Gesundheit restlos zu re-etablieren. Mit einer höheren Betriebstemperatur verlaufen alle Stoffwechselprozesse viel schneller und effektiver, sie benötigen weniger Enzyme für den gleichen Job, und die infizierte „Bio-Suppe" in Ihrem Inneren wird ausgekocht. Sprich, der Körper, der sehr viel mehr weiß als Sie oder Ihr Arzt, hält es in bestimmten Situationen für angebracht, mit Fieber auf etwas zu reagieren.

Zudem lässt sich anhand der Hände die aktuelle Tendenz ablesen: Haben Sie kalte Hände, dann liegt der Grund darin, dass Sie die Wärme im Zentrum zurückhalten, also das Fieber noch am Steigen ist. Haben Sie hingegen warme Hände, versuchen Sie gerade die Wärme über die Peripherie wieder loszuwerden, das Fieber nimmt also ab. So könnten Sie sich selbst mit 41,2 Grad Celsius und warmen Händen völlig entspannen, für Sie läuft gerade alles bestens.

Dieser Einstellung könnte man entgegenhalten, dass es bei 41,2 Grad Celsius aber vielleicht schon zu spät ist um gegenzusteuern. Möglicherweise hätte man entsprechende Maßnahmen doch schon früher in Angriff nehmen müssen.

Diesem Einwand kann ich nicht widersprechen, dafür reichen meine klinischen Erfahrungen nicht aus. Aber beim Anstieg von 38 auf 39 Grad Celsius bereits ein fiebersenkendes Mittel zu nehmen, selbst wenn es sich um ein natürliches Medikament handelt, halte ich für unweise. Man sollte dem Körper keine andere Strategie aufs Auge drücken als eben jene, die er sich selbst aussucht. Man könnte es mit einer Person vergleichen, die mit Helm, Schwert und gepanzert wie ein mittelalterlicher Ritter seine Burg verlässt, nur weil er vernommen hat, dass tausend Meilen entfernt ein Fuchs gesichtet worden ist.

Wenn Bremslichter im Verkehr aufleuchten, so bedeutet das noch lange nicht, dass zwangsläufig zahlreiche Unfälle stattfinden werden.

Der springende Punkt ist: Die Angst, es könnte Schlimmeres passieren, ist oft ein Grund für übertriebene Vorsichtsmaßnahmen. Man will die Krankheit schon im Keim ersticken.

In Wahrheit behindert man den Körper bei genau diesem Unterfangen.

Der Körper verfügt über erstaunliche Abwehrmechanismen. Dazu gehören (manchmal) Durchfall, Erbrechen und Fieber – Ausnahmefälle seien zugestanden. Hierauf will ich im Moment nicht eingehen, denn es geht mir nur um das grundsätzliche

Prinzip. Mit anderen Worten: Der Körper wird ausgebremst, während er gerade versucht, selbst einer Krankheit den Garaus zu machen.

Die Psyche, von Angst geschüttelt, möchte den Körper vor Schaden bewahren. Sie erkennt nicht, dass der Körper gerade dabei ist, die Sache in die Hand zu nehmen und die Gesundheit wiederherzustellen. Das Ergebnis ist vielleicht ein vermindertes vitales Gleichgewicht. Es ist jedoch ausreichend, um nach einer gewissen Zeit wieder wie früher zu funktionieren, zumindest eine Zeitlang. Die Einbuße auf Zell- und Gewebsebene ist möglicherweise gering genug, selbst wenn man ein paarmal überreagiert hat. Der Betroffene kann seiner äußeren Aktivität wie gehabt wieder nachgehen; er denkt, er sei „geheilt".

Warum reagieren wir auf diese Weise? Die Einstellung ist auch auf unsere schnelllebige Zeit zurückzuführen. Unserer Kultur diktiert uns, den Großteil unserer Aufmerksamkeit auf äußere Umstände zu richten. Wir haben verlernt, in uns hineinzulauschen und subtilere Zusammenhänge zu erkennen. Es handelt sich gewissermaßen um eine vergessene Kunst, die darin besteht, die Signale das Körpers richtig zu deuten.

Dahinter steht ein geistiges Phänomen, eben die *Angst.* Zahlreiche Bücher sind über dieses Thema bereits verfasst worden, und ich will mit ihnen nicht in Konkurrenz treten; doch immerhin so viel:

Angst kann, bei akuter Gefahr im animalischen Sinne, eine lebensrettende Emotion sein. Wenn man im Dschungel von einem Raubtier angegriffen wird, ist es sicherlich richtig, das Gewehr anzulegen und aus allen Rohren zu feuern.

Aber Angst, realisieren wir das in aller Schärfe, wird in der heutigen Gesellschaft auch dazu benutzt, um beispielsweise eine Zeitung zu verkaufen oder die Einschaltquote bei einer Nachrichtensendung zu erhöhen.

Wir sind also auch „künstlichen Ängsten" ausgesetzt, die geschürt werden und die wir eigentlich ignorieren sollten. Man füttert uns mit Furcht. Dennoch mästet man uns nicht gewaltsam. Der Fraß wird uns zwar vorgeworfen, aber wir essen ihn in der Folge freiwillig – oder eben auch nicht.

Der Beelzebub sind in diesem Fall die *Bad-News-Medien.*

Ein zweiter Teufel in dem unverantwortlichen Spiel mit der Angst ist die *Pharma-Werbung.*

Beobachten Sie einmal distanziert, wie im TV auf bestimmte Medikamente aufmerksam gemacht wird. Beobachten Sie auch Apotheken, in denen man alles Mögliche gratis testen kann, um herauszufinden, was man denn noch so bei sich bekämpfen könnte.

BEISPIELE, DIE ES IN SICH HABEN

Ich habe immer wieder Patienten, die sich zehn oder fünfzehn Jahre lang mit Problemen herumschlagen, wie Schwindel, Atemnot, Antriebslosigkeit oder Rückenschmerzen, bis sie sich endlich von der verordneten Arzt-Strategie verabschieden und trotzt des Widerstandes des Doktors eine Therapie absetzen – um dann erstaunt festzustellen, dass die Symptome einfach wieder verschwinden. Symptome, die also jahrelang durch ein *Medikament* ausgelöst wurden, wobei Sie manchmal nicht einmal mehr genau wissen, weshalb es Ihnen verordnet wurde. Symptome, die im Idealfall – für die Geschäftsbilanz des Arzneimittelherstellers – weitere Medikamente nach sich ziehen.

Vielleicht kennen Sie folgendes Szenario: Es plagt Sie zum Beispiel ein Druck im Bauch – nichts Dramatisches, doch es ist lästig. Sie gehen zum Arzt. Er erscheint ratlos. Ihr Bauchgefühl sagt Ihnen, dass er es nicht richtig einordnen kann. Er schlägt einen Scan vor. Irgendetwas muss er ja tun. Ihr Bauchgefühl sagt Ihnen, dass er dies nicht tut, um einen Verdacht zu bestätigen, sondern weil er nicht weiß, was er sonst anordnen soll.

Das Ergebnis? Man findet etwas auf einem Bild. Es hat jedoch nichts mit Ihrem Problem zu tun, wird aber plötzlich priorisiert. Und auch hier spüren sie, was Sache ist, dass nämlich der Herr Doktor nicht weiter weiß. Wahrscheinlich ist der Zufallsbefund nichts Schlimmes. „Aber man weiß ja nie... dem sollte man besser nachgehen."
Instinktiv ist Ihnen klar, jetzt ist man nicht mehr auf der Suche nach dem Grund Ihres Unwohlseins, sondern auf einem ganz anderen Pfad. Man sucht jetzt nach etwas, von dem Sie zuvor nichts wussten und von dem Ihr Bauchgefühl Ihnen sagt, es sei kein Problem. Diese Abklärungen können Wochen in Anspruch nehmen. So lange muss sich niemand Ihrem ursprünglichen Anliegen widmen, was den Ärzten sehr willkommen ist, denn damit konnten sie ja nichts anfangen.

Wenn man sich in der Mühle befindet, dann kann das theoretisch monatelang auf diese Weise weitergehen. Damit wird Ihr Problem jedoch noch immer nicht gelöst. Aber es kann unter Umständen passieren, dass Ihre Gesundheit jetzt leidet, und Sie Zeit und Geld verplempern.

Dahinter steckt einerseits das Dilemma des „Grundversorgers". Er muss eine Lösung anbieten, auch wenn er es nicht kann. Weiter spielt erneut die Angst eine Rolle. Die Angst, einen einzigen Fall innerhalb von hunderttausend Fällen zu übersehen. Dies könnte man dem Arzt möglicherweise vorwerfen. Interessanterweise fürchtet kein Arzt den Vorwurf, jemanden übertherapiert zu haben. Doch genau aus einem solchen Grund habe ich viele alte Menschen im Altersheim landen sehen!

Wenn bei Routineuntersuchungen etwas Verdächtiges im Blut gefunden wurde, sind auf einmal Untersuchungen angesagt. Und ... noch weitere Abklärungen. Man untersucht und untersucht ... bis zu guter Letzt die Person drei bis vier Wochen unnötig im Krankenhaus verbringt. Ohne Bewegung, ohne die gewohnte Routine, ohne Aufgabe. Die Person befindet sich nun in einer Atmosphäre, wo Krankheit und Sterilität herrschen. Die Tage sind lang, die Inaktivität währt eine gefühlte Ewigkeit. Viele Menschen in fortgeschrittenem Alter stecken das nicht mehr weg. Nach einer gewissen Zeit dürfen sie nicht mehr nach Hause, weil sie inzwischen ihren Alltag nicht mehr selbstständig bewältigen können. Sie wurden aus ihrem selbstbestimmten Lebensabend herausgerissen und müssen sich nun auf die Endstation Altersheim

einstellen, wo Fremdbestimmung und Hoffnungslosigkeit die letzten Jahre bestimmen. Ein Desaster, das schockierend oft vorkommt, ohne dass man sich in den Krankenhäusern je fragt, ob es wirklich nötig war ... Diese Verhaltensweise wird selten kritisch hinterfragt.
„Medizinisch" betrachtet hat man „alles richtig gemacht".
Denn man stelle sich vor, man hätte bei einem von hundert 90-jährigen Patienten eine einzige, möglicherweise tödliche Pathologie übersehen ... ironisch gesagt.
Dies ist nur ein Beispiel von unzähligen Szenarien, bei denen tagtäglich viel Leid angerichtet wird. Die Angst regiert. Der Arzt oder eine Institution könnte ja juristisch belangt werden. Angesichts dieser Angst ist wieder einmal das einzelne menschliche Schicksal unwichtig.

PILLEN, PILLEN, PILLEN
Und dasselbe gilt natürlich für alle Mittel, die Sie prophylaktisch auf Lebzeiten zu sich nehmen.
Und so schlucken viele, zu viele Patienten unnötig Tonnen von Pillen, die nur dazu dienen, die eigene Angst unter den Teppich zu kehren.
Natürlich gibt es auch noch weitere Chaoshändler, die sich mit Angstthemen den Geldbeutel dick machen. Denken Sie nur an all die unnötigen Versicherungen ...

TOXISCHE PERSONEN oder NOCH MEHR ZUR ANGST
Darüber hinaus gibt es buchstäblich *toxische Personen*, wie das in der Literatur gelegentlich genannt worden ist, deren Lebenszweck darin zu bestehen scheint, überall Angst und Schrecken zu verbreiten. Damit ziele ich beileibe nicht nur auf historische Figuren wie Hitler, Mao oder Stalin, sondern auch auf die scheinbar ganz normale Person. Im Extremfall kann es sich sogar um ein überängstliches Elternteil handeln oder um die ach so liebenswerte, unscheinbare Großmutter, um Geschwister oder „gute Freunde", die, betrachtet man sie unter der Lupe, alles tun, um pausenlos Angst zu verbreiten.
Sie belasten ihre Mitmenschen mit ihren eigenen Angstthemen. Vielleicht kennen Sie die drei Filter, die der griechische Philosoph Sokrates empfahl, in Bezug auf eine Kommunikation. Bevor ein Schüler zu ihm sprach, forderte er ihn auf, seine Aussage auf drei Dinge hin zu prüfen: Ist es wahr? Betrifft es denjenigen, dem es gesagt wird? Ist es positiv/konstruktiv? Wenn nicht alle drei Bedingungen gegeben seien, solle man die Aussage/die Kommunikation nicht tätigen. Stellen Sie sich vor, wie die Welt sich verändern würde, wenn die Menschen, inklusive alle Medien, nur schon diesen Ratschlag beherzigen würden?

DIE ANGST DES ARZTES
Sogar der ganz normale Arzt mag unwillentlich und unwissentlich zu dieser Angst beitragen. Das Medizinstudium ist so angelegt, dass der Arzt immer erst vom *Worst*

Case ausgeht. Sprich, reflexartig richtet er seinen Fokus auf das Schlimmste. Damit zieht er jedoch, wenn er nicht aufmerksam ist, den Patienten in sein Denken und seine Denkart hinein. Auch hier sehe ich vor meinem geistigen Auge all die Ärzte, die weise und mit innerer Ruhe genau dies *nicht* tun. Diejenigen, die ich kenne, sind jedoch alle ziemlich alt; der Standard sieht anders aus. Der Patient leidet nun unnötig. Er hat jetzt zahlreiche schlaflose Nächte. Wochenlang ist er vielleicht verängstigt und wartet auf den Bericht, der positiv oder negativ ausfallen kann.

Vergessen wird dabei die Tatsache, dass Patienten manchmal ohne „materialistisch erklärbare Ursache" selbst die schlimmsten Krankheiten ausheilen können, geschweige denn kleine Wehwehchen. Vergessen wird der *Placebo-Effekt* – Menschen werden in 20 bis 30 % der Fälle geheilt, weil sie sich «einbilden», eine Therapie wirke.

Erst in jüngster Zeit spricht man inzwischen auch vom *Nozebo-Effekt.* Dieser Ausdruck besagt, dass das Wissen (oder genauer gesagt die Einbildung) um eine nicht existierende Krankheit genau diese Krankheit auslösen kann. Er wird ebenfalls auf 20 bis 30 % geschätzt.

Wenn das keine heiße Information ist!

Nun rechnen Sie eins und eins zusammen und bedenken Sie, für wie viele Krankheiten unser Gesundheitssystem verantwortlich gemacht werden muss...

WAS WAHR IST UND WAS NICHT

Durch eine Untersuchung stellt sich beispielsweise heraus, dass bei einer Person Krebs gefunden wurde.

Krebs, oh Krebs! Schon läuft die Person Amok, schon sieht sie sich auf dem Sterbebett und verfasst ihr Testament.

Weniger bekannt ist die Tatsache, dass die meisten Krebsarten heute schon heilbar sind. Aber allein das Wort «Krebs» kann einen Schock auslösen, der weitaus schlimmer ist als der vielleicht winzig kleine Hautkrebs, dem man heute ohne weiteres und völlig problemlos zu Leibe rücken kann.

Die Angst ist in diesem Fall gefährlicher als das eigentliche Körperproblem!

Das Thema „Angst" hat jedenfalls viele Gesichter. Was auch immer in Ihrem Fall der Angst-Auslöser sein mag, Sie tun gut daran, diese Regel zu befolgen:

Schalten Sie die Auslöser für Angst/Panik/Furcht aus, wann und wo immer es möglich ist.

Befreien Sie sich auch von der Angst, dadurch etwas zu verpassen, denn das Gegenteil ist der Fall. Je weniger fremdgesteuerte Angst in Ihnen ist, desto ruhiger werden Sie und umso klarer nehmen Sie es wahr, falls Ihre innere Stimme aus gutem Grund nervös Alarm schlägt.

Allein die Emotion Angst übt einen negativen Einfluss auf den Körper aus. Und auch dies wissen wir bereits sehr genau aus Studien, ohne dass wir deshalb etwas an diesem ganzen System ändern würden.

Dies können Sie tun:

Verzichten Sie auf Bad-News-Nachrichten, ja überhaupt auf jede negative Berichterstattung.
Lassen Sie sich nicht von „toxischen Personen“ Angst einjagen. Meiden Sie den Umgang mit ihnen.
Glauben Sie ab heute nie mehr Schock-Vokabeln, die in Ihnen nur Angst auslösen.
Und verzichten Sie auf jegliche Untersuchung, bei der Ihre innere Stimme Ihnen sagt, sie sei nicht nötig.
Ich bin vielen Menschen begegnet, die sich förmlich in Krankheiten hineinziehen lassen, nach dem Motto: „Nun, schauen schadet ja nichts.“
Und doch, genau dies passiert! Zumal es oft der Anfang einer längeren Odyssee sein kann, bei der Sie nicht mehr wissen, wann Sie wieder aussteigen sollen.
Erneut sehe ich mich an dieser Stelle gezwungen, allein aus rechtlichen Gründen meine eigenen Aussagen zu relativieren. Natürlich ist es richtig, im Falle eines Falles die entsprechenden Untersuchungen machen zu lassen. Man kann nicht wie Vogel Strauß den Kopf in den Sand stecken und vorgeben, dass etwas nicht existiert, wenn es existiert. Dieser Haltung will ich nicht das Wort reden! Es geht mir im Moment nur um die grundlegende Botschaft. Sprich, Sie sollten realisieren, dass heute der Faktor „Angst“ allzu präsent ist. Gnadenlos wird er vor allem im Verkauf eingesetzt. Darin besteht sogar die gesamte Philosophie vieler Zeitungszaren und Medienfürsten. Sie lautet, ungeschminkt gesprochen:
Angst verkauft!
Aber Angst gestaltet eben auch die ganze Welt. *Sie* gestalten mit Ihrem Wesen Ihre Welt, mit Ihren Emotionen und der Art und Weise, wie Sie die Welt sehen. Sie gestalten sogar die Welt für andere mit. Wir ernten, was wir säen.
Diese Tatsache wird zu oft unter den Tisch gekehrt.
Wenn Sie das Sprichwort anwenden „Man soll den Tag nicht vor dem Abend loben“, dann verbringen Sie sinngemäß jeden Tag in kritischer Haltung und in Unsicherheit und gestalten ihn entsprechend. Besser ist es, den Tag auf jeden Fall vor dem Abend zu loben, selbst wenn er am Ende nur mäßig gut verlaufen ist. Loben Sie den Tag schon am frühen Morgen! Wenn Sie dies eine Weile lang tun – betrachten Sie es als ein Experiment, das Sie nichts kostet –, werden Sie sehen, dass Sie Ihre Tage mit der Zeit zum Guten transformieren.
Was wahr ist und was nicht..., das bestimmen *Sie.*
Purzeln Sie nicht in diese Fallgrube, gehen Sie dieser Verkaufs-Philosophie nicht auf den Leim. Realisieren Sie, dass der Faktor „Angst“ nur zu gern von Vertriebsexperten und Werbe-Psychologen eingesetzt wird. Diese Karte wird kaltblütig ausgespielt. Und selbst in Ihrer unmittelbaren Umgebung mögen sich Personen befinden, die pausenlos der Angst das Wort reden und sie zum alles bestimmenden Faktor zu machen versuchen.
Sie können sogar dieses Experiment ausprobieren: Gönnen Sie sich mal ein halbes Stündlein, und stellen Sie sich die Frage: Welche Faktoren existieren in meinem

Leben, die mir ständig Angst einjagen? Schreiben Sie sie auf. Dann überlegen Sie, wie Sie diese Faktoren ausschalten können. Und lassen Sie den Überlegungen die Aktion folgen. Es kann sich sehr wohl so verhalten, dass sich Ihr ganzes Leben und Ihr Gesundheitszustand verändern und verbessern werden.
Sie können sogar noch weitergehen.
Notieren Sie sich zu jedem Angstthema, das Sie gefunden haben, die konkreten Auswirkungen auf Ihr Leben. Stellen Sie sich dann die nächste Frage: Was würde ich ändern, wenn diese Angst nicht mehr existieren würde? Listen Sie alles auf, was Ihnen dabei in den Sinn kommt. Nehmen Sie sich Zeit. Erlauben Sie sich erst, damit aufzuhören, wenn Sie ein Gefühl von Freiheit verspüren und von Weite. Erlauben Sie es sich selbst, für einen Moment lang „ein Träumer" zu sein. Was wäre anders ohne diese verdammte Angst?
Denken Sie nun an den Preis, den Sie bislang in Ihrem Leben aufgrund einer Angst bezahlt haben -- und stellen sie ihn dem heute erzielten Gewinn gegenüber.
Wieder ist es die Seele, sind es mit anderen Worten Sie selbst, die via den Verstand die Zügel ergreift.
Spätestens jetzt erhebt sich die Frage: Wem können wir eigentlich noch vertrauen? Wem können *Sie* vertrauen?

DIE INNERE STIMME

Es ließe sich an dieser Stelle herrlich darüber philosophieren, warum wir so gepolt sind wie wir gepolt sind. Eltern, Erzieher, Lehrer, Freunde, Kontakte, Autoren, Journalisten, Politiker und so fort spielen sicherlich eine entscheidende Rolle. Der Soziologieprofessor macht die Umwelt für alles verantwortlich, der Psychologieprofessor versteift sich auf den Einfluss der Eltern und des Sexus, wenn versucht wird, nachzuvollziehen, wie, wann und warum und von wem eine Person geprägt wird.
Wahr ist immerhin so viel: Unsere Erziehung wirkt in größerem oder kleinerem Maße immer wie eine Art Gehirnwäsche auf uns - wenn Sie diese aggressive Vokabel erlauben. Wir werden programmiert, immer weniger nach innen zu lauschen. Uns wird die Vorstellung „aberzogen", nicht zu glauben, was uns unsere innere Stimme mitteilt.
Das „Urwissen" oder das „instinktive Wissen" - es gibt viele Ausdrücke - wird uns systematisch ausgetrieben.
Was passiert? Dieses Stimmlein, diese innere Stimme, wird immer scheuer und leiser. Wir verlassen uns nicht mehr auf uns selbst. Dieser Mangel an Urvertrauen, wie man das auch nennen könnte, lässt ein bei uns ein Vakuum entstehen. Dieses Vakuum verursacht, dass andere Informationsquellen sich in den Vordergrund schieben. Andere Stimmen überpowern uns, unser Vakuum wird angefüllt mit Informationsmüll. Und so entsteht auf einmal die Illusion des „objektiven Wissens". Aber ach! Soll ich all die Beispiele der Geschichte aufzählen, da dieses „objektive Wissen" vollständig in den Abgrund führte? Die einzigen exakten Wissenschaften sind vielleicht, viel-

leicht die Physik und die Mathematik, obwohl selbst hieran bereits berechtigte Zweifel angemeldet werden könnten. Möglicherweise gibt es weit, weit fortschrittlichere „Physiken", die längst in anderen Galaxien existieren! Weit fortschrittlichere Antriebssysteme für Raumschiffe! Weit fortschrittlichere Methoden, um Energie zu gewinnen und den Raum zu verstehen! Einstein, der ein vollständig anderes Konzept des Raumes im Zusammenhang mit der Zeit entwarf, wurde anfänglich im Kreise der etablierten Wissenschaftler/Physiker verlacht und regelrecht ausgegrenzt. Und möglicherweise gibt es morgen schon einen neuen Einstein, der den alten Einstein Lügen straft! Selbst die Mathematik in ihrer scheinbaren Objektivität muss sich den Vorwurf gefallen lassen, dass Zahlen manipuliert werden können, was freilich nicht der Mathematik selbst angelastet werden kann, jedoch den Individuen, die sich ihrer bedienen. Dennoch muss man sich vor den Entwicklungen und Entdeckungen im Rahmen der Physik und Mathematik verbeugen, alles andere wäre intellektuelle Arroganz.

Doch realisieren Sie bitte ohne Wenn und Aber dies: Die Medizin gehört ganz bestimmt nicht in den noblen Kreis der exakten Wissenschaften. Sie unterliegt zeitgenössischen Strömungen, die nicht selten nicht mehr das Geringste mit der Wahrheit zu tun haben. Gerade im Rahmen der Medizin ist es auffällig, wie rasch sich hier autoritative Meinungen bilden. Zum Teil ist es haarsträubend und schier unglaublich. Was gestern noch, das heißt vor einigen Jahrzehnten, mit hoch erhobenem Finger von der Kanzel herab gepredigt wurde, landet morgen schon wieder auf dem Abfallhaufen der Irrtümer.

Wäre es nicht klug, daraus den Schluss zu ziehen, dass sich dieses Spiel auch in der Gegenwart noch immer fortsetzt? Sollten uns jahrtausende-, jahrhunderte- und jahrzehntealte Irrtümer nicht lehren, etwas skeptischer zu sein?

Wäre es nicht weise, wenn wir auch den heutigen „Autoritäten" in der Medizin mit einem gehörigen Maß an Misstrauen begegnen würden?

Lehren uns das nicht die Erfahrungen aus der Vergangenheit?

Vieles in der heutigen Medizin beruht auf Glaubenssätzen, die nie hinterfragt wurden. Keiner scheint zu bedenken, dass in den Jahren 2080 oder 2120 ein Großteil des heutigen Wissens hoffnungslos veraltet sein wird. Demgegenüber bleiben jedoch die Gesetze der Schöpfung oder das Urwissen bestehen, sprich die innere Stimme, die uns verrät, was richtig ist und was falsch.

UNGLAUBLICHE DIAGNOSE-FÄHIGKEITEN

Erlauben Sie die Wiederholung: Auch unser heutiges angebliches Wissen wird eines Tages teilweise belächelt werden. Es kann also so falsch nicht sein, unser vermeintliches *Wissen*, inklusive zeitgenössischer Sachbücher, die aktuell studiert werden müssen, sowie Autoritäten, mit einer gehörigen Portion Skepsis zu betrachten.

Was an die Stelle von erworbenen Glaubessätzen treten sollte, ist echtes Wissen, das sich aus dem Inneren speist.

Daher müssen wir das Vertrauen in uns selbst wieder rehabilitieren.

Erlauben Sie mir, erneut die Praxis in den Vordergrund zu schieben: Häufig erlebe ich Patienten, die sich mit einem Mal öffnen und mir ihre ganz eigene Theorie zu ihrem langjährigen Leiden anvertrauen. Meist muss ich sie dabei buchstäblich aus der Reserve herauslocken, da ihre Theorie aus der Sicht der zeitgenössischen Medizin keinen erkennbaren Sinn ergibt und vielleicht sogar belächelt wird. Die Patienten haben deshalb gelernt, darüber zu schweigen.

Mit etwas Recherche im tiefgründigen Archiv, wie man das nennen könnte, erweisen sich aber diese Theorien immer als korrekt. Wenn das nicht erstaunlich ist! Kommt etwas aus dem eigenen Inneren, sind die Patienten immer im Recht und haben stets recht. Selbst wenn eine Verkettung von Mechanismen und Umständen und alle möglichen beeindruckenden Krankheitsbezeichnungen vorliegen – das den Menschen innewohnende Wissen schlägt das äußere Wissen um Längen. Menschen wissen um die wahre Geschichte, die zu ihrer Erkrankung geführt hat.

Für den Laien erstaunlich ist dabei auch die Erfahrungen mit Neugeborenen, mit Babys, Kleinkindern und sogar mit Tieren. Da stellt sich noch kein „Verstand" in den Weg, sie reagieren spontan. In der Osteopathie gelten Osteopathen, die nur Babys behandeln, in der Regel als „ehrwürdige Heiler". Warum? Sie können keine schlechte Arbeit leisten. Ein Baby macht sie fertig, wenn sie keine gute Arbeit leisten. Man wird nur angebrüllt, eine echte Behandlung kann nicht eingeleitet werden. Das Baby unterbricht schlagartig die Behandlung, wenn man unkonzentriert ist und etwa während einer Behandlung gedanklich Emails beantwortet. Wenn man eine „richtig gute Behandlung" aufs Parkett legen will, um das eigene Therapeuten-Ego zu polieren, anstatt dem Baby einfach etwas Gutes zu tun, dann macht es nicht mit. Therapiert man jedoch mit der richtigen inneren Haltung, ist jeder Atemzug, jede Körperbewegung und jeder Laut, den das Baby von sich gibt, mit der Behandlung perfekt orchestriert. Das Baby macht keinen „Fehler". Diese Gegebenheit, dass das innere Wissen perfekt ist, gilt nicht nur für Babys. Es gilt für jede Seele. Nur bei den meisten Erwachsenen werden diese Kräfte vom Verstand im Schach gehalten und zu oft beiseitegeschoben. Von wem? Von dem vielen angehäuften Müll, den wir erworben haben und so stolz „Wissen" nennen.

BERÜHMTE MODERNE IRRWEGE

Seit der Einführung der Doppelblind-Studie – grundsätzlich keine schlechte Idee! – konnte viel Spreu vom Weizen getrennt werden. Falsche Glaubenssätze, die zuvor als „Wissen" proklamiert worden waren, wurden entlarvt. Neue Erkenntnisse erblickten das Licht der Welt. Doch diese Art der Forschung in seiner dogmatischen Anwendung besaß eine dunkle Kehrseite; denn alles musste im Vorfeld „stanardisiert" werden. Das heißt, man verfrachtete die unendlich komplexe und bunte Welt eines Individuums in zwei Fächer: Entweder war nun etwas ganz schwarz oder ganz weiß. Doch damit wird man dem *Individuum* nicht gerecht. Theoretisch dürfte es nur eine einzige adäquate Kategorie geben: die Einzelperson. Für jedes Individuum müsste

man eine eigene Kategorie erstellen, was wiederum eine statistische Auswertung verunmöglichen würde.
Man vergesse nie: Dieses Studiendesign wurde von der Pharmaindustrie und für die Pharmaindustrie entwickelt. Hierbei handelt es sich um das „perfekte Design“ für Forschungen an Einzelsubstanzen unter Laborbedingungen. Leider wurde es aber in der Folge zum Standard im gesamten Gesundheitsbetrieb erhoben. Dabei gibt es viele andere wissenschaftliche Designs. Moderne Studien müssten viel flexibler sein und auch andere Modelle zulassen.
Das nur am Rand.
Manchmal beharren Ärzte auf einem Medikament ihrer Wahl, weil es laut „objektiven“ Studien das denkbar beste Medikament ist. Das kann aber zum Beispiel heißen, dass es 80 % der Patienten hilft, während alle anderen Konkurrenzprodukte oder Alternativ-Medikamente unter den Tisch fallen. Wenn Sie jedoch zu den restlichen 20 % gehören, ist es völlig gleichgültig, wie sich die prozentuale Verteilung darstellt. In diesem Fall lernen Sie nur auf die harte Tour: Sie haben ein Problem ... und das Medikament hilft nicht. Mehr müssen Sie nicht wissen.
Der Verstand allein, so raffiniert er auch operieren mag und so unverzichtbar er mitunter ist, kann also nicht der Weisheit letzter Schluss sein. Ich habe noch keine Medizinform aus keinem Zeitalter angetroffen, bei der man annahm, dass „objektives“ Know-how allein heilen würde. In allen Kulturen verstand man Medizin immer als eine Kunst, bei der sowohl der Verstand als auch die Intuition und Sensibilität des Heilers (zusammen mit dem Patienten) eine Rolle spielten. Beides machte den guten Arzt aus. Das scheinbar objektive Wissen ist heute nach Belieben abrufbar, Intuition und Wahrnehmung sind es nicht. Dabei stellen sie die unentbehrliche Grundlage dar. Man vertraut im letzten Fall der inneren Stimme. Vertrauen ist eine Art subtiles Wissen, das vielleicht nicht einmal in Worte zu fassen ist. Dennoch sind Urwissen und Vertrauen ganz zweifellos existent und wegweisend für eine Heilung.
Zum Thema Vertrauen gehört auch das Vertrauen in die Kräfte der Psyche und der Natur. Wenn diese Kräfte einst einen ganzen Körper quasi aus dem Nichts geformt haben, aus einer einzigen Zelle, wie heute angenommen wird, dann müssten sie den Erhalt und die Reorganisation bei einer Krankheit auch im Griff haben.
Doch wem sollten Sie in letzter Konsequenz vertrauen?

AUTORITÄTS-WECHSEL

Die Existenz einer inneren Stimme lenkt schlagartig die ganze Diskussion, der wir uns heute gegenübersehen, in eine ganz andere Richtung.
Offensichtlich findet in diesem Fall ein Autoritäts- und Verantwortungswechsel statt. Der Patient wird wichtiger als der Arzt. Viele Ärzte, Medizinmänner und Schamanen waren und sind Autoritätspersonen, einige zu Recht, viele zu Unrecht. Aber inzwischen ist eine *Befreiung* von Ärzten und Autoritätspersonen beobachtbar. Mehr und

mehr ist zudem die individuelle Verantwortung gefragt und das eigene Ur-Wissen.
Erste Indikatoren beweisen längst, dass dieser Wechsel stattfindet. Immer mehr Patienten stellen kritische Fragen, googeln nach Alternativen und entscheiden dann selbst. Um diese Aufgabe jedoch zu übernehmen und klug zu agieren, muss das dafür nötige (Selbst-)Vertrauen wiederhergestellt und wiedererlangt werden. Ohne Vertrauen in die eigene Wahrnehmung meldet sich nur ein wirres Geschrei vieler Stimmen, die völlig willkürlich in uns eingepflanzt worden sind, und die alle behaupten, es besser zu wissen. Eine laute und dominante Stimme ist immer die Angst. Diese gilt es also vorrangig durch ein besseres Gefühl zu ersetzen.
Angst ruft nur einen Irrlauf hervor, bestehend aus vielen Fehlentscheidungen für die eigene Gesundheit.
Selbst Buchwissen – das ich im Allgemeinen hoch schätze –, aber mit Gewissheit sogenannte Gesundheitsexperten, sind weniger wertvoll als dieses eigene intuitive Ur-Wissen.
Und so erhärtet sich ein Grundsatz der Heilkunst, der nie in Stein und Eisen gehauen worden ist, auf den ich jedoch bereits wiederholt aufmerksam gemacht habe:
Der Patient hat immer recht.
Eine einzige Einschränkung muss gestattet sein. Der „Verstand" darf dabei nicht mitmischen, es geht immer nur um das richtige Ur-Wissen.
Vertrauen in sich selbst, in die Kraft der Seele, ist der Schlüssel. Der Körper weiß in der Folge schon, was zu tun ist. Widersprüchliche Stimmen gilt es, einfach beiseite zu schieben, ob es sich um den Rat des guten Nachbars handelt, eines Kollegen und in vielen Fällen sogar eines Arztes.
Hierbei muss man in Rechnung stellen, dass ein Medizinstudent in der Regel heutzutage lernt, sich ausschließlich auf den Verstand und das Buchwissen zu stützen. Zu oft muss er in der Folge *Dienst nach Vorschrift* leisten und nicht *Dienst nach wahrem Wissen oder Dienst aus dem Herzen.*
Das heißt, es ist nicht falsch, wenn andere Stimmen als Inspirationen dienen. Aber letztlich müssen Sie die Quelle des Ur-Wissens sein.
Damit ist gemeint, Sie selbst ... die Seele, das Ich.
Ein untrügliches Zeichen, dass man sich auf dem falschen Dampfer befindet, äußert sich dadurch, dass die Gedanken ständig hin und her springen. Wem soll man glauben, wem vertrauen?
Nun, vertrauen Sie in erster Linie sich selbst.
Wenn zu viele Stimmen auf sie einprasseln, so ist möglicherweise keine davon „richtig", denn wenn es laut wird im Inneren, vernehmen Sie die weise, unaufdringliche Stimme Ihrer göttlichen Essenz kaum. Vielleicht lenkt Sie Ihr Ur-Wissen oder Ihr Instinkt jedoch auch in die eine oder andere Richtung. Hierauf sollten Sie hören.
Alles läuft auf Sie selbst hinaus. Allein mit dieser Perspektive wird Ihnen eine enorme Power zurückgegeben. Die Psyche wird gestärkt, die Seele, Sie selbst.
Wenn das keine überragend gute Nachricht ist.

ALTE GLAUBENSSÄTZE UND DIE INNERE STIMME

Dennoch sollten wir noch einen schnellen Blick auf einige alte Glaubenssätze werfen, die bei der Heilung im Weg stehen können. Sobald Sie eine stereotype oder eine zwanghafte, altbekannte Reaktion bei sich selbst erkennen, und mag sie noch so tugendhaft klingen, dann wissen Sie, dass ein altes Programm gerade abgespult wird. Werfen Sie solche fixen Betrachtungsweisen über Bord, bringt Sie dies zusätzlich erneut einen enormen Schritt weiter.

Was sind nun die Anzeichen, ob eine Stimme aus Ihrem Inneren kommt und echt ist, oder es eine „Verstandes-Stimme" ist aus dem willkürlich aufgebauten Ego?

Ein Anhaltspunkt ist Ihr Körper. Lauschen Sie in ihn hinein: Wie reagiert er, wenn Sie an eine bestimmte Aussage denken? Weitet sich Ihr Körper, atmen Sie spontan tief auf? Freut sich etwas in Ihnen? Beruhigt sich etwas? Ist Entspannung die Folge und gelangt mehr Licht und Leichtigkeit in Ihr Inneres? In solchen Fällen sollten Sie dieser Stimme voll und ganz vertrauen; sie wird Sie perfekt leiten. Nehmen Sie dabei unbedingt auch sehr subtile Wahrnehmungen ernst; diese werden stärker und klarer, sobald sie wieder genutzt werden.

Ein weiteres Indiz ist: Sie können eine Idee einfach nicht vergessen oder sie mit anderen Gedanken zumüllen. Sie denken zum Beispiel, Sie müssten XY zwecks einer Behandlung aufsuchen. Es spricht einiges dafür, doch noch viel mehr dagegen. Sie diskutieren lange hin und her. Zunächst versuchen Sie „etwas Besseres" – so hat man Ihnen zumindest gesagt – und pilgern vielleicht zu einem Therapeuten Z, dessen Praxis näher gelegen ist oder der günstigere Preise hat. Eine Weile funktioniert das sogar. Doch noch immer sitzt diese Person XY in Ihrem Hinterkopf.

Wenn sich dies so verhält, dann gibt es einen Grund: Eine vorübergehende Laune, ein Hirngespinst, hätten Sie leicht wieder vergessen können. Wahrheit dagegen nicht. Wenn Sie einen Gedanken nicht zum Verschwinden bringen können, dann liegt die Ursache hierfür möglicherweise einfach darin, dass er wahr ist.

Lassen Sie sich endlich darauf ein! Und wenn es wieder geschieht, lassen Sie sich gleich auf Anhieb darauf ein, denn Sie wissen jetzt, dass alles andere nur Umwege sind.

Folgen Sie Ihrer *Begeisterung*. Sie heißt nicht umsonst Be-Geist-erung. Es ist die Sprache, in der Ihr höheres Ich mit Ihnen spricht. Es mag sich auch um ein perfektes Gefühl handeln, Sie wissen einfach, dass etwas zu Ihrem Besten ist. Sie müssen das gute Gefühl nur noch in die Tat umsetzen.

Tun Sie Ihr Bestes in dieser Richtung. Wenn die Straße eines Tages zu Ende ist, machen Sie den nächsten Schritt, der Sie begeistert.

Vertrauen Sie sich selbst. Hören Sie nicht auf diejenigen, die es Ihnen ausreden wollen. Manchmal ist es deshalb klüger, gegenüber Dritten zu schweigen, was die eigenen Pläne angeht. Damit geben Sie niemandem die Gelegenheit, Sie von Ihrer Entscheidung abzubringen. Warten Sie, bis Sie selbst einen unanfechtbaren Erfolg zu verzeichnen haben. Auf diese Weise bringen Sie die lärmenden Stimmen um sich herum zum Schweigen.

5. GLAUBENSSÄTZE, DIE HEILUNG VERHINDERN ODER HERBEIFÜHREN KÖNNEN, oder DER SCHMERZ

Um einen Umstand wissen wir bereits: Angst ist ein schlechter Ratgeber und hat nichts mit Ur-Wissen zu tun.
Angst auszuschalten ist also immer richtig.
Ein anderer falscher Glaubenssatz besteht darin, Schmerz sofort rigoros zu bekämpfen.
Im Gegensatz dazu steht die Durchhalteparole.

NUR DIE HARTNÄCKIGEN GEWINNEN DIE SCHLACHTEN
Es gibt so etwas wie eine grundsätzliche Bereitschaft, eine Krankheit oder einen Schmerz „auszuhalten". Darüber könnte man lange philosophieren.
Auf jeden Fall stimmt dies: Schmerz ist nicht gleich Schmerz. Die Schmerzformen sind unvorstellbar unterschiedlich, ganz abgesehen davon, dass es seelischen und körperlichen Schmerz gibt sowie verschiedene Grade der Schmerzstärke.
Man muss zuerst und vor allem festhalten, dass es sich bei dieser Philosophie, also Schmerzen zu einem gewissen Grad auszuhalten, um eine *persönliche* Entscheidung handelt.
In Shaolin-Klöstern, die dem Zen-Buddhismus zugeordnet werden können, sucht man sogar den Schmerz. Besonders empfindliche Stellen am Hals und im Unterleib werden mit Schlägen und Tritten traktiert, stundenlang, ja jahrelang, bis es einem Gegner nicht mehr gelingen kann, diesen Mönch mit einem gezielten Hieb auszuschalten oder zu töten.
Im Europa des 21. Jahrhunderts schluckt man beim kleinsten Wehwehchen eine Schmerzpille.
Es gibt also zwei Extreme.
Gestatten Sie mir nur soviel zu sagen: Jeder, der über sein eigenes Leben nachdenkt, findet Beispiele für folgenden Sachverhalt: Oftmals treibt uns die Einstellung, etwas *nicht* aushalten zu wollen, in eine noch unangenehmere Situation als zuvor. Hastige, ängstliche Entscheidungen können in der Folge großes Leid nach sich ziehen. Das klügere Vorgehen wäre, das ursprüngliche Problem entspannt und genau anzuschauen – wobei man es nicht größer, jedoch auch nicht kleiner machen darf –, und dann den Stier bei den Hörnern zu packen.
Auch in Sachen Gesundheit können wir dies beobachten.
Kinderkrankheiten sind ein klassisches Beispiel. Wie oft kommt es vor, dass etwa Scharlach schnell mit Antibiotika bekämpft wird, was den
(Krankheits-)Verlauf deutlich erleichtert. Aber das Kind erkrankt in der Folge mehrmals wieder an Scharlach. Natürlich gibt es Gegenbeispiele in beide Richtungen, doch wenn ein Kinderarzt viele solche Fälle beobachtet, zeichnet sich eigentlich eine klare Tendenz ab. Eine vorschnelle, überängstliche Reaktion auf eine Krankheit oder auf einen Schmerz ist nicht immer vorteilhaft. Manchmal findet eine Person sogar selbst heraus, dass eine immer wiederkehrende, gleichartige Krankheit nicht mehr auftauchte, als sie ihr einmal, nur ein einziges Mal, ihren „natürlichen" Lauf ließ. Das

heißt, es kann unter Umständen richtig sein, Schmerz auch mal auszuhalten und gar nicht einzugreifen.

Es gibt so etwas wie natürliche Reize und Herausforderungen. In diesen Fällen sollte man nicht überhastet reagieren und dem Körper unbedingt alle Probleme abnehmen wollen.

Jedenfalls ist oftmals eine gewisse Distanz zwischen dem Körper, der nur ein physisches Vehikel ist, und der Seele notwendig, wenn man die richtige Entscheidung treffen will.

Schmerz kann mitunter eine durchaus wichtige, konstruktive Funktion besitzen, selbst wenn er, ja *weil* er manchmal höchst unangenehm ist. Er will die Seele auf etwas aufmerksam machen.

Schmerz kann außerdem einen Heilungsprozess anzeigen.

SCHMERZ UND SCHULD

Es gilt also abzuwägen. Wie viel, glauben Sie, können Sie sich selbst zumuten? Selbstredend gibt es eine Schmerzgrenze. In diesem Fall ist Schmerz einfach überwältigend, man kann daran sterben. Ich kenne zwei Fälle, da Menschen im Krankenhaus vor dem Tod bewahrt wurden, die ansonsten dem Schmerz nachgegeben hätten. Jeder muss und kann es nur mit sich selbst ausmachen, jeder muss selbst entscheiden, wie viel er aushalten kann. Um diese Frage in vollständiger Ehrlichkeit zu beantworten, ist eine zweite Frage von höchster Bedeutung: Ist dieser Schmerz oder diese Empfindung jetzt heilsam oder nicht?

Ein Juckreiz beispielsweise deutet sehr oft in Richtung Heilung.

Die definitive Entscheidung kann jedoch selbst in solchen Fällen noch immer gänzlich anders ausfallen. Man darf sich nach gründlichem Hinterfragen durchaus das Recht auf eine persönliche Einschätzung zugestehen: „Ja, das ist ein Heilschmerz, aber ich habe jetzt keine Lust dazu, ihn auszuhalten." Oder: „Ja, aber ich will mir die Zeit nicht nehmen, ich habe momentan ganz andere Prioritäten." Und: „Ich will mich nicht selbst aus dem Verkehr ziehen, nicht im jetzigen Augenblick." In diesem Fall haben wir wenigstens mit offenen Karten gespielt. Wir haben uns nicht selbst ausgetrickst und belogen.

Wenn später eine gesalzene Rechnung kommt und der Schmerz mit dreifacher Wucht zurückkehrt, muss man ebenso ehrlich zugeben, dass man um den möglichen Preis, der zu zahlen sein würde, gewusst hatte. Man entschied sich zum Beispiel für die Karriere, oder man floh aus einer Liebesbeziehung, und in beiden Fällen hatte man um die möglichen Konsequenzen gewusst. Man war sich im Klaren, was passieren kann, war aber nicht bereit, die körperlichen Konsequenzen jetzt schon auszubaden. Wurde das damals aber *bewusst* entschieden, war an dieser Einstellung nichts falsch. Bewusstsein könnte man an dieser Stelle mit Seele gleichsetzen oder ihrer Power, Entscheidungen zu treffen.

Diese Ehrlichkeit erspart einer Person viel Leid. Denn ein elender Zustand ist sehr viel leichter zu ertragen, wenn man einsieht, dass man ihn selbst zu verantworten hat. Wenn man jedoch die Schuld nach außen und auf andere Personen projiziert, verfällt man unwillkürlich in eine Opferhaltung, die noch mehr Leid auslöst, da man zusätzlich zum eigentlichen Leid auch noch von einem Gefühl des Verrats heimgesucht wird. Wenn das Schicksal zuschlägt, so glaubt man, wird man sozusagen vom Leben hinters Licht geführt. Man schimpft und spektakelt vielleicht. So lässt sich physisches Leid sehr viel schlechter aushalten, und es fällt schwerer, wieder zu einer guten, konstruktiven, positiven Haltung zurückkehren, die für den Heilungsprozess so sehr von Bedeutung ist.

Der wichtigste Punkt aber ist, dass man durch die Illusion, jemand oder etwas anderes trage die Schuld, sich selbst den größten Schaden zufügt. Man übernimmt nicht die Verantwortung für den eigenen Zustand. Das heißt, die Macht, diesen (Schmerz-) Zustand herbeizuführen, gibt man an jemand anderen ab. Somit geben wir auch die Macht ab, etwas daran zu ändern, wir verlieren die Macht zu agieren, wir werden *ohn-mächtig.*

Ich kann seit Jahren immer und immer wieder beobachten, dass Menschen, die Opfer eines Unfalls wurden mit rein mechanisch vergleichbaren Verletzungen unterschiedlich schnell genesen. Jemand, der die Verantwortung abschiebt, braucht länger dazu als der Leidensgenosse, der erkennt, dass er selbst einen Unfall aus Dummheit oder Selbstüberschätzung verursacht hat. Der Unterschied ist frappant.

DIE POSITIVEN SEITEN DES SCHMERZES

Schmerz ist mitverantwortlich, dass wir überhaupt überlebensfähig sind. Manche Menschen kauen an ihren Fingernägeln. Dies tun sie nur deshalb, weil wir an den Fingernägeln keinen Schmerz empfinden. Würden die Finger auch keinen Schmerz empfinden, würden diese Personen vielleicht sogar an ihren Fingern kauen.

Es gibt in seltenen Fällen Kinder, die ohne Schmerzempfindung zur Welt kommen. Diese Kinder sind ein wahrer Alptraum für Eltern, weil sie sich ständig selbst schwer verletzen und sogar verstümmeln.

Der Schmerz erzieht uns also zu angebrachter Achtsamkeit im Umgang mit dem Körper.

Stellen Sie sich einen Augenblick lang vor, wie es auf unserer Erde aussehen würde, wenn unsere Schmerzwahrnehmung nicht bei unserer eigenen Körpergrenze enden würde, sondern wir auch den Schmerz unserer Mitmenschen, Pflanzen und Tiere, ja sogar der Erdkruste erleiden würden. Vielleicht würden wir diese Wahrnehmungsfähigkeit anfänglich beklagen, wenn gerade „ein Stück der Welt schmerzt", dennoch sähe die Erde einem Paradies viel ähnlicher als es heute der Fall ist.

Wo unsere spontane Achtsamkeit versagt, erteilt uns der Schmerz Nachhilfe. Er ist in der Tat nicht mit derselben Logik ausgestattet wie die andersgeartete Logik des Verstandes, der wir im Allgemeinen folgen. Es handelt sich in erster Linie um eine Sprache, mit welcher der Körper mit uns kommuniziert.

Oft habe ich außerdem erlebt, dass der Schmerz eines Patienten nicht direkt an das eigentlichen Leiden des physischen Körpers gekoppelt und damit verbunden war, sondern dass er den Patienten nur wie ein Kompass zu lenken versuchte.
Gönnen Sie sich einmal ein aufregendes Experiment. Um diesen Umstand zu beweisen, müssen Sie sich nicht einmal direkt in eine Situation begeben, die schädlich/überlebensfeindlich ist. Es reicht manchmal schon aus, sich nur *mental* in eine schädliche/überlebensfeindliche Situation zu versetzen. Der „Schmerz" nimmt selbst in diesem Fall zu! Versetzt man sich abwechselnd mental oder gedanklich in eine schädliche und eine unschädliche Situation, nimmt der Schmerz zu und dann wieder ab, wie beim Warm-Kalt-Spiel, bei dem eine Person einen Gegenstand sucht und die anderen Teilnehmer ihn leiten, indem sie „warm" oder „kalt" sagen, je nachdem ob der Suchende dem Gegenstand näherkommt oder sich von ihm entfernt. Es ist schlichtweg faszinierend.
Im Übrigen kann man die laute Stimme des Schmerzes auch nutzen - wenn man aufrichtig und aufmerksam zuhört und entsprechend handelt.
Wir müssen die Ursache verstehen lernen und unser Leben entsprechend korrigieren. Schmerz kann also als Kompass genutzt werden. Auch in diesem Fall ist es nebenbei bemerkt legitim, sich diesem Experiment zu entziehen und n*icht* hinzuhören. Immer steht an erster Stelle die Frage der Selbstehrlichkeit und der Bewusstheit. Wenn später dann die Zeche zu bezahlen ist, darf man jedoch nicht entrüstet reagieren.
Schmerz kann weiter als ein Mittel dienen, seine Aufmerksamkeit zu fokussieren und auf einen bestimmten Punkt zu richten. Er erhöht auch die Aktivität des Blutes etwa in einer Körperregion, damit ein Aufschwung der Heilkräfte eintreten kann. In diesem Fall sagt uns eine „Baustelle": „Bitte schonen, der Körper arbeitet gerade daran."
Schmerz hat also ein viel subtileres Wesen, als wir im Allgemeinen annehmen. Nur weil wir die Biochemie des Schmerzes in erstaunlichem Detail erforscht haben, heißt das nicht, dass dieses Wissen alle Aspekte abdeckt. Außerdem findet man auch in der Forschung nur das, was man sucht. Sprich, selbst die gestellten Fragen sind bereits subjektiv. Auf dem „Teller", beziehungsweise hinsichtlich des objektiven Wissenspools, haben unsere Einsichten über den Schmerz in den letzten Jahren und Jahrzehnten zweifellos extrem zugenommen. Das heißt jedoch nicht, dass wir auch bereits über den eigenen Tellerrand hinausgeschaut haben.

DER UNSICHTBARE SCHMERZ

Viele Menschen und Patienten wurden tatsächlich bereits durch die normale Medizinmühle gedreht, ohne dass ein konkretes Leiden entdeckt worden wäre. Computer-Tomographie, Magnet-Resonanz-Techniken, Röntgenaufnahmen,Kontrastmittel, um etwas besser sichtbar zu machen... unzählige ausgefeilte mechanische Diagnose-Techniken, die alle ihre Berechtigung haben, helfen manchmal nicht. Mitunter wird nichts gefunden, was einen Schmerz hinreichend erklären könnte.
Der Doktor klammert sich in solchen Fällen oft an Bagatell-Befunde, die man

bei jedem anderen Patienten ebenfalls finden würde, und macht diese in seiner Verzweiflung für den Schmerzzustand verantwortlich. Er will, er muss sich an etwas festhalten.
Aber Schmerzen können sehr wohl auch in einer Art Energiekörper oder Aura existieren, wie man das nennen könnte. Ich will an dieser Stelle absichtlich darauf verzichten, mich in philosophischen oder gar religiösen Diskussionen zu verlieren. Auf jeden Fall gibt es „geistige Schmerzen", die sich im Körper niederschlagen und die man nicht „erklären" kann. Bleiben wir bei diesem Gedankenmodell des Energiekörpers. Die Verfechter dieser Theorie behaupten, dass wir nur noch nicht gelernt haben, den Energiekörper wahrzunehmen. Somit projizieren wir alles, was im Energiekörper stattfindet, auf das, was wir kennen, eben auf den physischen Körper. Wenn wir es in der Folge dort suchen und nicht finden, haben wir ein Problem.
Ich weiß, dass der eine oder andere Leser mit dieser These ein Problem hat.
Lassen sie mich deshalb erneut eine Analogie bemühen.
Der Doktor, der sich diesem Dilemma gegenübersieht, verhält sich in der Folge wie ein Zuschauer, der verzweifelt versucht, die Schauspieler eines Spielfilms im Fernsehapparat aufzuspüren. Er glaubt mit absoluter Sicherheit, dass sie sich dort aufhalten müssen. An einer Stelle innerhalb des Fernsehers müssen sie existieren, verflixt!... meint er. Er hat sie ja mit seinen eigenen Augen wahrgenommen. Also beginnt er, den gesamten Fernsehapparat auseinanderzunehmen, Schraube für Schraube. Er will, er muss die Schauspieler finden...
Diese Analogie zeigt auch etwas anderes auf: Der Schmerz ist deswegen nicht eingebildet, wie viele denken. Wie auch der Spielfilm nicht eingebildet war. Der Schauspieler im Fernseher war ein echter Mensch, das Schauspiel war ein echtes Drama, mit echten Emotionen und echter Handlung. Nur der Schauspieler war nicht persönlich und physisch anwesend.
Ich habe diese Analogie bereits früher erwähnt, im Zusammenhang mit einem Wilden, der das erste Mal mit der Zivilisation konfrontiert wird. Schmerz ist jedenfalls immer nur chemische oder elektrische Information.
Doch wie gelingt es nun der Einzelperson, wie gelingt es Ihnen, über den Tellerrand hinauszuschauen?

DIE KUNST DER WAHRNEHMUNG

Es gibt keinen Abkürzungsweg. Eine Entscheidung ist vonnöten. Und diese kann nur das Ich treffen.
Wieder landen wir bei der Seele.
Man muss beschließen, genauer hinsehen zu wollen, koste es was es wolle.
Ich bin immer wieder verblüfft, wie stur sich einige Personen in dieser Beziehung verhalten.
Ein klassisches scheinbar hypothetisches Szenario: Person X befindet sich in einer Lebenssituation, die definitiv zu ändern wäre. Das teilt jedenfalls ein spezifischer

Schmerz mit, den X spürt. X befindet sich in einer zermürbenden Arbeitssituation, ein problematischer Vorgesetzter macht ihm das Leben zur Hölle. Gleichzeitig wird er von einem exzellenten Heiler behandelt. Dem Heiler gelingt es, dass X schließlich erstmals seit Monaten schmerzfreie Tage erlebt.
Doch eines Morgens platzt der problematische Vorgesetzte wieder ins Büro und kritisiert heftig eine Aktivität, die auf X zurückzuführen ist. In der gleichen Sekunde taucht der Schmerz wieder auf. Das Ereignis scheint auf X Eindruck zu machen. Es wirft jedenfalls Fragen auf. Gibt es vielleicht doch psychische oder mentale Einflüsse, die er bislang nicht in Rechnung gestellt hat? Liegt die tiefere Ursache für sein Problem auf einem ganz anderen Gebiet, als er bisher angenommen hat? Der Vorgang wiederholt sich mehrere Male, stets mit dem gleichen Ergebnis: Der problematische Vorgesetzte löst den Schmerz aus.
X rennt zu seinem Heiler und erzählt ihm die Umstände haarklein. Der Heiler atmet erleichtert auf. Endlich scheint X verstanden zu haben, worauf sein Schmerz in Wahrheit zurückzuführen ist, offenbar erkennt er die Zusammenhänge. Die Ereignisse mit dem problematischen Vorgesetzten sind nicht hinwegzudiskutieren. Der Fall ist glasklar. Oder nicht?
Aber was passiert in der Folge? Obwohl X eigentlich die Zusammenhänge erkannt haben müsste, informiert er seinen Heiler nur einen Satz später, dass er jetzt endlich eine erneute MRT im Spital machen lassen werde. (MRT ist die Abkürzung für Magnetresonanztomographie.) Verkürzt gesprochen werden mittels eines starken Magnetfeldes und Radiowellen Schichtbilder des Körpers erzeugt. X führt weiter aus, dass er der Sache nun endlich auf den Grund gehen wolle. Doch die MRT zeitigt natürlich keine neuen Ergebnisse. Mit anderen Worten: X hat den Grund für seinen Schmerz richtig erkannt, aber rasch wieder beiseitegeschoben. Er ist so stark seinem materialistischen Weltbild verhaftet, also dem physikalischen und chemischen Weltbild, dass es ihm unmöglich ist, da auszubrechen. Er kann nicht über seinen eigenen Schatten springen. Obwohl eine MRT bereits im Vorfeld angestrengt und nichts gefunden wurde, ist X einfach in seiner Vorstellungswelt gefangen.
Was wäre in diesem Fall also notwendig?

DAS PROBLEM UND DIE LÖSUNG

Gestatten Sie mir eine kleine humorvolle Bemerkung: Vielleicht könnte ein Buch, das auf die Power der Seele aufmerksam macht, helfen. Sie wissen, worauf ich abziele...
Weiter könnte man darauf hinarbeiten, das Mutniveau einer Person zu erhöhen.
Reicht dafür ein *Pep Talk* aus, ein motivierendes, aufmunterndes Gespräch?
Zweifelsohne braucht es Mut, Tatsachen ins Auge zu sehen.
In Wahrheit bräuchte es aber keinen Mut. Es erfordert viel größeren Mut, ein Leben zu leben, das einem nicht bekommt – was bei so vielen, wenn nicht bei den meisten Menschen der Fall ist. Mut ist eigentlich nur deshalb notwendig, weil ein falsches Bild der Wirklichkeit existiert. Im Grunde genommen ist es Klugheit, nicht Mut, sein

Leben in genüsslichere Bahnen zu lenken. Warum sollte man ständig barfuß durch die Hölle gehen?

Manchmal ist es notwendig, sein gesamtes Leben generalzuüberholen. Das ist weitaus aufwändiger, als eine Pille einzuwerfen. Vor allem, wenn sich ein Leben über viele Jahre innerhalb eines bestimmten Rahmens abgespielt hat und man sich jahrzehntelang an genau abgesteckte Orientierungspunkte gehalten hat, ist es nicht leicht, aus diesem selbstgezimmerten Gefängnis auszubrechen. Es gibt vielleicht einen gut dotierten Job, der das Einkommen garantiert, eine Hypothek, die bedient werden muss, eine Ehefrau mit gewissen Ansprüchen und Kinder, die Geld kosten. Dafür trägt X Verantwortung. Er kann seinen Job also nicht an den Nagel hängen. Über bestimmte Hürden zu springen, ist also notwendig.

Vergessen wir in diesem Fall:

Die Spielregeln im mentalen und psychischen Bereich sind, wie sie sind. Es hilft nichts, den Kopf in den Sand zu stecken.

Wenn Fall X bei sich keine grundlegenden Änderungen vornimmt, wird der Schmerz immer wieder zurückkehren.

Ich würde diese Spielregeln im psychischen Bereich manchmal gerne umstoßen, auch wenn sie mir bei genauer Betrachtungsweise eigentlich gut durchdacht erscheinen.

Ich kann an dieser Stelle nur zu Folgendem raten: Sobald man eine Ecke der Wahrheit erblickt hat, empfiehlt es sich, der inneren Stimme nachzugeben und auf sie zu hören. Wenn man Naturgesetze im psychischen Bereich ignoriert, heißt das nicht, dass sie dadurch ausgelöscht oder ausgehebelt werden würden.

Mitunter sind also radikale Lösungen oder Umstellungen notwendig, wenn dauerhaft Heilung eintreten soll.

Die gute Nachricht: Nicht immer braucht man sein ganzes Leben umzukrempeln. Oft reicht schon eine gewisse Bereitschaft aus. Wenn Sie Ihre Sichtweise auf die jeweilige Situation – also Ihr Inneres – maßgeblich verändern, werden Sie mitunter staunen, wie wenig Sie „Außen“ tatsächlich verändern müssen.

Das gilt nicht für alle Fälle, aber ich habe es immer wieder beobachtet.

Es handelt sich um ein simples Resonanzgesetz.

Ein Beispiel: Vielleicht haben Sie in Ihrem Job/in Ihrer Abteilung so intensive Differenzen, dass Sie überzeugt sind, in jedem Fall kündigen zu müssen. Sie sind durch den steigenden Leidensdruck auch endlich dazu bereit, vor allem aber sind Sie ebenfalls bereit, Ihre Welt neu zu erfinden. Nach einer inneren Krise sehen Sie Ihr Umfeld plötzlich mit ganz anderen Augen. Und siehe da, das Umfeld antwortet darauf: In Ihrer Abteilung gibt es plötzlich Veränderungen oder auch nur schlichtende Momente. Nach kurzer Zeit erkennen Sie Ihren Arbeitsplatz nicht wieder; Freude, Wohlwollen und Zusammenarbeit sind unversehens an der Tagesordnung.

All das kann durchaus passieren.

Dazu ist die Bereitschaft vonnöten, die eigene Grundeinstellung bezüglich einer nicht wünschenswerten Situation zu überdenken.

Persönlich habe ich tatsächlich viele Fälle erlebt und mitverfolgen können, da Y und Z ihre Betrachtungsweisen veränderten - was in einem gänzlich neuen, besseren, schmerzfreien Leben resultierte oder eine Krankheit (fast) zum Verschwinden brachte.

Noch wichtiger ist, dass der tatsächliche Gewinn in solchen Fällen sehr viel größer ist als man zunächst annehmen könnte. Nicht nur der Schmerz bleibt manchmal aus, denn der Schmerz ist oft nur ein Symptom für ein unerfülltes Leben. Wenn Sie unter Anleitung Ihrer inneren Stimme das Richtige tun, transformiert sich mitunter Ihr gesamtes Leben. Quasi nebenbei entsteht als logischste Konsequenz mehr Gesundheit. Das Gesetz? Es handelt sich um Aktion-Reaktion.

Mitunter kann jedoch auch der Wechsel des Arbeitsplatzes innerhalb einer Firma angesagt sein. Schon verschwinden die ungerechten Kritiken eines bestimmten Vorgesetzten, um bei obigem Exempel zu bleiben. Eine Situation ändert sich oft auch allein aufgrund einer Erkenntnis. Dann scheint es sich fast um Magie zu handeln.

Noch nie jedoch erlebte ich es, dass jemand eine Veränderung, die notwendig war, im Nachhinein bereut hätte - Veränderungen, zu denen er aufgrund körperlicher Probleme gezwungen wurde. Meistens gibt es Gewinne an Lebensqualität auf so vielen anderen Ebenen, nicht nur in gesundheitlicher Hinsicht.

Im Allgemeinen ist eine Person im Gegenteil retrospektiv eher empört über sich selbst, dass sie so lange damit zugewartet hat. Sie schimpft manchmal über nachhaltige Schäden, die lange vorher eingetreten sind, bevor sie diesen heilsamen Schritt gewagt hat.

Diesen Umstand illustriert auch eine absolut spektakuläre, authentische Story, die ich Ihnen auf keinen Fall vorenthalten darf.

DER COIFFEUR

Mehr als beeindruckend ist die Geschichte eines Coiffeurs, eines Haarkünstlers, die ich hautnah nachvollziehen konnte. Schon vor seiner Erkrankung stellte er fest, dass die Haare der Menschen für ihn viel mehr waren als nur ein natürlicher Kopfschmuck. Er konnte aus Haaren bestimmte Erkenntnisse über eine Person gewinnen, und er konnte aus ihnen etwas herauslesen. Eigenartigerweise besaß er eine Art Ur-Wissen in dieser Beziehung, er konnte Probleme (und Lösungen) im Leben eines Kunden allein über dessen Haare erkennen. Allerdings hatte er nie den Mut, mit diesem Talent zu punkten und konkret zu arbeiten. Nach einem Schlaganfall, der ihn halbseitig lähmte, vermochte er von einem Tag auf den anderen seinen Beruf nicht mehr auszuüben, er konnte nicht mehr als Coiffeur seine Brötchen verdienen. Also entschied er, genau das zu realisieren, was er sich insgeheim schon immer gewünscht hatte. Und so geriet er zu einem „Haare Leser" - ein Beruf, den es eigentlich nicht geben dürfte.

Heute arbeitet der vormalige Coiffeur als eine Art Coach und Lebensberater.

Das Berührende an seiner Geschichte ist, dass ihn diese Transformation vollständig veränderte. So ist er heute ein sehr fröhlicher, ja vor Freude strahlender Mann.

Obwohl er noch immer halbseitig gelähmt ist und`als behindert wahrgenommen wird, nimmt er sich selbst keineswegs so wahr. Im Gegenteil. Wenn er von sich selbst von der Zeit vor seinem Schlaganfall redet, sagt er: „Als ich noch behindert war..."

TALENTE, FÄHIGKEITEN UND ZIELE

Ich will an dieser Stelle nicht darüber räsonieren, wie logisch oder wie unlogisch sich dieses Talent, „Haare zu lesen", dem Betrachter darstellt. Immerhin sei es erlaubt anzumerken, dass man aus der Körperhaltung und der Physiognomie (griech. physis = Natur, gnome = Wissen) sprich aus der äußeren Erscheinung schon seit Jahrhunderten und Jahrtausenden Rückschlüsse auf einen Menschen gezogen hatte. Man versuchte gewissermaßen auf umgekehrtem Weg aus der Physiognomie, speziell den Gesichtszügen, Rückschlüsse auf die Seele zu ziehen. Ganz unzweifelhaft spiegeln der Körper und auch das Gesicht emotionale Zustände einer Person wider. Genaueste Beobachtung der Hautfarbe, der Hautbeschaffenheit, des Ausdrucks und so fort verraten tatsächlich viel über einen Menschen. Es handelt sich seit 2500 Jahren um eine Teildisziplin der Medizin. Bis heute gehört sie zur Diagnose, speziell in der Notfallmedizin.
Warum also sollte es nicht auch möglich sein, aus dem Haarwuchs, den Verwirbelungen, der Stärke der Haare, der Haarfarbe und anderen Eigenschaften des Schopfes gewisse Erkenntnisse zu gewinnen?
Genaues Beobachten war schon immer eine Eigenschaft begabter Menschen.
Grundsätzlich halte ich es mit Shakespeare, der den Ausspruch tat: „Es gibt mehr Dinge zwischen Himmel und Erde, als unsere Schulweisheit sich träumen lässt." Man kann einer Person, die eine neue Bestimmung gefunden hat, die sie glücklich macht und die sie voll auslebt, eigentlich nur Bewunderung entgegenbringen.
Ich habe jedenfalls immer beste Erfahrungen gemacht mit dem bereits zitierten Leitsatz:
Der Patient hat immer recht.

MUT ZU VERÄNDERUNGEN

Frühzeitig den Mut zu Veränderungen zu finden, kann theoretisch und praktisch viel Leid ersparen. Zu gerne schieben wir gewisse Herausforderungen vor uns her. Obwohl uns der Körper zu signalisieren versucht, endlich die sich aufdrängenden Veränderungen in die Wege zu leiten, sträuben wir uns vielleicht dagegen. Schmerz und Krankheit *können* also auch ein Kompass sein.
Ich sage nicht, dass es immer so ist. Ich mache lediglich darauf aufmerksam, dass dies unter Umständen eine positive Funktion des Schmerzes sein kann.
Womöglich spart man sich viele Jahre leid, wenn man auf die innere Stimme hört. Den Kompass richtig zu deuten und zu verstehen, ist dabei nicht immer leicht, doch selbst wenn wir noch so unbeholfen sind, selbst wenn wir die innere Stimme zu unterdrücken versuchen, können wir sie nicht mundtot schlagen. Wir können bestenfalls

auf Zeit spielen. Klug ist es, diese Sprache und Stimme verstehen zu lernen ... und das kann jeder, wenn er nur will. Ignorieren wir sie, handelt es sich jedenfalls um keine langfristig erfolgsversprechende Strategie.

Es ist also auf alle Fälle richtig, einen Blick über den Tellerrand zu wagen.

Dabei kann es erforderlich sein, Barrieren zu überspringen. Mitunter kann diese Stimme von einer Person verlangen, einen gewissen Preis zu zahlen. Man begibt sich aus der eigenen Komfortzone. Man stellt sich dem Unbekannten. Man entzieht sich dem versklavenden Einfluss der Angst.

Doch wenn man sich auf diesen Pfad begibt, öffnen sich plötzlich auf der anderen Seite auch magische Tore.

EIN OPFER?

Noch nie habe ich es erlebt, dass jemand nach einer transformierenden Lebensphase noch immer der Ansicht war, dass er ein Opfer gebracht habe. Retrospektiv war es immer nur Ballast, der abgeworfen wurde. Was es braucht, ist manchmal nur die *Bereitschaft*, etwas zu opfern. Damit signalisieren Sie, wie wichtig Ihnen eine Veränderung ist und was Sie bereit sind, dafür zu bezahlen.

Vielleicht haben sie schon mal einem Straßenkünstler zugesehen, der sehr realistische Gräben oder Abgründe auf den Bürgersteig zeichnet? All unsere Hürden gleichen diesen Illusionen. Sie stehen nur vor einem *scheinbaren* Abgrund, den ein Künstler (Sie selbst!) gezeichnet hat. Sie brauchen nur anfänglich Mut, den richtigen Schritt zu tun. Wenn Sie es wagen, erkennen Sie nachträglich, wie unbegründet Ihre Angst war und wie spaßig es ist, über diesen imaginären Abgrund zu schreiten. Ferner gewinnen Sie einen enormen Aktionsradius zurück, da Sie nicht mehr vor dieser virtuellen Grenze haltmachen müssen. Sie fühlen sich freier und gestärkt, da Sie sich nun auf jedem Bürgersteig furchtlos bewegen können – um die Metapher weiter auszuführen.

Um zu verdeutlichen, was sich in Wahrheit abspielt: Ich habe schon Menschen stürzen sehen, weil sie eine Virtual Reality Brille auf der Nase sitzen hatten. Sie befanden sich in einem großen Raum, in dem weit und breit kein Hindernis zu sehen war ... außer in der Wahrnehmung der Person selbst durch diese Brille. Genauso verhält es sich auch im wahren Leben.

Falls Sie ein Beispiel aus Ihrem Leben kennen, das Sie davon abhielt, eine Änderung herbeizuführen, so hat dies mit Sicherheit damit zu tun, dass Sie nicht frei und voller Vertrauen den Schritt wagten, sondern nur halbherzig und verängstigt. Oder Sie schlugen eine Richtung ein, die Ihnen ein *anderer* vorgegeben hatte, Sie wanderten nicht in jene Richtung, die Ihnen *Ihre* innere Stimme zuflüsterte. Falls Sie denken, schon mal auf die Nase gefallen zu sein, weil Sie zu mutig auf Ihre innere Stimme gehört haben, dann nicht wegen der Strategie selbst, sondern sehr wahrscheinlich aufgrund hinderlicher Glaubenssätze.

STUFE FÜR STUFE

Es kann helfen, Veränderungen Stufe für Stufe in die Wege zu leiten. Dann befindet man sich bereits auf dem richtigen Weg. Mitunter ist es ratsam, etappenweise vorzugehen, um jeden Schritt fürs Erste zu bewältigen, und dann den nächsten in Angriff zu nehmen. Statt einem Gedanken der inneren Stimme vollständig den Rücken zu kehren, kann man ihn Stück für Stück in sich einlassen.

Ein anderer mentaler Trick besteht darin, sich die schlimmstmögliche Konsequenz vorzustellen, das furchtbarste Szenario.

Hilfreich ist es weiter, mit einer Person zu sprechen, die diesen Schritt bereits vollzogen hat. Es gibt zu jeder Situation immer einen Menschen, der das Gleiche oder etwas Ähnliches bereits durchmachen musste und dennoch (oder gerade deshalb?) endlich glücklich ist.

So oder so ist es richtig, so langsam vorzugehen, wie man es selbst verkraften kann. Speziell wenn man sich mit dem schlimmsten Zukunftsszenario angefreundet hat, fühlt man sich auf einmal immer freier. Ab einem bestimmten Punkt weiß man, dass man nicht mehr viel zu verlieren und zu befürchten hat. Die Angst verschwindet mehr und mehr. Der Tellerrand wird schwammig. Neue Erkenntnisse, die jenseits des Tellerrandes liegen, eröffnen sich.

Das Leben selbst verfährt mit uns viel strenger als jeder Liebespartner, mit dem man den Bund fürs Leben schließt.

Das Leben lässt offenbar nur eine Aussage zu: „Ja, ich will."

In dieser Beziehung gibt es kein Feilscher und kein „Ja, aber...".

Es ist seltsam kompromisslos.

Der Unterschied zu einer Liebesbeziehung besteht darin, dass wir in dieser Hinsicht kaum eine Wahl besitzen, jedenfalls nicht, wenn wir so etwas wie Glück oder zumindest eine Annäherung an das Glück erreichen wollen, und uns unser eigentliches Ziel wichtig ist.

Bedeutet das nun, dass man immer krank wird oder Schmerz empfindet, wenn man nicht auf seine innere Stimme hört?

Bestimmt nicht. Aber es *kann* es bedeuten.

Darin besteht die grundlegende, wichtige Entdeckung.

GLÜCK, SEELE UND KÖRPER

Echtes Glück beinhaltet unter anderem auch, einen Körper zu bewohnen, in dem Sie sich gerne aufhalten, weil er sich so wundervoll anfühlt. Aber noch wichtiger ist, dass Sie das sind, tun und leben, wofür Sie hier auf Erden sind. Und davon haben Ihr Ego und Ihr Verstand keinen blassen Schimmer. Ihre innere Stimme jedoch, Ihr höheres Selbst, weiß es. Es weiß auch, wie Sie dorthin gelangen. Die Sprache Ihres höheren Selbst sind Ihre Freuden und Leidenschaften. Was begeistert Sie *wirklich*? Die Antwort auf diese Frage sollten Sie sehr, sehr ernst nehmen, ernster als alles andere in Ihrem Leben. Wie kann es sein, dass die Schöpfung ein begeisterungsfähiges Wesen kreiert, mit Leidenschaften und Freuden als Wegweiser, und dieses Wesen dann dazu verdammt ist, etwas Konträres zu tun?

Weshalb sollte Sie die Natur mit Talenten ausrüsten und Ihnen dann im Wege stehen, wenn Sie diese auszuleben versuchen? Sie sind ein Geschenk für die Welt. Die Welt braucht Sie, genau Sie, um vollkommen zu sein. Ohne Sie fehlt genau dieses Stück Vollkommenheit. Sie wären nicht hier, wenn dies nicht wahr wäre. Das Leben ist nicht hier, um einem vorgegebenen Ego zu dienen. Wenn Sie Teil des Lebens sind, dann, weil das Leben Sie braucht. Sie stehen also im Dienst des Lebens, mit allen Gaben, die Sie besitzen. Schmerz - und das gilt für physischen wie psychischen Schmerz - entsteht immer dann, wenn Widerstände zu Ihrer natürlichen Tendenz auftauchen, wenn zu viel Reibung entsteht - zwischen Ihrem aufgezwungenen Leben und dem Leben, das Sie eigentlich leben sollten. Wenn Sie mit jeder Faser Ihres Wesens in einer Linie mit dem natürlichen Fluss sind - *im Flow* - dann kann kein Schmerz entstehen, weil alles reibungslos verläuft. Somit ist Schmerz ein Weg-Leiter. Man könnte es mit einer Autobahn vergleichen. Wenn Sie auf Ihrer Spur bleiben, verläuft alles mehr oder weniger reibungslos. Wenn Sie zu weit nach rechts oder links abweichen, reiben Sie sich mit der Leitplanke und es wird unangenehm.

SCHMERZ VON „OBEN" BETRACHTET

Damit sind wir zu einer völlig neuen Einschätzung gelangt, was Schmerz angeht. In einigen Fällen kann Schmerz also sogar so etwas wie eine Hilfe sein. Er kann uns etwas aufzeigen, was klar auf den Bereich der Psyche verweist.

Selbst chronische Schmerzen können ein Wegweiser sein.

Schmerz wurde nebenbei bemerkt in vielen primitiven Kulturen dazu benutzt, um Initiationsriten und Einweihungen vorzunehmen. Er wurde benutzt, um in andere Zustände, sogar in Trancezustände, zu gelangen.

Ich will hierüber nicht urteilen, sondern nur festhalten, dass Schmerz während der gesamten Menschheitsgeschichte durchaus unterschiedlich betrachtet und manchmal sogar aktiv herbeigerufen wurde. Einweihungsrituale, mit genau ausgeklügelten, exakt durchdachten Prozeduren, nutzte man, um etwas zu erreichen oder zu beweisen.

Wir alle scheuen den Schmerz, und das ist mehr als verständlich und nachvollziehbar. Doch wir sollten lernen, ihn differenziert zu betrachten.

Der gleiche Rat gilt auch für ein weiteres Thema, das uns bis heute nicht loslässt.

EINE KLEINE ANALOGIE

Bemühen wir eine Analogie mit dem Faktor „Kälte".

Kälte ist nicht gut für den Körper, sie kann ihn krank machen oder sogar umbringen. Und Kälte ist unangenehm. Deshalb meldet uns der Körper, wenn es zu kalt ist. Nun verhält es sich jedoch durchaus nicht so, dass der Körper jedes Mal zu Schaden kommt, wenn wir Kälte empfinden. Wir können auch extrem erfrischt aus

einem Bergsee steigen. Eisbaden erregt mehr und mehr Aufsehen, es gibt viele begeisterte Anhänger. Bis auf wenige Ausnahmen profitieren die Menschen davon, sowohl in gesundheitlicher Hinsicht als auch in Bezug auf ihren mentalen Zustand.
Wir dürfen uns getrost die Frage stellen, welches Temperatur-Spektrum den Ansprüchen unseres Körpers genügt. Das Spektrum in den Industrieländern ist kleiner geworden. Ohne passende Kleidung dürften viele Zeitgenossen unter 18 Grad und über 28 Grad leiden. Für viele gilt schon für die Innenräume: Bei weniger als 22 Grad wird geheizt und im Sommer ab 24 Grad klimatisiert.
Wäre der Gedanke nicht verlockend, sich wohl und tiefenentspannt zu fühlen zwischen 0 Grad und 40 Grad?
Es erhebt sich also die Frage: *Was ist normal?*
Betrachten wir nun das unkomfortable Spektrum noch genauer. Nehmen wir an, Sie befinden sich im Winter zur Nachtzeit in den Bergen. Um Sie herum wilde Natur, eine surreale Szenerie. Alle Klänge, alle Töne, alle Geräusche werden vom Schnee gedämpft. Es herrscht völlige Stille. Bis auf Ihren Atem und das Knirschen Ihrer eigenen Schritte ist nichts zu hören. Die stockdunkle Umgebung badet im blassen Licht der Sterne und des Schnees. Es herrscht Vollmond. Einzelne Sträucher, Felsen und Ihr Körper werfen scharfe, klare Schatten. Sie empfinden dies als ein einmaliges Erlebnis. Trotzdem ist Ihnen kalt.
Ist Ihrem Leben gedient, wenn Sie gleichwohl diesen Spaziergang wagen, trotz Schmerzen aufgrund von Kälte, oder ist Ihnen besser gedient, wenn Sie den technologischen Möglichkeiten nachgeben und sich diese Qualen nicht länger antun? Theoretisch könnten Sie sofort in die warme Stube zurückkehren.
Mit anderen Worten: Jeder Schmerz ist anders.
Nicht jeder Schmerz bedeutet automatisch, dass ein Problem entsteht. Nicht jede Schmerzmeldung aus dem Körper sollte uns jede Freude und jeden Spass verderben. Schmerz sollte Sie nicht in jedem Fall beunruhigen oder beängstigen.

DIFFERENZIERUNG

Differenzieren sollte man nur Folgendes:
Meldet mir der Schmerz, dass ich einen Schaden anrichte oder einen Schaden vergrößere? Und wird dieser Schaden zum langfristigen Problem? Jede Blase ist ein Schaden an der Haut, den wir schon bei seinem Entstehen verspüren. Unser Glück ist, dass die Haut leicht und schnell regeneriert. Weshalb also das ganze spaßige Projekt gleich abbrechen, nur wegen einer Blase?
Wenn jedoch ein Knochen gebrochen ist, und durch die Fehlstellung würde beim Weiterwandern weiteres Gewebe zerreißen, würde man anders reagieren.
Man muss also die Argumente von Schmerz wirklich konsequent bis zum Ende durchdenken. Der vernünftige Grund, auf den Schmerz zu hören, bestünde also darin, keinen weiteren Schaden anzurichten.

SCHMERZMITTEL UND CHRONISCHE SCHMERZEN

In den letzten Jahrzehnten wurde viel rund um den chronischen Schmerz geforscht und einiges entdeckt. Man erfuhr etwas über elektrische Aktivitäten in den Neuronennetzwerken und anderes mehr. Ich erinnere mich, wie ich Ende der 90er Jahre in einem Spital, in dem ich arbeitete, für irritierte Gemüter sorgte, als ich fragte, was denn die klinische Relevanz all der neuesten Forschungen sei? Was könne man jetzt anders und besser machen?

Die Antwort erstaunte mich. Sie lautete: Schneller und mehr Schmerzmittel geben.

In der Tat wird diese Strategie heute immer häufiger gefahren. Man stellt sich auf den Standpunkt, Schmerz müsse sofort bekämpft werden. Dahinter steht auch die Angst, dass der Schmerz chronisch werden könnte.

Folglich wird der Körper ziemlich früh mit Schmerzmitteln geflutet. Dagegen wäre nichts einzuwenden, wenn es wirklich dem Bedürfnis und der Wahl des Patienten entsprechen würde.

Aber ich kenne viele Leute, deren Ansicht darin besteht, dass ein Schmerz eigentlich auszuhalten ist. Sie fordern vielmehr, sich um das *darunterliegende Problem* zu kümmern. Sie erwarten keine sofortige Linderung. Sie würden es vorziehen, keine Medikamente zu nehmen, und sie teilen das vielleicht sogar explizit dem Arzt mit.

In diesen Fällen bin ich empört, wenn ein Patient von seinem Arzt dazu überredet wird, trotzdem Schmerzmittel zu nehmen, nur weil eine Chronifizierung befürchtet wird.

Natürlich existiert dieses Phänomen der Chronifizierung. Aber ich weiß auch, dass dieses Phänomen nur eine von zwei Möglichkeiten ist. Außerdem erfahre ich immer wieder, dass bestimmte Schmerzen, die jahrelang vorhanden waren, innerhalb kurzer Zeit komplett verschwanden.

Ich bin kein Forscher und kann mir die Erklärungen dafür nur ausdenken. Aber ich kann mit Fug und Recht behaupten, dass ein Schmerz, der lange vorhanden ist, nicht gezwungenermaßen bleiben *muss*. Dass wir den Vorgang der Chronifizierung des Schmerzes mittlerweile verstehen, heißt nicht, dass es geschehen *muss*. Dies ist eine schlichte Erfahrung, die jedoch immerhin *evidence-based* ist, wie man das heute so gerne ausdrückt. Sie sollte uns zu denken geben.

Was ich immer wieder von Patienten höre, die jahrelang täglich Schmerzen hatten und von diesen schließlich befreit wurde, ist diese Aussage:

„Mein Leben hat begonnen, sich zu verändern, als ich das erste Mal in deine Praxis kam und du mir erklärt hast, dass meine Schmerzen gar nicht sein müssten und dass ich auch spontan ausheilen könnte. Dies war der Wendepunkt."

Ständig wird mir das mitgeteilt. Mit anderen Worten, es ist eigentlich eine Schande, wenn Menschen zu lebenslangen Schmerzen quasi verurteilt werden, nur weil "Experten" ihre fixierte Meinung über dieses Thema haben.

Denn was geschieht konkret? Der Patient dockt an diesen Glaubenssatz an.

Was passiert weiter? Der Patient leidet jetzt ständig an intensiven Schmerzen. Er gewöhnt sich daran. Er setzt sich mit dem Schmerz auseinander und lässt ihn zu. Der Schmerz wird schleichend und unauffällig Teil seiner Identität. Dann aber wird es sehr schwer, den Schmerz loszulassen.

Der Patient selbst kreiert den Schmerz nun fortwährend, ohne sich dessen bewusst zu sein.

Das alles bedeutet nicht, dass man also darauf verzichten könnte, der wahren Ursache auf die Spur zu kommen. Es bedeutet aber, dass ein Schmerz mit ziemlicher Sicherheit nicht verschwindet, solange er als Teil der eigenen Identität betrachtet wird. Die Seele „pflegt" den Schmerz in diesem Fall. Er erhält seinen festen Platz.

Natürlich weiß ich auch, wie schwierig es ist, trotz dieser Erkenntnis einen Schmerz einfach loszulassen. Glaubenssätze sind so gebildet, dass sie sich nach einiger Zeit verselbständigen.

Dennoch sollten wir wissen, dass alles veränderlich ist, jederzeit, augenblicklich. Nichts ist für alle Ewigkeiten beständig. Beständig ist nur, was erhalten und erschaffen wird. Das zu verstehen, anzunehmen und zu fühlen ist der Grundstein für die Heilung. Damit besitzen Sie gute Karten, sich auch an einen scheinbar chronischen, unveränderlichen Schmerz heranzupirschen und eines Tages zum Verschwinden zu bringen.

SCHMERZ UND GEBURT

Betrachten wir ein weiteres Beispiel, was den Schmerz angeht: die Geburt eines Kindes.

Zum Glück gibt es immer mehr Mütter, die sich in dieser Beziehung der Natur anvertrauen. Einige setzen sich sogar über den Rat eines Arztes hinweg und favorisieren eine natürliche Geburt.

Persönlich kenne ich viele Frauen, die den Schmerz des Geburtsvorganges bewusst auf sich nahmen. Natürlich kann diese Entscheidung nur individuell gefällt werden.

Was passiert bei einer natürlichen Geburt?

Wenn Sie einer Gebärenden zusehen, kann es sein, dass Sie eine erstaunliche Beobachtung machen: Es scheint, als würde die Frau mit zunehmenden Schmerzen in eine Art Trance verfallen oder jedenfalls in einen anderen Zustand. Sie scheint dann praktisch mit dem Raum zu verschmelzen, als löse sich ihre Seele langsam im Raum auf.

Die Seele des Kindes ist zu dem Zeitpunkt noch etwas „lose" mit seinem neuen Körper verbunden. Und obwohl dieser Zustand noch eine Weile anhält – speziell im Vergleich zum Erwachsenen, der sehr „fest" mit dem Körper verbunden ist –, geschieht gewöhnlich dies: Die etwas *lose im Raum hängende Seele des Kindes* wird mit dem „gewaltsamen" Akt der Geburt stärker an den physischen Körper gebunden. Eine mit dem Raum verschmelzende Mutter entfernt sich von ihrem eigenen Alltagsmodus, sie „geht" nun in Richtung des Zustandes des Kindes. Sie „geht" ihm sozusagen entgegen, im Raum. Sie will es „abholen". Die durch Schmerzen aufgelöste

Mutter holt ihr Kind „im Jenseits" ab und begleitet es „ins Diesseits". Dies ist ein großer Schritt für die Seele des Kindes und es stärkt definitiv das Urvertrauen des Kindes, wenn es diesen Schritt nicht allein machen muss, sondern in Begleitung der Mutter.

Aber auch in diesem Fall lautet mein Rat: Haben Sie um Gotteswillen kein schlechtes Gewissen, wenn Ihr Kind unter Anästhesie geboren wird.

Sie allein entscheiden.

Gewisse Seelen denken jedoch, sie seien groß und stark genug, alles allein durchzustehen. Ich ziele nicht nur auf die Mutter, sondern auch auf die Seele des Babys. Sie *wollen* auf Unterstützung verzichten, bei ihrer Ankunft und auch später im Leben.

Auch dagegen ist nichts einzuwenden.

Die Natur verfügt über verschiedene Mechanismen, um die man zumindest wissen sollte. Dadurch werden Verbindungen vertieft und das Urvertrauen wird gestärkt. Und ja, ...es ist *nicht* bequem.

Um Bequemlichkeit schert sich die Schöpfung wenig.

Sie mögen bemerkt haben, dass ich *komfortabel* nicht immer mit *gut* oder *richtig* gleichsetze.

Das gilt auch für einige andere Themen, in die wir uns nun hineinstürzen werden.

6. WAS ÜBER DIE ERNÄHRUNG NICHT BEKANNT IST

Oh, wie viele Bücher wurden nicht über „richtige“ Ernährung geschrieben? Hunderte? Tausende? Und gibt es nicht zahlreiche Gurus, die alle eine unterschiedliche Diät lehren, die angeblich schon alles richten wird?
Trotz der zahlreichen Theorien steht dies unumstößlich fest: Auf den Zusammenhang zwischen Ernährung und Seele wurde meines Erachtens bislang zu wenig aufmerksam gemacht.
Scheinbar hat die Ernährung nichts mit der Seele zu tun. Nun, wir könnten nicht weiter von der Wahrheit entfernt sein.
Man erfährt bestenfalls, wie sich die Stoffe auf das *Gemüt* oder die Seele auswirken können und ob der Körper die Fähigkeit besitzt, diese aufzunehmen. Über den Umkehrschluss wird kaum informiert, spricht, wie die seelische Verfassung die Stoffaufnahme und -verarbeitung beeinflusst.
Betrachten wir einen konkreten Fall, der mit dem Thema *Ernährung und Gewichtszunahme* zu tun hat. Er liefert uns bereits erste wichtige Fingerzeige.

DER FALL NINA N.
Nina N. litt schon immer darunter, dass sie „etwas zu gut eingepackt“ war, womit sie die Tatsache umschrieb, einige Pfunde zu viel auf den Rippen zu haben. Doch in den letzten Jahren hatte sie nochmals zugelegt. Insgeheim sehnte sie sich nach einer Liebesbeziehung, aber die Fettpölsterchen hielten Männer offenbar davon ab, mit ihr in näheren Kontakt zu treten.
Da sie zudem alleinerziehend war, sich um zwei kleine Kinder kümmern musste und daneben voll arbeitstätig war, machte dieser Umstand sie ebenfalls nicht besonders attraktiv für das männliche Geschlecht, wie sie schon mehrmals festgestellt hatte. Ihr Mann war schon nach wenigen Jahren getürmt und wieder zurück nach Südamerika gezogen. Er gab kaum noch ein Lebenszeichen von sich. Und von einer finanziellen Unterstützung konnte sie nur träumen. Also blieb kaum noch Zeit für die körperliche Ertüchtigung, weiter konnte sie sich wahrscheinlich nicht um eine vernünftige Ernährung kümmern. Die berühmte Work-Life-Balance existierte für sie nicht. Ein Teufelskreis. Und so war es schwierig bis unmöglich, ein paar Pfunde wegschmelzen zu lassen.
Doch da sie eine Frau der Tat war, entschloss sie sich, dass die Frustration sie nicht beherrschen sollte. Kühn meldete sich bei einer TV-Anstalt, in deren Rahmen eine Sendung promotet wurde, die versprach: “Wir machen aus dir eine Prinzessin!“
Das klang vielversprechend.
Sie staunte. Die TV-Crew verfügte über ganz andere Mittel, als sie bei einer Privatperson gegeben waren. Sie wurde als Kandidatin akzeptiert und als Erstes von Kopf bis Fuß medizinisch durchgecheckt. Dann stand eine Ernährungsberatung auf dem Programm, die bis ins kleinste Detail durchgefeilt war. Weiter kümmerte sich nun ein Personal Trainer um sie. Sie wurde also betreut von den besten Profis, die das Fernsehen hatte ausfindig machen können. Das Ziel war, sie am Schluss spektakulär aussehen

zu lassen, eben wie eine Prinzessin. Alles wurde auf den Tag X zugeschnitten, an dem sie einer staunenden Fernsehgemeinde präsentiert werden sollte – die neue Nina N. Trotz des Programms, das sie absolvierte, nahm sie jedoch kein einziges Gramm ab. Dabei hatte sie sich vier Wochen lang alle Mühe gegeben. Schließlich gab sie auf. Das TV-Abenteuer konnte sie zu den Akten legen. Niemand führte sie am Tag X als Paradebeispiel vor. Aus der Traum! Das Fernsehabenteuer war ein Schlag ins Wasser gewesen, sie musste also nach anderen Möglichkeiten Ausschau halten.
Nina N. wollte schon die Flinte ins Korn werfen, als sie einer Person begegnete, die eine ganz andere Vorgehensweise kultivierte.
In jener Phase begann einer meiner Freunde, Marco M, der hellsichtig war, als Coach zu arbeiten. Er war fähig, alle Aspekte um einen Menschen herum wahrzunehmen, auch jene Aspekte, die der Durchschnittsmensch normalerweise nicht sah. Marco M. bemühte nicht einmal Ausdrücke wie „Unterbewusstsein ins Bewusstsein holen" – aus dem Sprachschatz Freuds –, um seine besondere Wahrnehmungsfähigkeit zu beschreiben. Doch einige Fakten lagen für ihn sehr offensichtlich einfach auf der Hand. Marco M. hatte erfahren, dass die Umwelt mit seinem Talent durchaus nicht immer zurechtkam, viele verbannten sein Wahrnehmungsvermögen in den Bereich der Irrealität. Einige bekämpften sogar seine Weltsicht. Hellsichtige Menschen sind für Normalsterbliche fast immer sehr ungemütlich. Die meisten Menschen orientieren sich lieber an der «Realität», ohne dass sie dieses Wort jedoch je genau untersucht oder definiert hätten. Weiter nehmen hellsichtige Menschen oft Dinge wahr, die wir vor uns selbst zu verbergen suchen. Das kann recht unangenehm für eine Person sein, die bislang ihre ganze Energie darauf verwendet hat, etwas vor sich selbst zu verstecken.
Unter Hellsichtigkeit versteht man also im Allgemeinen die außersinnliche Wahrnehmungsfähigkeit von Tatsachen, die normalerweise nicht bekannt sind. Die Mainstream-Wissenschaftsgemeinde lehnt sie in überwiegendem Ausmaß ab und verbannte sie in das Gebiet der Parapsychologie – ein Gebiet, in das man einst lles abschob, was sich mit „normalen" wissenschaftlichen Parametern nicht verstehen ließ. Dabei wurde inzwischen sogar festgestellt, dass bestimmte Tiere über Wahrnehmungen verfügen, wie wenn etwa ein Erdbeben Unruhe in ihnen auslöst, obwohl es Tausende von Meilen entfernt stattfindet.
Aber lassen wir zunächst alle Erklärungsversuche beiseite, und schreiben wir nur die Geschichte der Nina N. fort.
Marco war jedenfalls hellsichtig, er hatte sich während seiner gesamten Erziehung von gegenteiligen Stimmen nie beeinflussen lassen. Er konnte nicht anders. Zwar hatte auch er gelitten, wie viele hellsichtige Menschen, denn jahrelang hatte er sein Talent versteckt. Geraume Zeit hatte er es vermieden, zu seiner Gabe zu stehen, das war seine Überlebensstrategie in der Kindheit. Doch eines Tages hatte sich Marco entschlossen, sozusagen auf die ganze Gesellschaft zu pfeifen und zu sich selbst zu stehen – und zu seinen Wahrnehmungen. Er hatte es immerhin vermeiden können, dass seine Gabe durch das normale Erziehungssystem wegtrainiert worden war. Und

jetzt war er fest entschlossen, mit seinem Talent zu arbeiten und es in den Dienst anderer Menschen zu stellen.
Nina N. begab sich also in Marcos Hände, er war sozusagen ihr Rettungsanker. Die beiden arbeiteten eine Weile zusammen. Marco half Nina N. dabei, ein „Programm" wieder in ihr Bewusstsein zu holen, welches ihr befohlen hatte, Pfunde zuzulegen. Es hatte damit zu tun, dass sie sich ehemals Männer hatte ... vom Leib halten wollen. Indem sie dick und – eben nicht grad zum Anbeißen – aussah, konnte sie „solche Schweine" von sich fernhalten. Dieses Konzept hatte sie völlig vergessen. Und jetzt tauchte es plötzlich wieder auf ...
Marco half Nina jedenfalls, diese Entscheidung ins Bewusstsein zu holen und damit seine Kraft auszulöschen. Auch ihre gescheiterte Ehe spielte eine Rolle. Die Verantwortung, die sie allein zu bewältigen hatte, trug ebenfalls zu ihrer Verbitterung gegenüber „allen" Männern bei. Und so hatte sie ein Pfund nach dem anderen zugelegt. Männern konnte man offenbar nichts abgewinnen. Die überschüssigen Pfunde waren eine gute Strategie für ihre geplagte Seele. Männer mochten übergewichtige Frauen nicht, jedenfalls im Allgemeinen. Und obwohl Nina N. sich auf der einen Seite nach einem Partner sehnte, hatte ihr ihre geheime Berechnung quasi verboten, je wieder einen Mann zu finden, ja, sie hatte unbewusst, aber aktiv daran gearbeitet, dass es nicht mehr dazu kommen konnte. Sie hatte das „Risiko" einer weiteren Beziehung selbst minimiert. Die Pfunde waren eine Art Schutzwall, um in der rauen Welt überhaupt zu bestehen.
Die Folge war dramatisch, nachdem diese Erkenntnis in Nina N. eingesickert war: Die Pfunde begannen nur so zu purzeln. An ihrer Ernährung änderte sie ... gar nichts. Trotzdem nahm sie ab. Und eines Tages erreichte sie wieder ihr Normalgewicht.

ERNÄHRUNG UND SEELE

Diesem Phänomen bin ich wieder und wieder begegnet. Natürlich muss die Erkenntnis, die Nina hatte, nicht auf alle übergewichtigen Menschen zutreffen. Aber es ist andererseits kaum bekannt, wie oft besonders Frauen, die kaum etwas zu sich nehmen, unter Übergewicht leiden. Persönlich kenne ich einige Leute, die täglich nur zwei kleine, ja manchmal nur eine einzige kleine Mahlzeit zu sich nehmen. Zwischendurch nascht eine solche Person nicht, sie kocht gesund, bevorzugt frisches Gemüse und Obst, verwendet kaum Fett, praktisch keinen Zucker – und dennoch ist sie übergewichtig.
Ich kenne sogar Frauen, die ihre Familie liebevoll bekochen, mit den besten Zutaten, woraufhin diese blüht und gedeiht und alle Mitglieder rank und schlank sind – während sie selbst an Gewicht zulegen.
Sogar eiserne Disziplin hilft manchmal nicht.
Ich höre oft den Spruch: „Ich muss die Schokolade nur ansehen und schon nehme ich zu." Wahrscheinlich glaube ich diesen Menschen mehr als sie sich selbst; denn das Wissen um die Ess-Sünde macht sie wahrscheinlich dicker als die gezählten Kalorien.

Der erste Fehler besteht also darin, dass wir Übergewicht nur und ausschließlich mit den Kalorien in Verbindungen bringen. Es sei zugestanden, dass es hier direkte Relationen gibt, genauso wie die Qualität der Ernährung natürlich eine Rolle spielt. Aber es ist doch mehr als erstaunlich, dass so wenige Menschen sich Fragen stellen, die auf ein tiefer liegendes Problem abzielen.
Auch in dieser Beziehung ist es also notwendig, über den Tellerrand zu schauen. Zu oft verbeugen wir uns vor überlieferten Dogmen, die so alt sind wie Methusalem. Wir bewegen uns auf dünnem Eis, wenn wir nur den körperlichen Aspekt gelten lassen.

DIE EINE UND DIE ANDERE SEITE DER MEDAILLE

Doch noch einmal: Es sei nicht in Abrede gestellt, dass Menschen, die maßlos viel essen, dick und rund werden. Interessanterweise trifft das jedoch nur auf die meisten Menschen zu, nicht auf alle.
Mit anderen Worten, es ist einfach nicht wahr, dass jedes Übergewicht auf die Qualität und Quantität der Nahrung zurückzuführen ist.
Was aber sind nun generell die Gründe für Übergewicht?

DENKANSTÖSSE

Es ist immer gefährlich, für einen bestimmten nicht-optimalen Umstand generelle Gründe ausfindig machen zu wollen. Hieran scheiterten schon viele Psychotherapeuten, die allzu viel von Freud gelesen hatten und jedes Problem auf den Sexus zurückführen wollten.
In den Sechzigern des letzten Jahrhunderts wurde diese Einstellung auf die Spitze getrieben. Wenn jemand gern einen Kugelschreiber in den Händen hielt, so nur deshalb, weil der Kuli „an den Penis des Vaters“ erinnerte. Kein Scherz! Unglaublicher Unsinn wurde verzapft, alles und jedes wurde sexualisiert, alles und jedes auf die Libido zurückgeführt. Das verrät wohl mehr über den Analysten als über den Analysierten.
Natürlich kann auch dort die Wurzel eines Problems liegen, aber es muss nicht so sein.
Diese Einschränkung vorausgesetzt darf ich sagen, dass nicht selten die Sensibilität einer Person dafür verantwortlich ist, was mit ihrem Körper passiert. Dünnhäutige oder hochsensible Menschen kompensieren Probleme leicht mit dem Körper, der dann eine Art Schutzwall bietet.
Doch es gibt auch ganz andere Gründe, die zu Übergewicht führen können. Die Schulmedizin macht gern die Schilddrüse dafür verantwortlich, eine Über- oder Unterfunktion konkret. Das heißt, die Betroffenen gehen auf wie ein Ofenküchlein oder magern ab bis auf die Knochen. Beide Seiten existieren also. Werden die entsprechenden Hormone unterbunden oder zugeführt, reguliert sich auch das Körpergewicht sofort wieder. Folglich weiß auch der strikt akademisch gepolte Mediziner:

Es gilt nicht nur, *was kommt rein*, sondern auch *wie geht der Körper damit um*. Essgewohnheiten und Pfunde auf der Waage haben also nur bedingt etwas miteinander zu tun, sie korrelieren durchaus nicht immer.
Dies ist mithin ein Glaubenssatz, den wir einberechnen müssen, wenn wir dieErnährung aufs Korn nehmen und der Existenz der Seele und der Gefühlswelt eine Daseinsberechtigung zugestehen. Selbst auf einer rationalen Ebene können wir diesen alten Glaubenssatz bereits vergessen. Also gilt es sehr einfach, den Horizont zu erweitern. Nebst den Problemen mit der Schilddrüse gibt es auch andere körperliche Gründe für die Gewichtszunahme, und man erlaube mir, auch in dieser Beziehung frei zu reden, ohne einen Zensor im Hinterkopf.

VERSCHWIEGENE GRÜNDE

Die Zahl der möglichen Ursachen für eine unerwünschte Gewichtszunahme ist tatsächlich groß. Es gibt beispielsweise ein Phänomen, das man mit dem Ausdruck *toxischer Schock* umschreiben könnte. Er übt auf die Drüsen und/oder das Nervensystem eine unerwünschte Wirkung aus. Sogar nach bestimmten Impfungen kann das beispielsweise passieren, oder indem andere giftige Substanzen dem Körper gewollt oder ungewollt zugeführt worden sind.
Natürlich will ich an dieser Stelle nicht generell allen Impfungen eine Absage erteilen, aber es sei mir doch erlaubt, darauf aufmerksam zu machen, dass auch in dieser Beziehung einige Informationen mitunter mit Vorsicht zu genießen sind.
Durch Gifte, zu denen auch Schwermetalle zählen können, entstehen jedenfalls manchmal «toxische Felder» im Körper. Ein begnadeter Heiler kann sie mitunter sogar mit seinen Händen aufspüren. Und ja, er kann sie sogar behandeln und zum Verschwinden bringen. Auch manche Homöopathen kennen dieses Phänomen, einige sind ebenfalls begabt genug, sie auszuräumen. Doch man kann dies nicht von jedem Homöopathen erwarten. Jeder arbeitet anders in diesem Gebiet, und nichts ist kontraproduktiver, als wenn ein Heiler von einem anderen Heiler verlangt, er müsse auf diese oder jene Weise einen Patienten behandeln.
Jedenfalls gibt es auch körperliche Gründe für die Gewichtszunahme, wobei auf einem ganz anderen Blatt steht, ob diese körperlichen Gründe in der Tiefe und vielleicht in allerletzter Konsequenz nicht doch auf ein seelisches Problem zurückzuführen sind. Denn warum war eine Person gewissen Giften überhaupt ausgesetzt? Oder aus welchem Grund kam sie damit in Kontakt? Oder die eine Person konnte die Gifte wieder abbauen, die andere Person dagegen nicht?
Doch kommen wir zunächst noch einmal auf die Kalorien-Argumentation zu sprechen, und bohren wir in dieser Beziehung tiefer.

DER KALORIENWAHN

Fest steht, wir sollten den gängigen „Gesundheitsmodellen" ein gesundes Maß an Skepsis entgegenbringen.

Was mich grundsätzlich irritiert ist der Umstand, dass wir den Kalorienwahn nicht hinterfragen. Zu selten wird der Glaubenssatz an die unumstößliche Bedeutung der Kalorien in Frage gestellt. Einige Autoren (wie etwa Ulrich Warnke) machten längst darauf aufmerksam, dass wir diesem Glaubenssatz endlich ade sagen müssen. Er wird in seiner Argumentation sogar unterstützt von zwei universitären Untersuchungen, die unabhängig voneinander durchgeführt wurden.
Anhand einer groben Schätzung benötigt eine Frau rund 2 000 kcal und ein Mann 2 500 kcal pro Tag. Der Energiebedarf hängt aber noch von weiteren Umständen ab, wie Alter, Größe, Gewicht, Aktivitätslevel und Verhältnis Muskeln und Fett Die Grundidee ist simpel. Man führt oben Energie dem Körper zu, eine gewisse Menge dieser Energie wird im Körper daraufhin benutzt, und was er nicht verwerten kann, kommt unten wieder heraus.
Doch man stelle sich einen Augenblick lang vor, dass dieses Gedankenmodell eben nicht der Wahrheit entspricht.
Wir wissen inzwischen, wieviel ATP (Adenosintriphosphat, der einzige heute anerkannte direkte Energielieferant an die Zelle) eine Nervenzelle pro Tag verbraucht, wieviel eine Muskelzelle verbraucht, wieviel eine Zelle im Darm und so weiter. Für jeden Zelltyp verfügen wir über eine genaue Zahl. Und wir wissen, wie viele Zellen von jedem Zelltyp im Körper durchschnittlich vorhanden sind. Das kann man in der Folge hochrechnen. Das Ergebnis? Man gelangt auf 6 000 bis 9 000 Kalorien pro Tag, die „eigentlich" benötigt werden.
(Es gibt unterschiedliche Betrachtungsweisen.)
Woher kommt also diese Energie, die wir ohne Frage nicht dem Körper als stoffliche Nahrung zuführen? Die Antwort: Wir wissen es nicht. Bestenfalls gibt es Vermutungen. Sind Sonnenstrahlen oder Strahlen überhaupt für einen Teil der Energie, die wir benötigen, verantwortlich?
Neugierig geworden, wäre das berühmte CERN in Genf einen Besuch wert.
Das CERN (= Conseil Européen Organization for Nuclear Research) ist eine Großforschungseinrichtung in der Nähe von Genf, die teilweise in der Schweiz, teilweise in Frankreich liegt. Es sind 23 europäische Staaten beteiligt. Insbesondere forscht man hier über den Aufbau der Materie und die Teilchenbeschleunigung. Es gibt 14 000 Gastwissenschaftler aus 85 Nationen. Mit einem Milliardenbudget versucht man, der Natur die letzten Geheimnisse zu entreißen.
Der Besucher, der der «Energie» auf die Spur kommen will, kann dort beispielsweise erfahren, dass es zwei unterschiedliche Strahlungstypen gibt, die konstant aus dem All auf uns herunterprasseln. Wir nehmen sie jedoch nicht mit den Augen wahr. Man kann dies dort sogar persönlich beobachten. Auf einer Platte, ähnlich einem Tisch, werden – mit welchen technischen Tricks auch immer – diese beiden Strahlungstypen sichtbar gemacht, es handelt sich um kosmische Strahlungen. Die beiden Strahlungsarten, die ohne Zweifel ebenfalls «Energie» repräsentieren, kann man mit dem bloßen Auge unterscheiden, nachdem an ein paar Schaltern gedreht wurde. Beide

Strahlungen verfügen über ein anderes Muster. Es ergibt in beiden Fällen das Bild einer Art Pfütze oder Wasserlache, in die es ständig hineinregnet.
Warum ich dies schreibe? Wir wissen nicht wirklich, was diese Energie mit der Energie in unserem Körper zu tun hat. Falls überhaupt. Es gibt zahlreiche Hypothesen. Wir wissen nur mit Sicherheit, dass wir vieles nicht wissen. Wir befinden uns ganz am Anfang einer ernsthaften Forschung, die eigentlich noch in den Kinderschuhen steckt. Eines Tages wird man - wenn wir Glück haben - mit Humor auf unsere besserwisserische Zeit herabblicken und sich darüber mokieren, wie viel Wissen nur vorgespiegelt wurde. Man wird vom 21. Jahrhundert als von dem «wissenschaftlichen Mittelalter» sprechen.
Mit unumstößlicher Gewissheit wissen wir nur dies:

Erstens: Es existieren noch sehr viel mehr Faktoren, die heute noch unbekannt sind, was die Energie angeht, auch die Energie des Körpers betreffend. Doch dies wird im Moment nicht offiziell zugegeben. Dabei müssten wir nur einräumen, dass es auch nichtphysische Phänomene gibt. Selbst im physikalischen Bereich, wenn die Universitäten neben der Biochemie auch die Bioelektrizität von Zellen und Geweben in Betracht ziehen würden, hätten wir drei gut erforschte Ansätze, die das Energierätsel lösen könnten: 1) Piezoelektrische Ladungen aus Muskel und Faszien 2) Infrarot der Umgebung, gespeichert im später thematisierten kristallinen Wasser an der Zellmembran (Gerald Pollack) und 3) die DNS, die Skalar-Energie (also Longitudinalwellen) als Energiequelle nutzt (Dr. Jerry Tennant und Prof. Konstantin Meyl).

Zweitens: Die Theorie über Kalorien ist uralt, sie ist eigentlich sträflich unmodern. Schon das Wort *Kalorie* ist eigentlich eine veraltete Maßeinheit für die Wärmemenge/ die Energie. Auf diese Definition hatte man sich ehemals geeinigt: Eine Kalorie ist notwendig, um 1 Gramm Wasser um 1 Grad Celsius zu erwärmen. Schon 1948 wurde der Ausdruck Kalorie durch Joule ersetzt. Sogar Gesetzgeber mischten sich ein, was die «richtige» Anzahl von Kalorien/ Joule angeblich anging - was die Sachlage weiter verkomplizierte. Dabei gingen die Berechnungen für die vorgeblich notwendigen 2 000 bis 3 000 kcal, die bei einem Erwachsenen im Schnitt täglich durch die Nahrung zugeführt werden müssen, auf das 19. Jahrhundert zurück - man muss es sich vorstellen!
Trotzdem jagen wir noch immer wie besessen den Kalorien, Kilokalorien oder Joule hinterher.

Drittens: Wenn durch die Nahrungsaufnahme nur rund ein Viertel des eigentlich «notwendigen» Kalorienbedarfs abgedeckt wird, woher nimmt sich der Körper die restlichen Kalorien/Energien? Verfügt er über Methoden, die nicht in die gegenwärtigen Denkschemata passen? Besitzt er eine weitaus höhere Flexibilität, um Energie zu tanken, als wir es bisher zugegeben haben? Existiert vielleicht doch ein

feinstofflicher Bereich, den wir noch nicht einmal wahrgenommen haben, geschweige denn akzeptiert?
So oder so führt uns das Kaloriendenken allein nicht weiter.
Verhält es sich möglicherweise so, dass wir 30 % durch die Nahrung und 70 % feinstofflich aufnehmen, wenn genügend Nahrung zur Verfügung steht? Und bei Nahrungsmangel versorgen wir den Körper nur zu 15 % mit
(Ernährungs-)Energie und zu 85 % durch feinstoffliche Quellen?
Fragen über Fragen, der Spekulation sind keine Grenzen gesetzt.
Das führt uns zu einem weiteren prominenten Märchen, mit dem wir heute geplagt werden.

DER CHOLESTERIN-WERT

Wir alle wissen, dass mit dem Cholesterin- oder Cholesterol-Wert auf das Fett gezielt wird, genauer gesagt handelt es sich hierbei um einen wichtigen Bestandteil der Zellmembran. Bestimmte hohe Werte einer speziellen Cholesterin-Art erhöhen das Risiko für Herzinfarkt und Schlaganfall, so werden wir belehrt.
Deshalb favorisiert man in den medizinischen Zirkeln einen bestimmten Sollwert für das Cholesterin.
Aber hat es mit dieser Behauptung durchweg seine Richtigkeit?
Erlauben wir uns erneut einige ketzerische Fragen: Grundsätzlich kann der Körper selbst Cholesterin herstellen und abbauen. Dennoch werden bestimmte Cholesterin-Werte mit fast priesterlicher Zeigefinger-Pädagogik eingefordert. Leute sollen cholesterinarm essen.
Natürlich ist der Cholesterinwert an die Ernährung gekoppelt, diese Tatsache will ich nicht in Abrede stellen. Aber meines Erachtens werden in dieser Beziehung zu oft Milchmädchen-Rechnungen aufgestellt. Nur bestimmte Cholesterin-Werte hält der Schulmediziner für akzeptabel.
Dabei sollten wir uns zunächst fragen: Warum kümmern wir uns nicht darum zu verstehen, warum eine Person ihren Cholesterin-Wert auf eine bestimmte Weise einstellt und eine andere Person auf eine andere Weise? Schließlich geschieht das gewissermaßen automatisch. Aber nein, wir bezeichnen bestimmte Werte von vornherein als fehlerhaft, ohne zu wissen, weshalb der Körper einen bestimmten Wert favorisiert. Stattdessen wird der Cholesterin-Wert nun gewaltsam manipuliert.

NOCH EINMAL: DIE «RICHTIGE» ERNÄHRUNG UND DAS IDEALGEWICHT

Meiner Ansicht nach gibt es zahlreiche Mythen, was die vorgebliche richtige Ernährung und das Idealgewicht angehen. Als schlagenden Beweis kann ich meinen eigenen Körper ins Feld führen.
Ich selbst galt mit meinen knapp 70 kg und meinen 1,85 m Körpergröße schon immer als schlank. *Aber:* In jungen Jahren war ich der unbeherrschteste Vielfraß, den man sich vorstellen kann. Gleichgültig, wie groß das Fest war und wie viele Personen

anwesend, ich war stets der Letzte, der noch Essen in sich hineinschaufelte, selbst wenn alle anderen bereits den Löffel oder die Gabel beiseitegelegt hatten. Unaufhörlich verlangte ich nach Nachschub. Kein Buffet war vor mir sicher, kein Gericht blieb unberührt. Dennoch nahm ich ... kein bisschen zu.

Auf der anderen Seite baute ich schon immer Zeiten des vollständigen (Speise-)Verzichts in meinen Stundenplan ein, sowie Fastenkuren, selbst wenn ich hart arbeiten musste. Dennoch ...nahm ich kaum ab. Ich musste schon zehn Tage oder länger fasten, bis ich bemerkte, dass ich ein paar lächerliche Kilogramm abgenommen hatte und es ein wenig ungemütlich wurde, da ich kaum Reserven besaß.

Und schließlich durchlebte ich auch Zeiten intensiver Arbeit, da ich täglich nur eine einzige kleine Mahlzeit zu mir nahm, bestehend aus Junkfood und mengenweise Kaffee. Über viele Wochen hielt ich den Spaß durch, doch ... wieder ohne je abzunehmen.

In meinem persönlichen Fall stimmte also die althergebrachte Meinung über den Zusammenhang zwischen Ernährung und Idealgewicht nicht.

Der einzige Weg für mich, um zuzunehmen, besteht in richtig hartem, erbarmungslosem Training – wobei es sich bei dieser Gewichtszunahme dann vor allem um eine Zunahme an Muskelmasse handelt...

Der langen Rede kurzer Sinn: Es fiel mir schon immer schwer, an den direkten, unauflösbaren Bezug zwischen Essensmenge und Körpermasse zu glauben. Es steht einfach in zu großem Widerspruch zu meiner erfahrbaren Realität.

Andere Personen, mit denen ich arbeitete, machten die gleiche Beobachtung. Hinzu kommt folgende Tatsache.

ERNÄHRUNGS-STRATEGIEN

Sie finden kaum einen Ernährungsratgeber, zu dem es nicht auch einen zweiten Ernährungsratgeber gibt, der exakt das Gegenteil von dem behaupten wird, was der erste als richtig hingestellt hat.

Beide Seiten berufen sich dabei auf die Logik, sie bemühen sich um objektive, „wissenschaftliche" Fakten und biochemische Erklärungen.

Auf diese hübsche Komödie wurde bislang zu selten aufmerksam gemacht.

Dabei ist die erste und wichtigste These, die man in puncto richtiger Ernährung aufstellen muss, folgende:

Die «richtige» Ernährung ist von Individuum zu Individuum höchst unterschiedlich.

Es gibt keine zwei Körper, die vollständig auf die gleiche Weise funktionieren. Selbst bezüglich normierter Cholesterinwerte bin ich höchst skeptisch. Deshalb ist jeder Ernährungsberater, der angeblich genau weiß, wovon er spricht, und der jedem die gleichen Ratschläge erteilt, zunächst einmal mit einer gewissen Vorsicht zu betrachten. In meinen Augen ist ein Ernährungratgeber regelrecht unglaubwürdig, wenn er auf eine einzige Methode versessen ist – aber das ist meine ganz private

Meinung.
Doch existieren nicht trotzdem zuverlässige Methoden oder sogarDiagnose-Möglichkeiten, die zumindest die individuell richtige Ernährung etablieren können?
Oh, plaudern wir einmal wirklich aus dem Nähkästchen.

DIE KINESIOLOGIE
Immer beliebter wird die *Angewandte Kinesiologie*, die in den 1960er Jahren von dem US-amerikanischen Chiropraktiker George Joseph Goodheart entwickelt wurde.
Kinesis im Griechischen bedeutet *Bewegung*, die Kinesiologie befasst sich mit anderen Worten damit, gesundheitliche Störungen durch den Muskelwiderstandstest zu diagnostizieren, durch Bewegungen also. Man geht davon aus, dass der Körper genau weiß, was gut für ihn ist und was nicht. Der Muskeltest/Armtest sieht so aus: Der Therapeut benutzt den rechten oder linken Arm des Patienten, der seitwärts waagrecht ausgestreckt wird, und fordert den Patienten auf, ihn so stark und widerstandsfähig wie möglich zu machen, damit er von ihm nicht heruntergedrückt werden kann. Der geübte Kinesiologe spürt außerdem sofort, ob jemand „in seiner Kraft" ist oder geschwächt. Daraufhin stellt der Therapeut dem Körper alle möglichen Fragen und überprüft am Widerstand des Armes, ob ein bestimmtes Nahrungsmittel zum Beispiel eine positive oder negative Wirkung auf den Patienten ausüben wird, indem er den Arm trotz des Widerstandes herunterzudrücken versucht. Das gelingt ihm in der Folge oder eben auch nicht. Daran erkennt er, ob das System durch ein Nahrungsmittel geschwächt wird. Wenn es nicht gelingt, bedeutet das, dass ein Nahrungsmittel den Körper stärkt.
Manchmal werden mit dieser Methode auch Medikamente ausgetestet oder ein Schlafplatz überprüft. Selbst die Existenz von Viren oder Bakterien kann man damit austesten. Nicht unproblematisch ist die Anwendung, sogar Personen zu überprüfen, ob sie zu der eigenen Persönlichkeit passen oder nicht. Noch problematischer: Angeblich kann man mit der Angewandten Kinesiologie sogar feststellen, ob jemand die Wahrheit sagt oder nicht. Der Grund? Unwahrheit stärkt den Körper nicht.
Ich brauche an dieser Stelle kaum festzuhalten, dass die Schulmedizin diese alternative Methode strikt ablehnt und als Pseudo-Wissenschaft klassifiziert. Auf der anderen Seite gibt es ernsthafte Heiler und sogar Mediziner, die auf diese Methode schwören. Besonders in den USA ist sie weit verbreitet.
Der springende Punkt in unserem Zusammenhang ist die Tatsache, dass die Kinesiologie auch dazu verwendet werden kann, um die geeigneten Nahrungsmittel für eine Person herauszufinden. Welche stärken sie, von welchen sollte sie die Finger lassen?
Funktioniert diese Methode nun oder funktioniert sie nicht?
Meine Erfahrung: Manchmal zeitigt sie Ergebnisse, die sich sehen lassen können, ja erstaunlich sind, manchmal jedoch auch nicht. Ein weiteres Problem: Oftmals sind die Ergebnisse der Kinesiologen und der Schulmediziner nicht deckungsgleich. Das

verstört so einige Leute, sie wüssten gern, wer von beiden recht hat. Die Antwort ist auch hier wieder, dass nicht die gleichen Ebenen untersucht werden. Zum Beispiel sucht ein medizinischer Test nach Intoleranzen, die Kinesiologie findet aber eine viel niedrigere Schwelle, was nicht heißt, dass es gleich eine allergische Reaktion geben wird, aber dennoch ein Nahrungsmittel nicht bekömmlich ist. Bei Giftstoffen: Materiell ist der Stoff schon ausgeschafft worden, aber energetisch ist noch ein Spur davon im System vorhanden.

Was ist meines Erachtens der Grund dafür ist, wenn sie nicht funktioniert? Nun, der Kinesiologe, sprich der Therapeut, der sie verwendet, ist sich vielleicht nicht in jedem Moment des Testens bewusst, dass er nicht nur den Patienten diagnostiziert, sondern mit ihm auch sich selbst. Das Behandlungspaar *Therapeut-Patient* spielt mit anderen Worten eine entscheidende Rolle. Das heißt, ein Therapeut benötigt eine enorme Selbstdisziplin, wenn er Ergebnisse hervorbringen will, die nicht subjektiv von ihm beeinflusst werden.

Damit muss die Bereitschaft des Therapeuten einhergehen, die eigenen Konzepte und Glaubenssätze, die er sich angeeignet hat, völlig aus dem Spiel zu lassen. Wenn ein Kinesiologe beispielsweise mit hundertprozentiger Gewissheit annimmt, dass fast jeder Mensch auf Weizen allergisch reagiert und Weizen grundsätzlich nicht auf den Tisch des Hauses gehört, wie kann in diesem Fall ein anderer Körper, der Körper des Patienten, bei einem so subtilen Test die Chance besitzen, ihm etwas anderes mitzuteilen?

Wieder spielen also der Geist und die Seele eine Rolle.

Kinesiologie hört auf eine sehr feine und leise Stimme aus dem Innern. Grundsätzlich funktioniert sie. Wie soll man jedoch diese feine Stimme hören, wenn man selbst seine Meinung laut herausschreit, bildlich gesprochen?! Sprich, wenn man selbst bereits auf eine Diagnose fixiert ist?

Die Achillesferse der Kinesiologie ist also der Therapeut selbst. Das gilt nebenbei bemerkt für alle Methoden, die den Menschen als Messinstrument nutzen, auch für die Osteopathie etwa.

BIOFEEDBACK

Mehrere Erfinder standen hierbei Pate. 1875 gilt als das Geburtsjahr des Biofeedbacks, das von Briten, Deutschen und Amerikanern unter anderem entwickelt wurde. *Bios* bedeutet im Griechischen *Leben, Feedback* im Englischen *Rückmeldung*. Körpereigene Vorgänge werden meist mit elektronischen Hilfsmitteln beobachtbar gemacht und «zurückgemeldet». Das Biofeedback lässt zum Beispiel Puls, Hautzustände, Hinströme oder Muskelaktivitäten optisch sichtbar werden, etwa auf einem Computerschirm durch Balkengrafiken oder auf einer Skala durch einen Zeiger. Es gibt auch akustische Anzeiger. Durch Töne (Lautstärke, Tonhöhe, Klangfarbe) werden dann nicht-optimale Zustände oder Reaktionen entdeckt, die das Atemmuster, den Blutdruck, den Sauerstoffgehalt des Blutes, die Hauttemperatur, den

Hautwiderstand oder das Muskelpotenzial betreffen.
Auch die Reaktion auf bestimmte Nahrungsmittel und Gifte kann man aufspüren.
Unter dem Label *Biofeedback* gibt es heute zahlreiche höchst unterschiedliche Geräte, die in vielen Einzelfällen durchaus gute Erkenntnisse vermitteln.
Aber auch hier gibt es eine Achillesferse.
Zunächst findet man innerhalb der verschiedenen Geräte unglaubliche Qualitätsunterschiede. Weiter wird zu oft eindimensional, das heißt, nur von einem begrenzten, bestimmten Gesichtspunkt aus betrachtet, eine „Frage" an das Gerät gestellt, woraufhin das Gerät bei seiner Antwort manchmal nur zwischen *schlecht* und *gut* entscheidet. Der Fragenkatalog müsste im Falle eines Falles beträchtlich erweitert werden, und auch die Antwortpalette.
Nur selten findet sich ein Nerd, der genau weiß, was er mit einem spezifischen Gerät anstellen kann und vor allem was *nicht.*
Bemühen wir ein Beispiel. Eine Kollegin, mit der ich lange Zeit erfolgreich zusammenarbeitete, erlebte persönlich folgenden Fall: Sie übernahm eine Patientin von einem anderen Therapeuten, der stets mit einem bestimmten Biofeedback-Gerät arbeitete, der Frau jedoch nicht endgültig helfen konnte.
Dieser Therapeut hatte bei der Patientin eine Vergiftung festgestellt und auf Entgiftung gesetzt, im Grunde genommen ein richtiger Ansatz. Er hatte dazu ein einziges bestimmtes Mittel benutzt. Um den Entgiftungsvorgang „objektiv" zu beobachten, war außerdem sein Biofeedback-Gerät mit von der Partie gewesen, mit dem er die Entgiftung messen konnte.
Was war passiert?
Nun, er hatte diese Patientin wie üblich nach der Einnahme eines bestimmten Entgiftungsmittels erneut ausgetestet, und siehe da, wunderbar (!), das Gerät zeigte an, dass keine Giftstoffe mehr im Körper der Patientin aufzuspüren waren.
Dieser Therapeut schwor auf sein Gerät!
Aber: Da es der Patientin trotzdem nicht besser ging, landete sie schließlich wie gesagt bei meiner Kollegin. Sie recherchierte sorgfältig nach und löste den Fall wie ein kleiner Sherlock Holmes: Das Biofeedback-Gerät war so angelegt, dass es nur bestimmte Prozesse und Substanzen im *interstitiellen* Raum messen konnte.
Interstitiell? Damit bezeichnet man den Raum *zwischen* den Körperzellen oder auch den Raum zwischen zwei Gewebeschichten.
Was war in diesem Fall also passiert? Nun, das Entgiftungsmittel hatte die Giftstoffe nicht ausgeleitet, sie waren nur an einen anderen Ort verfrachtet worden. Tatsächlich hatte das es die Gifte lediglich in die Zellen transportiert. Die Zwischenräume waren nun giftfrei, die Zellen jedoch nicht. Ein weiteres Mittel müsste nun dafür sorgen, dass sie ins Blut transportiert und von dort über die Niere ausgeschieden würden.
Kein Wunder, warum es der Patientin noch immer nicht gut ging.
Das Gerät hatte also dem Therapeuten angezeigt, dass es der Patientin blendend ging, obwohl dies nicht der Fall war.

Meine Kollegin konnte der Patientin schließlich helfen.
Soweit nur ein einziges Beispiel, worauf man bei Biofeedback-Geräten unter Umständen achten muss.
Umfänglicher geurteilt bedeutet dies: Geräte, ja sogar „unbestechliche" Labortests, messen meist nur indirekt bestimmte Zustände, aus denen dann einige Therapeuten und Ärzte manchmal vorschnell ihre Schlüsse ziehen.
Wer nicht kritisch mit den Ergebnissen umgeht, handelt fahrlässig, könnte man urteilen. Aber ach, meiner Meinung nach tasten sich *alle* Ärzte und **alle** Therapeuten in dem dichten Nebel der möglichen Diagnosen nur wie Halbblinde voran, mal mehr, mal weniger achtsam. Ich will mich dabei nicht ausnehmen.
Die Lösung? Als Patient sollten Sie stets in engem Kontakt mit Ihrer inneren Stimme bleiben. Vertrauen Sie sich selbst in erster Linie, und vertrauen Sie darauf, was Ihnen Ihr Herz sagt.
Wieder und wieder musste ich jedenfalls feststellen:
Der Patient hat immer recht. Solange die Stimme aus seinem Inneren kommt.
Die Seele, das Ich, die Psyche, ist allen mechanischen Hilfsmitteln meilenweit überlegen. Alle Geräte, die existieren mögen, sind Schall und Rauch im Verhältnis dazu!
Eigentlich sind all die Tests in gewissem Sinne Tricks, um etwas sichtbar zu machen was schon manifestiert ist. ...etwas schwächt das System. Sichtbar wird es zum Beispiel beim Muskeltest, durch Biofeedback-Techniken, den Hautwiderstand, Herzratenvariabilität und so fort.
Wer mit seiner inneren Kraft verbunden ist, spürt es direkt und sofort.
Geübte Pendler zum Beispiel können auch ohne Pendel etwas abfragen, indem sie sich einfach auf ihre Fingerspitzen konzentrieren. Das Gefühl, dass etwas das Pendel bewegen würde, tritt auch in ihren Fingerspitzen auf.
Aber was ist mit den „unbestechlichen" Labortests? Einverstanden, untersuchen wir auch dieses Thema etwas genauer.

VORHANG AUF: WAS ÜBER LABORTESTS NICHT GESAGT WERDEN DARF

Verraten uns auch Labortests nicht die ganze Wahrheit?
Auch für die Ernährung und also bestimmte Labortests gilt meiner Meinung nach die Prämisse, dass sie individueller ausgerichtet werden sollten. Ihre Ergebnisse sollten außerdem nur als mögliche oder wahrscheinliche Richtlinie gelten.
Gestatten Sie mir, an diese Stelle eine persönliche Erfahrung wiederzugeben, die aufschlussreicher nicht sein könnte.
Mit zwanzig Jahren gönnte ich mir eine Reise in das geheimnisumwitterte Afrika, ohne gesundheitlichen Vorsichtsmaßnahmen genügend Beachtung zu schenken. Nun ja, als junger Mann weiß man alles besser, das ist das Vorrecht in diesem Alter. Um es abzukürzen: Ich kam halbtot von dieser Reise zurück. Übersät war ich mit eiternden Hautläsionen; ich war lethargisch und apathisch. Ab und an plagten mich sogar

psychotische Anfälle, obwohl ich vorher körperlich und geistig kerngesund gewesen war. Doch zu diesem Zeitpunkt war ich unfähig, auch nur einen einzigen klaren Gedanken zu fassen. Nur alle zehn Tage vermochte ich es, auf die Toilette zu gehen, offenbar funktionierte auch mein Verdauungssystem nicht mehr. Also pilgerte ich schließlich als quasi Halbtoter in das renommierte Tropeninstitut in Basel und unterzog mich zahlreichen Labortests, nicht zu reden von den vielen Fragebögen. Ich glaube, ich wurde auf 3000 mögliche Problemfelder hin ausgetestet. Und siehe da gefunden wurde ... nichts. Alle Blut-, Stuhl- und Urinuntersuchungen zeitigten keinerlei Ergebnisse, alle Biopsien und vieles mehr ergaben keine brauchbaren Resultate. Ich war, *offiziell* gesehen, wenn der ironische Unterton erlaubt ist, pumperlgesund.

Damit war ich wieder auf mich allein gestellt. Also wandte ich mich den Praktiken zu, die ich kannte. Ich meditierte viel, machte Yoga und fastete. Auf diese Weise versuchte ich, meinen Körper wieder in Schuss zu bringen.

Nach etwa sechs Monaten ging es mir schon recht gut, doch bis ich meine Verdauung wieder vollständig auf Vordermann gebracht hatte, vergingen sage und schreibe etwa fünfzehn Jahre. Während der nicht-optimalen Periode litt ich unter Blähungen, die offensichtlich nach dem Essen auftraten, mal mehr und mal weniger. Damit lag es scheinbar auf der Hand, dass ich gewisse Nahrungsmittel nicht vertragen konnte. Also entschied ich mich für einen Scan in einem Labor, von dem ich viel hielt und eigentlich auch heute noch viel halte.

Scan oder Scanning bedeutet so viel wie abtasten oder erfassen, ohne menschliche Berührung, nur mit einem intelligenten Gerät.

In diesem Labor wurde mein Body hinsichtlich 400 Nahrungsmittel gescannt, und zwar anhand einer Blutprobe. Es ging darum zu erkennen, auf welche Nahrungsmittel ich allergisch reagierte.

Das Ergebnis? Es war nichts weniger als atemberaubend. Ich befand mich mit allen Nahrungsmitteln ausnahmslos ... im grünen Bereich. Das hatte ich zuvor noch nie erlebt. Selbst bei den gesündesten Leuten ließen sich fast immer einige Intoleranzen aufzeigen, obwohl sie bei Menschen, die topfit sind, nicht ausreichen, um für spürbar Probleme zu sorgen. Absolut makellos war also eigentlich kein Darm. Die einzige Ausnahme: *Mein* Darm. Das Ergebnis war also mehr als ironisch in Anbetracht all der Schwierigkeiten, die ich hatte.

Um es völlig klarzustellen: Selbst dieses Ergebnis soll ni*cht* den Wert dieser Analysen und Laboruntersuchungen schmälern. Bis heute empfehle ich sie manchmal. Ich will nur aufzeigen, dass selbst bei den besten Laboruntersuchungen nur *indirekte* Nachweise gefunden werden können, die bestenfalls als Indizien taugen. Sie können unterschiedlich interpretiert werden und sollten niemals als endgültige, objektive Wahrheit betrachtet werden.

Soviel also zu Labortests.

Labortests sind oft insofern tückisch, als oftmals nicht die *richtigen Fragen* gestellt werden, und ein Apparat und eine mechanische Vorrichtung immer nur das leisten können, was innerhalb eines sehr begrenzten Spektrums vorher eingegeben worden ist. Selbst die Antworten sind zwangsläufig mechanisch. Stellt man nun noch in Rechnung, wie begrenzt bei Licht besehen unser aller Wissen in Bezug auf die Gesundheit ist, so erkennt man sehr schnell, dass selbst die besten Labortests stets mit einer gewissen Distanz betrachtet werden sollten.

Nicht wenige Labortests beeindrucken manchmal dadurch, dass sie verhältnismäßig kompliziert sind. Eine Menge „Wissenschaft" ist gewöhnlich in sie eingeflossen. Hierzu gleich mehr.

Aber betrachten wir zunächst die vollständige Lösung meines Problems.

SELBSTDIAGNOSE

Die endgültige Lösung in meinem Fall war höchst interessant. Ich wusste, ich musste „über den Tellerrand hinaus" denken. *Think out of the box*, lehrt der Amerikaner, er deutet damit auf Orte und Gedanken außerhalb der fein säuberlich geordneten Schubladen, die zurzeit existieren.

Wie rückte ich also meinen Blähungen und dem Bauchgrimmen zu Leibe?

Nun, meine Blähungen waren eindeutig auf bestimmte Mahlzeiten zurückzuführen. Doch ich hatte bislang nur nach dem *Was* gefragt, und das war die falsche Frage. Und also hatte das Labor auch nur falsche Antworten geben können. Richtiger, so erkannte ich, waren Fragen, die mit den Wörtern *Wann* und *Wie* begannen.

Lassen wir endlich die Katze aus dem Sack: Alle meine Probleme lösten sich in Luft auf, als ich nur noch dann aß, wenn ich tatsächlich Hunger verspürte.

Der *Zeitpunkt* war in meinem Fall falsch gewesen.

Arbeitsbedingt aß ich vorsorglich dann, wenn ich eine Pause und also keine Patienten zu behandeln hatte. Damit wollte ich vermeiden, dass mich im falschen Augenblick der Hunger überfiel. Und so konnte es in der Tat vorkommen, dass ich mittags um 12 Uhr keinen Hunger verspürte und demzufolge nichts aß, obwohl eigentlich der Mittagstisch angesagt gewesen wäre. Um 13 Uhr begann ich wieder zu praktizieren, sodass mich um 14 Uhr dann natürlich der Hunger überfiel. Jetzt aber musste ich bis 18 Uhr warten, bis ich wieder Zeit zum Essen fand, denn ich war nun pausenlos eingespannt.

Als ich meinen Fehler erkannte, änderte ich dies sofort. Dabei war die grundlegende Erkenntnis ebenso simpel wie naheliegend:

Wenn Ihnen Ihr Körper sagt, dass er Essen benötigt, dann sollten Sie ihn füttern.

Ich drücke es absichtlich in dieser distanzierten Art und Weise aus, denn es ist ja immer das Ich, das darüber entscheidet, wann der Körper zum Fressnapf eilen darf oder wenn er zur Tafel geführt wird.

Sie sollten also dann speisen, wenn Sie Hunger verspüren, nicht vorher. Zu einem späteren Zeitpunkt zu essen, kann dagegen von Fall zu Fall mal akzeptabel sein. Hunger ist lediglich ungemütlich, aber nicht ungesund. Früher zu speisen bedeutet jedoch Stress für die Verdauung. Das kann zu Problemen führen.

Zumindest traf diese Erkenntnis auf *meinen* Fall zu, es handelte sich um *meine* ganz persönliche Wahrheit und meine Verdauung.

EINFACH VERSUS KOMPLIZIERT

Theoretisch könnte man einwenden, dass die Seele mit ihren feinstofflichen Impulsen relativ komplizierte Signale an den Körper weiterleitet. Das ist aber durchaus nicht der Fall, im Gegenteil. Viele Signale sind sehr viel simpler als wir es vielleicht erwarten.
Die Interaktion zwischen Seele und Körper immer für komplex zu halten, ist jedenfalls ein Trugschluss. Wir erwarten vielleicht eine verschleierte, mysteriöse Sprache, die nur der Fachmann entziffern kann. In Wahrheit dagegen sind Lösungen zu Problemen manchmal sehr viel simpler, als man annehmen könnte. Hunger = Essen, kein Hunger = nicht essen.
Lösungen sind mitunter so einfach, dass wir sie schlicht übersehen. Oder sie sind so einfach, dass wir sie nicht ernst nehmen, denn das „gewaltige" Problem verlangt schließlich nach einer „gewaltigen" Lösung. Wenn ein Labortest, ausgeklügelt von Hunderten der gescheitesten Gehirne, keine Lösung zeitigt, wie soll dann ein so simpler Rat helfen, nur dann zu essen, wenn man Hunger hat?
Wir sträuben uns also manchmal gegen die Simplizität, weil wir die Kompliziertheit anbeten.
Die sogenannte Wissenschaft trichtert uns mitunter ein, dass Wahrheiten kompliziert sein müssen. Aber ach! Wie oft irrte die Wissenschaft!
Wissen Sie, wie man mit Kopfschmerzen beispielsweise ebenfalls umgehen kann? Nun, man schluckt nicht etwa eine Tablette, die aus den raffiniertesten, kompliziertesten Chemikalien zusammengepresst worden ist, und die von den hellsten Pharmazeuten der Welt erfunden wurde. Man kultiviert eine ganz andere Vorgehensweise: Zuerst trinkt man ein großes Glas klares, sauberes Wasser. Danach absolviert man einige Atemübungen, indem man ein paarmal tief frische Luft einatmet und bewusst wieder ausatmet.
Was passiert? Nun, in vielen Fällen verschwinden dadurch Kopfschmerzen.
Es handelt sich fast um Magie.
Selbst wenn man diese Atemübungen zunächst nur widerwillig absolviert oder man zuerst gelangweilt auf diese Methode reagiert, ja, selbst wenn man nur ein einige Male tief durchatmet und die Vorgehensweise verkürzt oder abkürzt, sind die Resultate oft erstaunlich.
Probieren Sie es mal spaßeshalber aus.
Man sollte die *einfachsten* Ratschläge nicht unbeachtet lassen, nur weil sie simpel erscheinen.
Einige Patienten nehmen solche Therapien deshalb nicht ernst, *weil* sie so unkompliziert sind. Jene Patienten, die sich darauf einlassen, staunen dagegen oft über die Wirkungen solcher Methoden.

NATÜRLICH VERSUS CHEMISCH BEHANDELT

Ein weiteres funktionierendes Prinzip in puncto Ernährung besteht darin, natürlicher Nahrung den Vorzug vor industriell bearbeiteter Nahrung zu geben.

Biologie ist besser als Chemie, heißt der Slogan. Man könnte auch sagen: Mutter Erde besitzt gegenüber allen Wissenschaften ein paar Millionen Jahre Vorsprung.

Diese Binsenweisheit wird heute allenthalben gepredigt, aber sie wird noch immer zu selten befolgt.

Auch der Grundsatz, lebendige Nahrung vor toter zu bevorzugen, zielt in die gleiche Richtung. *Tot* würde bedeuten, in Konserven verfrachtet und durch Industriemühlen gedreht, *lebendig* wäre frisch geerntet und direkt von Mutter Natur.

Auch hierzu eine authentische Story.

Igor, einer meiner Freunde, bereiste vor über zwanzig Jahren mit seinem Freund Kho dessen Heimatland Vietnam. Igor war nicht der schlankste, er nahm leicht zu und musste stets auf sein Gewicht achten. Dies gefiel ihm gar nicht, weil er gerne üppig speiste. Nach einem einzigen Monat in Vietnam war er deshalb sehr angetan von dem Umstand, dass sich sein Gewicht kontinuierlich verringerte, obwohl er von allen Seiten ständig herzhaft bekocht worden war und zugeschlagen hatte für zwei.

Der Grund war einfach: Er hatte *lebendige*, frische Nahrung zu sich genommen, die natürlich auch besser verdaut werden kann, ganz davon abgesehen, dass viele Vitamine und andere wertvolle Stoffe dabei nicht zerstört werden.

Igor beschloss somit, kaum nach Europa zurückgekehrt, mit Kho zusammen ein vietnamesisches Restaurant in der Schweiz zu eröffnen. Seiner Meinung nach stellte es kein Problem für ihn dar, eine entsprechende Küche zusammenzustellen. Offenbar brauchte man dazu keine exotischen Produkte, alles war scheinbar nur eine Frage der Ernährungs-Philosophie. Doch Igor musste das Projekt schon in der Gründungsphase wieder abbrechen. Obwohl er mit Gastronomie-Lieferanten beste Kontakte unterhielt und die größten Markthallen durchstöberte, musste er feststellen, dass die benötigten „lebendigen" Produkte nur in verhältnismäßig geringem Umfang zur Verfügung standen. Und die Produkte standen schon so lange herum, dass die feinfühlige Wahrnehmung des Vietnamesen sie nicht mehr als lebendig empfand. Und mit „totem" Gemüse konnte er nicht die gleiche Qualität liefern. Er gab das Unternehmen auf.

Doch bleiben wir positiv: L*ebendige* Nahrung ist stets *toter* Nahrung vorzuziehen, oder anders ausgedrückt: Natur geht über Industrie, Biologie über Chemie.

Warum?

PFLANZEN

Vielleicht ist es an dieser Stelle angebracht, ein Stück östliche Philosophie vorzustellen, die möglicherweise der westlichen meilenweit überlegen ist.

In vielen fernöstlichen Ländern kultiviert man die Theorie, dass nebst Tieren und Menschen auch die Pflanzen eine Seele besitzen. Man nimmt an, dass diese

Pflanzen-Seele eine Person, die Pflanzennahrung isst, beeinflusst.
Ich will an dieser Stelle niemanden zu einer neuen Weltsicht bekehren, sondern nur darauf hinweisen, dass sich der Respekt und die Gefühle gegenüber Pflanzen in der östlichen Welt auf einem sehr viel höheren Niveau bewegen als im Westen – jedenfalls bevor der Osten verwestlich wurde; vielleicht gibt es tatsächlich noch mehr zu diesem Aspekt.
Selbst im Westen beschäftigten sich Forscher bereits sehr ernsthaft mit dem „Seelenleben" der Pflanzen, oder wem dieser Ausdruck zu weit geht – mit der Lebendigkeit und Empfindsamkeit der grünen Welt.
So entdeckten beispielsweise einige westliche Forscher – die bis anhin nur das „stoffliche Denken" gelten ließen, sprich das Denken in Elementen, in Atomen und Molekülen –, dass einige Pflanzen, die vor ihrem „Tod" leiden mussten, *Stresshormone* produzierten.
Von Bedeutung ist hier auch der Begriff *Pheromon* – ein spezielles Hormon. Das Wort Pheromon setzt sich aus dem altgriechischen Begriff *phérein* (tragen, übertragen) und dem Wort *Hormon* zusammen (griech. horman = in Bewegung
setzen, antreiben; ein Hormon ist ein *Botenstoff* oder *Signalstoff*).
Das Pheromon ist mithin wörtlich übersetzt ein Botenstoff, mit dem Informationen übertragen werden. Simpel ausgedrückt: Hormone übertragen Informationen innerhalb eines Körpers, Pheromone zwischen Körpern – zum Beispiel um Sexualpartner anzuziehen.
Auch Pflanzen können sehr spezielle Informationen übertragen, nicht nur Tiere oder Menschen. Menschen können den Geruch der meisten Pheromone zwar nicht bewusst wahrnehmen, aber dennoch haben diese eine Wirkung auf das Verhalten – bei Mensch, Tier und Pflanze. Pheromone können Einfluss auf das Sexualverhalten haben, Sympathie und Antipathie auslösen und auf soziale Kontakte einen positiven oder negativen Einfluss haben. Erstaunlich!
Bei einem Tier sind manchmal 500 000 Mini-Drüsen notwendig, wie etwa bei einer bestimmten Spinnenart, damit der Spaß mit diesen Hormonen überhaupt funktioniert. 2
(Man gestatte mir einen Zwischenruf: Himmel, wir stehen wirklich erst ganz am Anfang der Forschung!)
Bestimmte Pheromone, so viel weiß man immerhin inzwischen, können beim Empfänger sogar eine physiologisch/körperlich feststellbare Veränderung auslösen, sowie eine Verhaltensänderung. Sie können beispielsweise als Aufforderung dienen, etwas zu verzehren oder vermögen vor etwas zu warnen.
Es handelt sich um ein fantastisches Informations- und Kommunikations-System, dem wir erst langsam, ganz langsam im Westen auf die Spur kommen.
Der springende Punkt ist nun, dass auch Pflanzen mit Hormonen und Pheromonen operieren.
Das heißt, selbst Pflanzen können bestimmte Stresshormone/bestimmte Pheromone

absondern. In der Menschensprache ausgedrückt bedeutet das, Pflanzen haben Gefühle und können negative Emotionen zum Ausdruck bringen.
Jedenfalls fanden westliche Forscher heraus, dass Pflanzen, die leiden müssen, wenn sie geerntet werden, die erwähnten Stresshormone und auch bestimmte Pheromone aussondern. Damit teilen sie mit, dass Gefahr besteht, dass etwas nicht stimmt. Sie schütten diese Botenstoffe aus, die sich nun in den Pflanzen befinden.
Damit ist die Pflanze minderwertiger. Damit essen wir eine Pflanze, die sich im letzten Moment noch mit Stress- und Angstmolekülen gesättigt hat. Sie ist quasi abgeschlachtet worden.
Doch erst jetzt kommt der eigentliche Clou:
Interessanterweise ist dieser Effekt mit den Stresshormonen nicht gegeben, wenn sich eine Person im Vorfeld bei der Pflanze entschuldigt, das heißt, wenn sie ihr klarmacht, dass es ihr leidtut und sie die Pflanze nur töten muss, weil dies für ihre Ernährung notwendig ist. Wenn sie sich zudem bei der Pflanze bedankt, ist das gleich zweimal positiv. Noch einmal: Keinerlei Stresshormone in der Pflanze und keinerlei Pheromone nach außen, um „die Kollegen“ vor der nahenden Gefahr zu warnen.
Wird dagegen eine Pflanze ohne Erklärung und respektlos getötet, finden sich diese Stresshormone und Pheromone zuhauf.
Wenn das nicht interessant ist!
Bemerkenswert ist in diesem Zusammenhang der Umstand, dass diese Vorgehensweise, sich zu bedanken, in vielen „primitiven“ Kulturen zu finden ist, die vielleicht gar nicht so primitiv sind, wie wir bisher angenommen haben. Primitiver finde ich die Methode, mit raffinierter Technologie zu töten. Besonders erwähnenswert ist ein Brauch bei bestimmten Indianerstämmen in Nord- und Südamerika, die sich speziell bei der Seele eines Tieres, das sie während der Jagd erlegt haben, entschuldigen und bedanken. Diesen Brauch gibt es natürlich überall, bei den Aborigines in Australien, in Afrika, in den beiden Amerikas und so weiter. Man kann nicht in der Natur und von der Natur leben, von ihr und ihrer Gnade abhängen und so tun, als ob es selbstverständlich wäre. Kein Volk der Welt kann das.
Gewisse Eskimostämme beispielsweise jagen nicht in dem herkömmlichen Sinne, sondern verfolgen ihre Beute manchmal bis zu hundert Kilometer, bis das Tier sich selbst ergibt und sich mehr oder weniger freiwillig seinem Schicksal fügt.
Man sollte diesen Brauch oder diese Sitte einmal in aller Ruhe durchdenken und sich fragen, ob daran nicht mehr ist, als wir zunächst wahrhaben wollen. Will ich täglich Todesangst und Stress zu mir nehmen oder das „Geschenk“ eines Wesens, das sein Leben gab, um meines zu erhalten?
Dabei ist selbst dies noch nicht alles.

DIE STIMMUNG DER SEELE

In vielen Kulturen wird außerdem großer Wert auf die Stimmung der Person gelegt, die das Essen zubereitet. Man geht in diesem Fall ebenfalls davon aus, dass sie die

Nahrungsmittel beeinflusst. Eine destruktive Person wird nicht als Koch akzeptiert. Die Stimmung, die Emotion einer solchen Person muss positiv und konstruktiv sein. Nur dann, so nimmt man an, befindet sich die Ernährung auf höchstem Niveau.

DIE ANDERE SEITE DER MEDAILLE

Ich kann es selbst kaum glauben, wenn ich zum Beispiel Batteriehühner oder hochgezüchtete Enten sehe, die hormonell so aufgedunsen sind, dass man sie eigentlich nur als krank bezeichnen kann. Einige Enten etwa, wenn sie umfallen, können nicht mehr aufstehen, weil ihre Brust unproportional aufgeblasen ist. Es macht den Anschein, als seien sie vor Wut über die künstlich zugeführten Hormone derart aufgedunsen. Man kann diese Enten tatsächlich nur als Invaliden bezeichnen. Sie rupfen sich manchmal selbst die Federn aus und verletzen sich absichtlich bis aufs Blut. Nur ein einziges Mal in ihrem Leben sehen sie Sonnenlicht, und zwar an dem Tag, da der Transport zum Schlachthaus auf dem Programm steht.
Ich finde es nicht nur ungeheuerlich, dass es Menschen gibt, die Tieren sowas antun, vor allem staune ich, dass gewisse Menschen sich ein absichtlich zerstörtes Lebewesen einverleiben, die es essen, dieses kleine Stück Elend, angeblich um ihren eigenen heiligen Körpertempel aufzubauen.
Und so verwundert es nicht, dass es heute so viele Couch-Potatos gibt und so viele gereizte, aggressive Menschen. Sowohl im Tierreich werden Sünden begangen, als auch in der Landwirtschaft mit all ihren Chemikalien.
Aber verweilen wir noch einen Augenblick lang bei der Zubereitung der Speisen und bleiben wir positiv.

NOCH EINMAL: DIE STIMMUNG DER SEELE

Um es zu wiederholen: Ich schließe nicht aus, dass sich die Emotion einer Person, die das Essen zubereitet, auf die Nahrung überträgt oder zumindest einen gewissen Einfluss darauf hat.
Tatsächlich kenne ich sogar einen anthroposophisch orientierten Kosmetik- und Arzneimittelhersteller - aber auch andere Firmen -, deren Angestellten es schlicht verboten wird, am Arbeitsplatz zu erscheinen, wenn sie von Sorgen geplagt werden oder sich unwohl fühlen. Der Grund? Man will vermeiden, dass ein negativer Einfluss auf die Produkte des Unternehmens ausgeübt wird.
Dem seelischen Aspekt der Angestellten misst man eine ebenso große Bedeutung bei wie den Ingredienzien, die für die Produkte verwendet werden.
Dieser Vorgehensweise begegnet man auch zunehmend in kleineren, überschaubaren Firmen in der Landwirtschaft etwa.
Ist hier die Rede von Glauben oder gar Aberglauben?
Meines Erachtens nicht. Tatsächlich ranken sich um die entsprechenden Produkte mitunter die unglaublichsten Erfolgsstorys in puncto Heilung und Vitalität. Natürlich kann man solche Storys als anekdotische Beweise abtun, aber es gibt einfach zu viele

Beispiele, die illustrieren, dass doch etwas dran ist, wie der Volksmund so schön sagt. Diese Denkart schwappt inzwischen sogar auf einige Mainstream-Institutionen über. So kenne ich etwa einige junge Forscher und Forscherinnen an einer Universität, die an ihren Labortüren ein Schild anbrachten mit der klaren Aufforderung, bestimmte Räume nicht zu betreten, sollte man sich in schlechter Verfassung oder Stimmung befinden. Nach dem Grund befragt, antworteten sie, sie hätten festgestellt, dass unter den Mikroskopen eine negativ gepolte Präsenz negative Einflüsse auf die Zellen ausübe.
Bemerkenswert!
Selbstredend widersprechen solche Berichte vielen „wissenschaftlichen" Einstellungen. Aber ach, mit nichts anderem wird momentan mehr Schindluder getrieben als mit der Vokabel „Wissenschaft". Wer einmal persönlich tiefer in diese sogenannten Wissenschaften eingetaucht ist, weiß, wie kritikwürdig sie sind. Im Grunde genommen sind sie vielerorts längst abgehalftert, vor allem auch was den Ansatz angeht, der immer nur mechanisches oder mechanistisches Denken gelten lassen will, also nur herkömmliche Physik und Chemie.
Kommen wir also wieder zu unserem Thema zurück: Wir müssen unweigerlich davon ausgehen, dass unsere Seele einen erstaunlichen Einfluss auf die Ernährung ausübt.
Wir müssen weiter davon ausgehen, dass selbst Seelen - oder geistige Prinzipien, wem dieser Ausdruck lieber ist - eine Rolle spielen, wenn es um Tiere und Pflanzen geht.
Unser Gesichtskreis erweitert sich durch diese neue Sichtweise beträchtlich, wir müssen nur bereit sein, uns auf dieses Denkmodell einzulassen.
In dem Moment, da wir beginnen, all diese Dinge mit ganz anderen Augen zu betrachten, verändert sich nicht nur unser Verständnis für die Welt um uns, es ergeben sich zudem neue Möglichkeit der Heilung.
Mit der richtigen Ernährung allein kann man jedenfalls unglaublich vielen Krankheiten zu Leibe rücken. Die Ernährung steht deshalb nicht umsonst in der traditionellen chinesischen Medizin an erster Stelle, wenn man einer kranken Person helfen will. Zunächst versucht man mit veränderter, spezieller, richtiger Ernährung etwas zu verbessern. Falls das nicht genügt, werden zur Ergänzung Heilkräuter herangezogen. Erst auf der nächsten Stufe kommt die «schwere Artillerie» zum Einsatz, zu der in China die Akupunktur zählt. Der letzte Schritt ist die Chirurgie.
Aber man beginnt immer mit der Ernährung, über die es schier unendlich viel zu wissen gibt, denn speziell bei bestimmten Krankheitsbildern kann man heute schon mit der passenden Ernährung sehr viel bewegen.
Wieviel eine vernünftige und gesunde Ernährung also mit dem Seelenkonzept zu tun hat, brauche ich nicht noch einmal zu wiederholen.
Dabei gibt es zu diesem Thema sogar noch mehr.

DIE RICHTIGE GEMÜTSVERFASSUNG

Sie haben Unmengen zu erledigen? Es gibt Probleme, die gelöst werden müssen, doch

Sie nehmen sich trotzdem eine halbe Stunde Zeit, um zu essen? In diesem Fall rate ich Ihnen, das Grübeln währenddessen völlig beiseitezulassen.
Nach dem Essen ist die richtige Zeit, um Probleme zu lösen. *Jetzt* ist die richtige Zeit, um mit Genuss zu speisen.
Der Grund? Der Fokus auf bestimmte problematische Gedanken bewirkt, dass weniger Energie für die Verdauung zur Verfügung steht. Stress ist technisch ausgedrückt eine Kampf- und Flucht-Reaktion, die mit bestimmten Problemen einhergeht. Jahrmillionen gab es keinen mentalen Stress ohne gleichzeitigen körperlichen Stress. Das heißt, wenn Sie vor einer bedrohlichen Situation stehen, wird Ihr Körper mit Adrenalin überschwemmt. Der Blutdruck steigt, und der Blutzucker stellt den Muskeln Energie zur Verfügung. Muskelspannung bedeutet, dass man bereit ist zu kämpfen oder zu flüchten.
Keine guten Voraussetzungen, um entspannt Speisen zu genießen!
Die Regel sollte also lauten: Während des Essens werden keine Probleme gewälzt, man gibt sich den Speisen mit Genuss und Ruhe hin.

HYBRIDE NAHRUNG

Ein weiterer Gedanke, über den man reflektieren sollte: Momentan werden wir überschüttet mit Nachrichten rund um das Thema (Un-)Fruchtbarkeit. Laut neusten Studien weist das Ejakulat eines jungen Mannes heute im Schnitt nur noch halb so viele Spermien auf wie in den 70er Jahren. An allen Enden scheint es zu hapern, an Quantität und Qualität. Die Ursachen für Unfruchtbarkeit können beim Mann oder der Frau liegen oder bei beiden. Sicherlich spielen viele Faktoren mit, aber man denke einmal über den Satz nach: „Man ist was man isst." Er beinhaltet zumindest eine kleine Wahrheit.
Inwiefern? Vor einigen Jahren wurde zum Beispiel stolz eine neue Melonenart vorgestellt, die keine Kerne mehr enthielt. Sehr komfortabel für den Konsumenten! Das lustige Spiel mit dem Ausspucken blieb aus, auf einmal gab es sozusagen „politisch korrekte" Melonen. Niemand schien es zu stören, eine letztlich vollkommen kastrierte, impotente Melone zu sich zu nehmen – um damit seinen eigenen potenten Körper aufzubauen. Ich schließe nicht aus, dass eine kernlose Melone ebenfalls etwas hergibt, wenn wir sie in Moleküle zerlegen. Aber denkt denn niemand an den alten Leitsatz: *Man ist was man isst?*
Die überwiegende Mehrzahl aller Nahrungsmittel heute stammen von Hybridsamen, also von zeugungsunfähigen Pflanzen, die den Agrarkonzernen die Versklavung der Landwirte sichert. Ziemlich alles, was wir essen, trägt in sich den Stempel der Impotenz. Und die ganze Welt rätselt, weshalb die Menschen immer unfruchtbarer werden. Ich hätte da eine Idee...

NAHRUNGSMITTEL UND HEILER

In dem traditionellen Ayurveda, der altindischen Ernährungslehre also, und in der

tibetanischen Medizin räumte man der *Energie* und der *Absicht* des Heilers oder des Arztes mehr Bedeutung ein als zum Beispiel der Nahrung oder dem Heilkraut.
Von einem Arzt wurde damals verlangt, erst jahrelang bestimmte Praktiken zu üben, um mit seiner Energie so umgehen zu können, dass er sie für die Medizin und für Heilzwecke einsetzen konnte. So musste er zum Beispiel in den Bergen des Himalaya bei minus 30 oder 40 Grad Celsius im Lendenschurz beliebig lang meditieren und dabei seinen Körper so aufheizen können, dass Schweißperlen entstanden. Für gewisse Fertigkeiten war darüber hinaus ein Keuschheitsgelübde erforderlich. Nur wer Meisterschaft bewies auf dem Gebiet der physischen und mentalen Energien, durfte als Arzt tätig werden. Bei diesem hohen Standard war es letztendlich nur von zweitrangiger Bedeutung, welches Kraut einem Patienten verabreicht wurde. Tatsächlich konnte ein solcher Arzt fast alles zur Medizin werden lassen.
So gesehen ist es fragwürdig, wenn wir im Westen die Kräuter der Ayurveda studieren, um die damalige Medizin zu reproduzieren, während unsere Studenten sich komplett gehen lassen können und kaum an sich selbst arbeiten. Löbliche Ausnahmen seien zugestanden.
Auch das ist ein Aspekt in Bezug auf unsere Nahrung.

7. UNGEWÖHNLICHES ÜBER NAHRUNGSERGÄNZUNGSMITTEL

Mitunter kann man mit Vitaminen und Mineralien allein wirklich spektakuläre Heilerfolge erzielen. So kenne ich persönlich einen Kollegen, der über eindrückliche Eigenerfahrungen im Profisport dazu motiviert wurde, selbst *orthomolekulare* Medizin zu studieren. Er schwor auf Vitamine, Mineralien und Nahrungsergänzungsmittel. Normalerweise dient die orthomolekulare Behandlung, die Medizin mit den „richtigen Molekülen" also, nur zur Prävention und Unterstützung einer gesunden Lebensführung; Defizite werden damit ausgeglichen. Begründet wurde sie von dem zweifachen Nobelpreisträger Linus Paulin, der diesen Ausdruck bereits vor fünfzig Jahren geprägt hatte und auf die unglaublichen Vorteile der Vitamine aufmerksam machte. Doch es geht im Rahmen dieser Disziplin auch um die richtigen Mengen dieser Vitamine sowie das richtige Verhältnis der einzelnen Vitamine zueinander. Teilweise wird der Patient mit sehr hohen Dosen behandelt. Man jagt dabei keiner Krankheit hinterher, sondern versucht lediglich, den Körper in Bestform zu bringen. Und ein Körper in Bestform versteht es selbst, gesund zu bleiben oder zu genesen.
Doch inzwischen wird diese Art der Medizin auch bei schweren und schwersten Fällen erfolgreich eingesetzt. Den Rest erledigt die Natur.
Einer meiner Kollegen konzentrierte sich jedenfalls auch auf Vitamine und Mineralien im Rahmen einer Krebsklinik. Normalerweise werden hier die Patienten mit Chemotherapie behandelt. Diese ist nicht umsonst längst in Verruf geraten. Es gibt Ärzte, die der Chemotherapie bestenfalls eine Wirksamkeit von 2,5 % zubilligen.
Das ist jedoch nur eine Hypothese, genauso wie die umgekehrte Annahme, dass Chemotherapie in den meisten Fällen hilft. Was der Laie jedenfalls nicht weiß ist der Umstand, dass die Wirksamkeit der Chemotherapie im Fall von Krebs noch nie in einer Studie belegt wurde, mangels Studien mit Kontrollgruppen – wie dies auf Seite 48 dieses Buches bereits beschrieben wurde.
Wir wissen mithin nicht, ob Sie mit einer Chemotherapie gut bedient sind. Mediziner nehmen es einfach an.
Mein Freund und Kollege verabreichte in dieser Klinik bestimmten Patienten zusätzlich hochdosiert bestimmte Mineralstoffe und Vitamine. Das Ergebnis war frappierend: Geschätzten 90 % ging es dadurch weitaus besser als ihren unbehandelten Leidensgenossen! Sie erlebten kaum Übelkeit, selten Energielosigkeit und klagten weniger über die Nebenwirkungen der Chemotherapie. Einige gingen sogar ihrem normalen beruflichen Alltag nach, was allein schon eine kleine Sensation war.
Krebspatienten leiden weitaus mehr unter den Folgen der Behandlung als unter der Erkrankung selbst. Und diese Folgen sind weitaus geringer, wenn der Körper nicht komplett ausgelaugt wird, das heißt, wenn man die zerstörerischen Nebenwirkungen der Chemotherapie zeitgleich wieder ausgleicht.
Soweit so gut.
Da nichts so sehr motiviert wie authentische Erfolgsgeschichten, hier gleich noch ein weiterer Fall:
Bogdan B. war vor der Covid-19-Pandemie ein erfolgreicher Profiboxer und bestritt

regelmäßig internationale Wettkämpfe. Er trainierte sechs Tage pro Woche intensiv und war topfit.

Das änderte sich drastisch mit einer Covid-Impfung, die er sich, wie viele andere, widerwillig aufschwatzen ließ. Kurz darauf litt er unter einer Herzbeutelentzündung, gefolgt von einer Lungenentzündung. Davon hätte er sich im Normalfall rasch erholt, aber sein Zustand verbesserte sich nicht. Der ehemals Profiboxer, ein Vorzeigeathlet, konnte schließlich keine Treppe mehr hochsteigen, ohne komplett außer Atem zu geraten. Für ein Stockwerk, das zu seiner Wohnung führte, musste er eine Zwischenpause einlegen. Eineinhalb Jahre hielt dieser desolate und frustrierende Zustand an. Auch meine osteopathischen Behandlungen vermochten daran nicht viel zu ändern; ich rühre hier also nicht die Trommel für mich. Wenn ich in sein Gewebe hineinhorchte, fehlte „Leben". Sein Körper war zu keiner positiven Resonanz mehr fähig, es fehlte einfach die Energie. Es gab fast nichts mehr, womit ich hätte arbeiten können. Unter der Aufsicht einer erfahrenen Expertin und Kollegin wurden ihm schließlich entschlackende Mittel, aber vor allem viele aufbauende Vitamine und Mineralien verabreicht. Schon nach wenigen Wochen, noch bevor Bogdan B. selbst eine positive Änderung bemerkte, staunte ich. Mir fiel auf, dass ich ihn endlich erfolgreich behandeln konnte.

Etwas war passiert!

Seine Gewebe ließen mich in einen „Dialog" mit ihnen treten, und veränderten sich positiv. Kurz darauf verbesserte sich die Situation drastisch, auch subjektiv spürte der Patient die Veränderung.

Heute trainiert Bogdan B. wieder und ist guten Mutes, bald wieder sein früheres Niveau zu erreichen.

WAS MAN WISSEN SOLLTE

Natürlich könnte man auch über Vitamine und Mineralstoffe mehrere Bücher verfassen, doch dies ist bereits geleistet worden – von Autoren, die einiges mehr darüber wissen als ich. Selbstredend sind Vitamine wichtig, weiter auch verschiedene andere Nahrungsergänzungsmittel.

Warum sind sie wichtig? Nun, unsere Böden sind inzwischen so sehr ausgebeutet, dass sie nur noch selten die nötigen Stoffe enthalten, die für eine exzellente Nahrung wichtig sind. So behaupten einige Forscher, dass zum Beispiel eine Orange in den 70er Jahren siebenmal mehr Vitamin C enthielt, als eine gewöhnliche Supermarkt Orange es heute tut.

Wenn Sie an einem Vitamin- oder Mineralienmangel leiden, wird es Ihrem Körper kaum gelingen, sein volles Potenzial zu entfalten. In der Folge wird darunter auch der Geist oder die Seele leiden.

Tatsächlich gibt es schier unzählige Beispiele in der Literatur, aber auch in vielen Praxen von Ärzten und Naturheilkundlern, die aufzeigen, wie wichtig Vitamine und Mineralien sind und welche Heilerfolge damit manchmal erzielt werden können.

Patienten, die seit Jahren unter bestimmen psychischen Problemen leiden – wie beispielsweise bestimmten Depressionen –, können manchmal nur schon mit den richtigen Vitaminen, Mineralstoffen und Nahrungsergänzungsmitteln (wie etwa B-Vitamine, Vitamin D oder Omega-3-Fettsäuren) auf schier wundersame Weise geheilt werden. Speziell bei Mangelerscheinungen ist das Wissen um Vitamine und Mineralien von besonderer Bedeutung.

Der wesentliche Punkt jedoch, der im Rahmen dieses Buches Beachtung erhalten sollte und der leider in der einschlägigen Literatur oft viel zu wenig hervorgehoben wird, ist auch hier wieder die Umkehrung: Viel wurde darüber geschrieben, wie ein Mangel an Stoffen Ihr Gemüt in den Keller fahren kann. Aber umgekehrt gilt auch:

Ist Ihr inneres Erleben der Welt auf Negatives fokussiert, werden sämtliche Vitamin- und Mineralstoff-Ressourcen in Ihrem Körper heruntergefahren.

Betrachten wir auch das Thema der Übersäuerung, von der heute so viel die Rede ist. Das Problem besteht hier im Grunde genommen darin, dass der Körper eine Übersäuerung eben *nicht* zulässt. Stattdessen steuert er der Übersäuerung entgegen, indem er die nötigen Vitamine und Mineralien dort abzieht, wo er sie findet und wo sie vorhanden sind. Der Körper stiehlt also wichtige Baustoffe, lies Vitamine und Mineralien, aus dem Gewebe, nur um den pH-Wert im Sollbereich zu halten und der Übersäuerung entgegensteuern zu können.

Zugeführte Vitamine und Mineralien können diesem Problem abhelfen.

Natürlich wäre es klüger, dem Faktum der Übersäuerung von Anfang an entgegenzuwirken. Wodurch wird sie eigentlich ausgelöst?

Nun, die Literatur zitiert die Gründe wie folgt: erstens durch Stress, zweitens durch das das Rauchen und drittens durch die falsche Ernährung (= zu viel Fleisch, zu viel Junk-Food, zu wenig Gemüse und Obst). All das löst eine Übersäuerung des Körpers aus.

Aber wesentlich ist folgende Erkenntnis: Die Nummer eins in allen Ranglisten ist keine stoffliche Ursache, sondern eine mentale.

Und dennoch kenne ich zu viele Menschen, die als Erstes die Ernährung umstellen und sich kaum um ihre innere Balance kümmern, also um ihre Emotionen und Gedanken.

Erlauben wir uns also einen Schlenker und betrachten wir den Beelzebub Nummer eins, den ominösen Stress, etwas genauer.

DIE LÖSUNG DES RÄTSELS GENANNT „STRESS“

Kommen wir getrost noch einmal auf den berühmten Stress zu sprechen.

Zumeist handelt es sich bei dem Ausdruck „Stress“ um eine Vokabel, die wir benutzen, wenn wir von übermäßigem Leistungsdruck sprechen.

Stress ist die körperliche Reaktion auf die Notwendigkeit, körperlich die Maximalleistung zu bringen. *Körperlich!* Stress ist ursprünglich eine Kampf- und Fluchtreaktion, um Ihr Leben zu retten, wenn der Wolf Sie angreift oder Sie auf der Jagd

Ihr Leben riskieren. Der Körper wird über das Nervensystem (hauptsächlich das vegetative Nervensystem) und die Hormone neu eingestellt, und zwar auf eine Situation, die Sie *im Geiste* wahrgenommen und eingeschätzt haben. Es ist wichtig zu verstehen, dass Stress *immer* die Reaktion auf einen mentalen Prozess ist.
Wenn Sie beispielsweise im Rahmen ihres Berufs die Vorgabe erhalten, an einem bestimmten Tag in acht Stunden ihre Aufgaben zu erledigen, die man in acht Stunden ohne weiteres ausführen kann, entsteht kein Stress. Sie wissen, Sie können entspannt den Job erledigen. Wenn die Vorgabe jedoch beinhaltet, an einem Tag Arbeiten zu erledigen, für die man eigentlich vierzig Stunden benötigen würde, entsteht leider oft Stress. Sie können in acht Stunden nur die Arbeit von acht Stunden erledigen. Vielleicht ein wenig mehr, wenn Sie Gas geben. Aber was Stress auslöst sind die unerledigten Aufgaben, um die nur Sie wissen.
Ab und an können Sie übermäßig hohe Vorgaben vielleicht noch verkraften, aber wenn der Stress ständig präsent ist, entstehen Stress-Symptome.
Da der Job in diesem letzten Fall außerdem *kontinuierlich* nicht erledigt wird, da man jeden Tag nachhinkt, löst das sogar noch weitere Stress-Symptome aus. Stress plus x.
Stress bedeutet auch, dass man in der Folge weitaus mehr Fehler begeht als es normalerweise der Fall ist. Man leistet also witzigerweise unter Stress nicht mehr, sondern weniger. Fehler jedoch lösen nicht nur Ärger, sondern auch zusätzliche Arbeit aus, das heißt, der Job zieht sich noch mehr in die Länge. Man gerät in einen Teufelskreis. Stress plus x plus x.
Die Idealsituation dagegen ist dann gegeben, wenn Sie in Ihrem Tempo arbeiten können und guter Laune dabei sind.
Bedeutsam ist der Umstand, dass man sich im Grunde stressen *lässt*, man lässt sich von äußeren Umständen und anderen Personen beeinflussen.
Die Seele A nimmt auf die Seele B Einfluss, aber die Seele B stimmt damit überein.
Die erste wichtige Erkenntnis, die man also in Stein und Eisen schlagen kann, besteht darin, dass Sie Stress auslösen, mental. Sie nehmen eine äußere Situation wahr und machen in Ihrem Inneren etwas so Bedrohliches daraus, dass Sie Ihrem Körper damit mitteilen, er solle mit Stress reagieren. Im Fall, dass ein Wolf angreift, macht es Sinn, einen hohen Blutdruck zu haben, angespannte Muskeln, viel Zucker im Blut als Sofortenergie, und im Adrenalin und in anderen Hormonen zu baden, die Sie aggressiv stimmen. Aber am Bürotisch oder sitzend im Verkehrsstau werden Sie davon nur von innen verheizt, ohne dass Sie Ihre Aufgabe deswegen besser erledigen würden.
Die zweite wichtige Erkenntnis entmystifiziert einen Gemeinplatz:
Es braucht kein ruhiges und arbeitsarmes Umfeld, um entspannt durchs Leben zu gehen.
Natürlich hilft es, falls Sie Ihr Leben mit Pflichten überladen haben, etwas langsamer zu marschieren, damit Sie wieder durchatmen können. Aber grundsätzlich braucht es kein ruhiges *Außen*, um innerlich ruhig zu sein. Jedenfalls nicht zwingend. Wenn Sie dem netten und illusorisch erscheinenden Rat begegnen, Sie sollten wie ein Bud-

dha durch Ihren Arbeitsalltag gehen, dann denken viele Menschen Folgendes: „Der buddhistische Mönch hat's gut, er sitzt ja den ganzen Tag tatenlos in seiner Höhle und meditiert." Das stimmt übrigens nicht. Ja, einige bleiben in ihrer Höhle, aber andere kehren zurück in die große weite Welt, sie sind nur kurz abgetaucht.
Es gibt viele Beispiele von Gurus, die eine Unmenge an Arbeit erledigen, wie es sich selbst tüchtigste Geschäftsleute nicht einmal vorstellen könnten. Dazu kann gehören: einen Ashram mit Tausenden von Schülern zu führen, parallel Sozialprojekte in entfernten Städten aus dem Boden zu stampfen, Aufforstungsprojekte in die Wege zu leiten, die medizinische Versorgung in abgelegenen ländlichen Gebieten sicherzustellen, Vorträge zu halten, Workshops zu geben, große Feste der lokalen Religionen zu organisieren und vieles mehr. Das passiert mit vollem Engagement, ohne je einen Termin zu versäumen, meist weit über unseren gewohnten Achtstundentag hinaus. Einige haben nicht einen einzigen freien Tag im Jahr, von Wochenenden ganz zu schweigen. Und dennoch erledigen Sie die gesamte Arbeit stets mit einem Lächeln, entspannt und zufrieden.
Was uns bei diesen und ähnlichen Beispielen, die man zitieren könnte, interessieren soll, ist der Umstand, dass Stress nichts mit den äußeren Bedingungen zu tun hat, sondern lediglich damit, wie wir die Umstände wahrnehmen und einordnen. Eine vom Löwen gejagte Antilope *wird* gehetzt. Die Stressreaktion ist auch zu ihrem Vorteil. Wir aber *lassen* uns hetzen, aus freien Stücken.

ECHTER STRESS

Aber was ist mit dem Patienten, der unter negativem Stress leidet? Natürlich ist es erfreulich, wenn endlich ein guter Doktor Vitamin- und Mineralmängel aufdeckt. Die Mängel werden in der Folge behoben, mit dem Patienten geht es endlich wieder aufwärts und seine Energie kehrt zurück. Die Lebensfreude stellt sich wieder ein, und die körperlichen Symptome lösen sich in Nichts auf.
Soweit das Best-Case-Szenario, das man sich wünscht.
Auf der anderen Seite gibt es jedoch auch Patienten, die unablässig Vitamin- und Mineralien-Substitutionen benötigen und diese scheinbar in Nullkommanichts „verbrennen".
In diesem Fall ist es notwendig, die eigene Situation einmal ernsthaft zu hinterfragen. Was läuft falsch im Leben? Wird in anderer Beziehung Raubbau am Körper betrieben?
Einige Patienten begeben sich in die Hand von allen möglichen Therapeuten, Ärzten und Coaches und realisieren nicht, dass sie damit Verantwortung delegieren. Die alleinige Tatsache, den eigenen Zustand auf einen Mangel an Mineralstoffen zu schieben, ohne sich selbst dabei infrage zu stellen, weist bereits darauf hin, dass man zu einem gewissen Grad die Verantwortung abgegeben hat. Verantwortlich ist plötzlich wieder etwas von außen. Man könnte auch die „Industrie" verantwortlich machen, die unsere Nahrungsmittel auf ein so niedriges Niveau gebracht hat, oder die

eigene Familie, die uns eine Schwäche vererbt hat.
Sehen Sie, wie das funktioniert?
Die unangenehme Wahrheit ist jedoch, dass die Verantwortung nie auf andere Schultern abgeladen werden kann. Nochmals: Was gemäß Ihrer Wahrnehmung von außen verursacht wurde, werden Sie nicht ändern können. Sie sind also ausgeliefert, ohn-mächt-ig. Nur wenn Sie die volle Verantwortung ganz klar sich selbst zuweisen, können Sie das Steuerruder wieder in die eigene Hand nehmen und damit die Möglichkeit, an diesem Zustand etwas zu verändern.
Natürlich verfügen alle professionellen Therapeuten und Coaches über ihr Spezialgebiet und ihr Spezialwissen.
Selbstredend können Sie die Leistung von Coaches und Therapeuten in Anspruch nehmen, aber es gilt zu realisieren, dass Ihr Gesamtwohl Ihre Aufgabe ist.
Die Verantwortung für Sie als Person liegt bei Ihnen selbst.
Es handelt sich geradezu um Ihre Pflicht, dafür zu sorgen, dass es Ihnen rundum gut geht. Wie bitte? Pflicht? Nun, in vielen Kulturen wird die Einzelperson als Teil eines Ganzen wahrgenommen, als Teil der Gemeinschaft, der Sippe, der Familie, der Gruppe - was auch immer. Ist sie jedoch krank, kann sie ihren Pflichten in dieser Gemeinschaft nicht mehr in optimaler Weise nachkommen. Die Person ist von einer übergeordneten Perspektive her betrachtet sogar Teil der gesamten Menschheit und der Erde. Sie schadet indirekt der Familie, der Gruppe, der Menschheit und der Erde, wenn sie nicht für ihr eigenes Wohl sorgt.
Ein interessanter Gesichtspunkt!

GLAUBENSSYSTEME

Sie sind Teil des Ganzen. Das Ganze braucht Sie - die Menschheit, das Universum, Gott, welche Vokabel Sie auch immer bevorzugen. Der Beweis dafür ist, dass es Sie gibt. Wären Sie nicht hier, würde der *Ganzheit* etwas fehlen. Sie sind ein Puzzleteil eines Bildes, das nur existieren kann, wenn jedes Teil seiner Pflicht nachkommt: Sie sind hier um zu „glänzen". Wenn Sie nur schon einen kleinen Teil Menschlichkeit und Schönheit beitragen, hat dies Auswirkungen auf das Ganze. Tun Sie das Gegenteil, verschandelt dies das Gesamtbild. Es betrifft also nicht nur Sie allein, wie wir uns so gerne einreden. Man ist Ihrem guten Willen ausgeliefert. Teil eines größeren Ganzen zu sein, ist keine kleine Verantwortung. Deswegen haben alle bisherigen Kulturen dieser Welt Religionen und Glaubenssysteme entwickelt, die uns auf den rechten Weg bringen sollen. Die Idee, wir könnten tun und lassen, was wir wollen, und nur wir selbst stünden im Mittelpunkt, ist neu in der Menschheitsgeschichte. Es scheint vordergründig ein befreiendes Konzept zu sein, doch schauen Sie sich um, und urteilen Sie selbst, wieviel Zufriedenheit uns diese „Freiheit" gebracht hat. Für wie frei und erfüllt halten Sie Ihr Umfeld?
Natürlich mache ich mir keine Illusionen: Es handelt sich hierbei um eine Ansicht, die alles andere als populär ist. Gewöhnlich hält man in unserer Kultur nach „Opfern"

Ausschau und weist auf andere, die nun als „die Schuldigen" apostrophiert werden. Die Presse ist voll davon. Sogar das Rechtssystem ist bereits entsprechend pervertiert, denn mitunter wird sogar der Verbrecher nur als Opfer einer entsetzlichen Kindheit angesehen. Vielleicht ist dieser Gesichtspunkt der Eigenverantwortung wie gesagt nicht sehr populär, aber man denke einmal einen Augenblick lang darüber nach. Er könnte bewirken, dass Sie wieder genesen.

EIN HÖHERES KONZEPT VON EIGENVERANTWORTUNG

Vergessen Sie am besten das Konzept von Opfer und Sünde. Werden Sie sich bewusst: Wenn Sie nicht Ihr Leben gänzlich in die Hand nehmen, tut es niemand. Der Schritt besteht darin, anzuerkennen, dass die volle Verantwortung bei Ihnen liegt.

Jede Person trägt als wenigstes die Verantwortung für einen kleinen Teil der Schöpfung, nämlich für den Teil, der sich *Ich* nennt. Lassen Sie diesen Gedanken einmal in sich einsinken: Es gibt nur einen sehr beschränkten Teil der Schöpfung, auf den Sie direkten Zugriff erhalten haben und der Ihnen – und allein nur Ihnen – in Obhut gegeben wurde: Das sind Ihre Gedanken, Ihre Emotionen und Ihr Körper. Viele Menschen versorgen uns mit guten Tipps, was die *anderen* angeht, was *andere* tun sollen, der Partner, die Kinder, die Politiker... Aber die Schöpfung hat eine klare Ansage gemacht: *Ihr Ich* ist das, vorauf Sie unmittelbar Einfluss nehmen können und sollen. Wer demonstrieren kann, dass er diesen Teil gemeistert hat, der kann sich auf das nächste Level begeben und sich um die gesamte Welt kümmern, wenn er mag.

Interessanterweise werden Menschen, die dies zu einem gewissen Maß umsetzen, oft spontan von ihrem Umfeld um Hilfe gebeten. Sie müssen sich *nie* aufdrängen. Sollten Sie also bemerken, dass Sie eigene Verbesserungsvorschläge andern aufdrängen müssen und diese nicht freiwillig angenommen werden, dann wissen Sie jetzt, was das besagt. Sie müssen erst vor der eigenen Tür fegen. Danach kann man auch andere Gebiete in Angriff nehmen.

Es gilt also, Gedanken, Emotionen und Körper so zu benutzen, dass sie sich nicht gegenseitig zerstören, sondern wechselseitig befruchten und befreien. Wenn Ihre Gedanken und Emotionen so beschaffen sind, dass es Ihnen Freude bereitet, damit zu leben, dann werden diese Ihren Körper in eine Harmonie schaukeln, dass es eine Lust ist, in diesem Körper zu leben. Krankheit und Mängel finden dann kaum mehr Platz.

Ich hoffe, dass das Prinzip immer deutlicher wird: Sie gestalten die Welt, in der Sie leben. Wenn Ihnen in Ihrem Umfeld etwas nicht gefällt, dann sorgen Sie dafür, dass Sie selbst als der einzige Teil, für den Sie von Geburt aus die Vollmacht erhalten haben, es fürs Erste schon mal besser machen.

***Werden* Sie die Veränderung, die Sie woanders sehen möchten!**

Wenn Sie das Echo, das Sie hören, nicht mögen, dann sollten Sie etwas anderes ausströmen, und nicht das Echo anprangern.

Sie müssen anders denken, anders fühlen. Und die Schwingungen, die Sie aussenden, werden als Echo wieder zu Ihnen zurückkommen. Wenn Sie dieses Prinzip einmal verinnerlicht haben, eröffnet sich die Magie des Lebens vor Ihren Augen.

Und so gelangen wir nolens volens erneut zu dem Seelenprinzip. Man kann sich in dem Ernährungsfaktor verirren, man kann hundert Supplemente jeden Tag einwerfen, man kann es mit anderen Worten auch zu weit treiben. Noch einmal: Nahrungsergänzungsmittel sind wichtig, das sollte auf keinen Fall in Abrede gestellt werden. Und dennoch gibt es einen übergeordneten Faktor.

Über allen Ernährungsempfehlungen, die durchaus ihre Berechtigung haben, thront die Seele, das Ich, Sie selbst mit anderen Worten.

Manchmal muss man die Kette zurückverfolgen – von einem Ernährungsmangel, der tatsächlich existiert, zurück zu den Gründen, die diesen Mangel ausgelöst haben, und zurück zu der Seele, die dafür verantwortlich war.

Diese neuen Aspekte der Diagnose müssen Sie sich unter Umständen an einem anderen Ort holen, als dort, wo Ihnen mit den richtigen Stoffen weitergeholfen wurde. Auch hier sind Sie der Auslöser. Seien Sie die verantwortungsvolle, ehrliche und furchtlos veränderungswillige „Frequenz", die die richtigen Helfer herbeiführt.

WAS WIR GELERNT HABEN UND WAS NICHT

Uns allen wurde beigebracht, wie man vernünftige Entscheidung im Leben trifft. Schon als Neugeborenes werden wir unbewusst darauf programmiert, denn sobald wir aktiv werden, sobald wir zu Taten fähig sind, liegt diesen Taten eine Entscheidung zugrunde. Unsere Eltern leben es uns vor und versuchen später, uns mit ihren Weisheiten zu formen. Noch später kommt dann die Schule dazu, die oft Gefühle und Instinkte als zweitrangig abtut und den Verstand als einzig verlässliche Entscheidungsinstanz gelten lässt.

Obwohl ich persönlich eine recht behütete und liebevolle Kindheit erfuhr und meine Eltern clever und erfolgreich waren, kann ich nicht behaupten, dass sie vollkommen erfüllt und glückselig gewesen wären. Noch viel weniger gilt dies für die meisten meiner Lehrer. Doch diese Menschen versuchten dennoch, mir ihre Strategien überzustülpen. Unter dem Strich heißt das: Um Glück und Wahrheit zu finden, verfolgen wir teilweise heute noch Strategien, die offenbar gar nicht funktionierten. Dennoch drückten uns Eltern und Lehrer voller Überzeugung *ihre* Strategien aufs Auge.

Wie oft zögern oder zweifeln Sie denn im täglichen Leben? Wären Sie vollkommen bei sich und hätten Sie ein offenes Ohr für die einzig richtige Autorität in Ihnen, müsste diese Quote fast bei null liegen. Entweder ist es ein *Ja*, ein *Nein* oder ein *Indifferent.* Wobei ein Indifferent kein *Zögern* und kein *Zweifeln* ist, sondern eine Entscheidung ist zu einem bestimmten Zeitpunkt noch nicht gefällt worden, also ist es ein *Noch nicht* oder ein *provisorisches Nein.* Wenn Sie also im Alltag von Zweifeln geplagt werden, wenn Sie nicht vollends glücklich und erfüllt sind, dann gestalten Sie vielleicht Ihr Leben noch nach einem Programm, das von Fremden geschrieben wurde und ihnen nicht wirklich dient.

Das hört sich meistens etwa so an: „Stecke viel harte Arbeit in Kopfwissen und

Fertigkeiten, die die Wirtschaft gebrauchen kann. Damit sicherst du dir ein Einkommen, dass dich glücklich macht, womöglich auch deine Familie, und dann hast du die besten Karten. Liebe kommt dann einfach, wenn sie kommt, das ist halt leider Glücksache. Deine Kinder haben die besten Chancen, wenn du nach diesem Plan vorgehst."
Wie lautet das weitere eingeimpfte Programm?
„Finde danach irgendein tolles Hobby, damit du nicht untergehst. Ach ja! Und vor dem Abenteuer „Familie" gönne dir so richtig viel ungezügelten Spaß, solange du das kannst, denn mit Familie wirst du nie mehr frei und unbeschwert leben können. Das wird dir Glück bescheren, wie du überall um dich herum erkennen kannst."
Es ist nicht falsch, solche Glaubenssätze einmal zu überdenken.

WIE MAN DIE RICHTIGEN NAHRUNGERGÄNZUNGMITTEL FINDET UND AUSTESTET

Nun muss ich zugeben, dass ich vielleicht bereits etwas zu weit abgeschweift bin. Ein Deutschlehrer würde mir mit roter Tinte an den rechten Rand schreiben: *Thema verfehlt.*
Kehren wir also zu dem eigentlichen Thema dieses Kapitels zurück: den Nahrungsergänzungsmitteln.
Es gibt verschiedene Wege, um die richtigen, die notwendigen Mittel ausfindig zu machen.
Theoretisch - und nur das rechtfertigt meine Abschweifung - müsste ich nur in mich selbst hineinlauschen. Ich müsste alte Programme beiseiteschieben und auf mich und meinen Körper hören.
Manchmal gelingt uns das sogar. Ein Beispiel aus meinem Leben:
Wenn ich - seit dreißig Jahren Vegetarier - plötzlich Heißhunger auf Fleisch habe, was alle zehn Jahre für ein oder zwei Monate geschieht, dann esse ich selbstredend genüsslich Fleisch. Ich höre also dann hin.
Wir können auch vernünftige Hilfestellungen von Profis erhalten. Die bereits erwähnte *Kinesiologie* zum Beispiel ist so ein Mittel. Anhand der Muskeltests wird ersichtlich, ob Ihr System durch ein bestimmtes Nahrungsergänzungsmittel gestärkt oder geschwächt wird. Bei genügend Körperverbundenheit, Ehrlichkeit und Feingefühl hätten Sie vielleicht sogar selbst gespürt, ob Ihr Körper positiv oder negativ darauf reagiert, aber für den geübten Therapeuten ist dies auch von außen testbar. Des Weiteren besitzt ein ausgebildeter Therapeut natürlich ein breites Wissen über all die vielen Substanzen, die es gibt. Manchmal begegnen Sie exakt ausgetüftelten Systematiken aller Art. Der Fantasie sind hier keine Grenzen gesetzt. Unterschiedliche Therapeuten verfügen über unterschiedliche Fertigkeiten und kennen sich in unterschiedlichen Fachgebieten aus.
Es gibt neben der Kinesiologie noch unzählige andere Methoden, die richtigen Nahrungsergänzungsmittel herauszufinden. In allen Fällen spielt der Therapeut mit dem Phänomen, dass Ihr Körper gleich einer Antenne augenblicklich auf positive und

negative Einflüsse reagiert.
Ein Neurologe, der in meiner Nähe wohnt, ist in dieser Beziehung besonders erwähnenswert. Er arbeitet für seine Diagnosestellung mit verschiedenen Technologien, einige sind inzwischen in der Neurologie gang und gäbe. Er nutzt auch ein Phänomen, das sich im Körper erspüren lässt und das ich bis dahin in der Art nur bei Osteopathen gefunden habe. Ich will darauf nicht näher eingehen, denn es würde uns zu weit vom Thema wegführen. Wichtig ist an dieser Stelle nur, dass man auch dabei immer in den Körper selbst hineinlauscht.
Auch als Osteopath kann ich – theoretisch – auf bestimmte Nahrungsergänzungsmittel, die eigentlich notwendig wären, aufmerksam werden. Um dies in meiner Praxis zu nutzen, bräuchte ich jedoch viel mehr Wissen über all die Stoffe, die in Einzelfällen helfen könnten.

DIE FALLGRUBE – UND WIE MAN SIE UMGEHT

Der Körper kann nicht lügen, das Konzept von Lüge oder Unwahrheit hat in dem Bereich der Schöpfung einfach keine Grundlage. Aber wer testet, kann auch Missinterpretationen unterliegen oder als Therapeut zu viel «Eigenes» einbringen.
Sie wissen bereits um die Tatsache, dass man gewissermaßen den eigenen Verstand ausschalten muss, um nicht auf Irrwege geleitet zu werden. Wirklich etwas Neues, Überraschendes können wir nur erfahren, wenn wir wissen, dass wir nicht wissen – wie es schon der griechische Philosoph Sokrates ausdrückte. Wenn wir denken, wir wüssten bereits alles, dann setzen wir voraus, dass wir nicht offen für Antworten sind.
Mein Verstand hat sich schon an diese meine Vorgehensweise gewöhnt. Sie besteht darin, dass ich am Anfang einer Behandlung keine Ahnung habe, was sich bei einem Patienten abspielt. Es kann sein, dass es sogar mehrere Sitzungen benötigt, bis ich mir ein Bild machen kann. Aber zuletzt wird meist alles klar, und selbst wenn nicht, reicht mir der Behandlungserfolg vollkommen aus. Der Patient ist ja schließlich nicht gekommen, damit ich seinen Fall verstehen kann, sondern er sucht Erleichterung und will gesünder werden. Spannenderweise vergeht selbst nach fünfundzwanzig Jahren noch immer keine Woche, ohne dass ich über etwas vollkommen Neues staune.

EHRLICHE TESTS

Oft entspricht etwas nicht der „Standardsituation", wie dies vor allem im Mannschaftssport genannt wird. Bei manchen Patienten-Mustern denke ich: „Donnerwetter, das ist aber eine kreative Art, mit dem Problem XY klarzukommen!"
Entsprechend muss daraufhin meine Behandlung anpassen. Hätte ich auf Anhieb gewusst, was Sache ist, hätte ich mich selbst der Möglichkeit einer Erkenntnis beraubt.
Auch in Lerninstitution kann man die Auswirkung unserer Glaubenssätze beobachten, wie zum Beispiel bei Studenten, die angeblich wissen, dass bestimmte subtile Fertigkeiten „sehr schwierig" zu erlernen sind, was natürlich nicht stimmt, oder nur bedingt. Sie versuchen nun, bei einem fiktiven Patienten etwas zu spüren. Langsam

stellt sich dieses Gespür tatsächlich ein, aber plötzlich schleicht sich zusätzlich der Zweifel ein. Augenblicklich denken sie: „Ich spüre nichts." Ein guter Lehrer weist sie vielleicht darauf hin, dass sie gerade begonnen haben zu zweifeln und deswegen nicht an ihr Ziel gelangen konnten. Wenn ich so vorgehe, ernte ich gewöhnlich konsternierte Blicke und den Gedanken: „Ist er Hellseher, dass er das jetzt gemerkt hat?"
Zurück zu dem fiktiven Patienten. Der Student will mit den Geweben in Dialog treten, aber in dem Moment, da er die Botschaft aussendet „... aber ich kann nicht mit Geweben dialogisieren", erstarren die Gewebe natürlich und hören auf, sich auszudrücken. Wieso sollten sie sich anders verhalten? Das Gewebe denkt gewissermaßen: „Ist eh für nichts, ich werde ohnehin nicht verstanden." Wenn es der Student dagegen schafft, den Zweifel wieder beiseitezuschieben, erhellt sich sein Gesicht plötzlich, weil unversehens wieder eine starke Wahrnehmung zurückkommt.
Einschränkend muss man indes zugeben, dass häufig genau *das* „gefunden" wird, was gerade als Thema im Unterricht behandelt wird. Wenn man suggestiv die Aufgabe stellt, dass die Studenten ausfindig machen sollen, ob ihr fiktiver Patient eine Rechts- oder eine Links-Verschiebung (eines Knochens) hat, dann entdecken plötzlich neunzig Prozent von ihnen eine Verschiebung. Wenn man als Lehrer oder Ausbilder jedoch fragt, *ob* sie eine Verschiebung finden können, dann sind es schon viel weniger.
Die Lösung des Rätsels? Eine Erwartung ist immer auch eine Projektion.
Der Therapeut kann also stets etwas im Patienten finden, was er selbst projiziert hat.

DIE PROJEKTION

Das angebliche Wissen einer Person über eine Sache, schon bevor sie die Sache angeht, ist eine solche Projektion. Wir finden das, was wir suchen. Wenn wir dagegen suchen, was wirklich ist, müssen wir extrem still und „erwartungslos" werden. Wir dürfen keine vorgefasste Meinung zu einer Sache haben. Hierin liegt die größte Fallgrube all dieser grundsätzlich wundervollen Werkzeuge.
Dieser Umstand wurde auch schon in der wissenschaftlichen Forschung untersucht. Zwei unabhängige Forschergruppen untersuchten beispielsweise die Lernfähigkeit von Meerschweinchen, von schlauen, weißen und von der etwas dümmeren, grauen Rasse. Die Forschung hatte den schon lange bekannten Intelligenzunterschied der beiden Rassen belegt. Was diese Testgruppe aber nicht wusste, ist, dass sie selbst Subjekt der Forschung war.
Die grauen Meerscheinchen waren eingefärbte, weiße Meerschweinchen und hätten eigentlich gleich intelligent abschneiden müssen. Aber der Einfluss der Erwartungshaltung der Forscher, die Projektion, schien stärker ... und die nur eingefärbten Meerschweinchen erwiesen sich im Experiment scheinbar ... als dumm.

DIE LÖSUNG

Die gute Nachricht: Je ehrlicher und aufrichtiger man praktiziert, desto mehr Bestätigungen der eigenen Wahrnehmungsfähigkeit resultieren daraus. Das verstärkt das Vertrauen in die eigene Person, was wiederum noch weitere Erfolgserlebnisse nach sich zieht. *Jeder* kann lernen, seinen eigenen Körper als Antenne und Messinstrument zu nutzen.

Auch in Bezug auf Nahrungsergänzungsmittel.

Und sogar hinsichtlich anderer Personen.

Das Ergebnis ist überraschend: Ab einem bestimmten Zeitpunkt etabliert oder re-etabliert man auf diese Weise die wichtigste Instanz: die Seele.

Wie oft entdecke ich bei meinen Patienten ein wahres Labyrinth konfuser Gedanken. Dabei wäre der richtige Weg die vollkommene Ehrlichkeit sich selbst gegenüber. Im Verstand findet man jedoch nur Antworten auf vergangene Situationen. Und man findet dort die Ideen anderer Personen.

Das sind nicht die Antworten, die für *Sie* und für das *Jetzt* stimmig sind. Ihr höheres Selbst weiß dagegen die richtige Antwort, Ihr Körper reagiert unmittelbar darauf. Dies zu erspüren kann jeder lernen, genauer gesagt vermag es eigentlich bereits jede Person, schon seit ihrer Geburt.

Was wir lernen sollten? Wir sollten lernen, das, was uns eingetrichtert worden ist, wieder zu vergessen. Wir sollten vergessen, wie wir angeblich alle zu denken hätten. Wer diese einfache und direkte Kommunikation mit dieser wundervollen Antenne, genannt Körper, etablieren und meistern lernt, dem liegt die Welt zu Füßen. Und er findet die richtigen Lösungen für ein Problem. Er weiß instinktiv, welche Nahrungsergänzungsmittel er gerade benötigt oder welcher Arzt oder Therapeut ihm weiterhelfen kann.

Das aber bedeutet:

Hören Sie auf *sich, Sie* wissen es am besten.

8. INSPIRATIONEN ÜBER DAS WASSER

Ist es notwendig, auch über das Thema „Wasser" ein Wort zu verlieren? Oder würde es ausufern, auch hierüber zu berichten, weil bereits zu viele Bücher hierüber verfasst worden sind?
Wir alle wissen, Wasser ist eine chemische Verbindung aus Sauerstoff und Wasserstoff, wir sprechen von H2O, obwohl auch das nur eine Annäherung an eine Möglichkeit von Wasser ist, wie Wissenschaftler inzwischen demonstrierten. Sie bezeichnen Wasser als die Grundlage allen Lebens auf der Erde. Der Mensch selbst, als biologisches Wesen, besteht zu 70 % aus Wasser - ein Umstand, der uns bereits aufhorchen lassen sollte. Wasser besitzt auch eine enorme kulturelle Bedeutung, praktisch in allen Zivilisationen - was uns mit einem Schlag erneut die Besonderheit des Wassers verdeutlicht.

AUSSERORDENTLICHE GEWÄSSER IN DER GESCHICHTE
Die Verehrung, die dem Wasser in verschiedensten Kulturen entgegengebracht wurde, sollte uns sofort zum Nachdenken anregen. Im Altertum grenzte der Respekt, den man dem Wasser zollte, manchmal sogar an eine Vergöttlichung - für so wichtig wurde es erachtet. Wir kennen aus dem alten Ägypten die heiligen Wasser des Nils, es gab einen eigenen Nilgott - Hapi mit Namen. Aus Indien kennen wir die Verehrung von heiligen Flüssen wie des Indus, und aus dem heutigen Iran/Irak die Verehrung von Euphrat und Tigris. Im Christentum wird Wasser ebenfalls vielerorts für heilig erachtet, sei es das Taufwasser oder die besonderen Wasser in Lourdes, ein Wallfahrtsort zwischen Spanien und Frankreich, wo Wasser angeblich sogar Kranke heilen kann.
Wasser wurde immer als etwas Besonderes angesehen. Im Altertum stellte man es sich belebt vor, belebt von Wassernymphen und Flussgeistern, deren Aufgabe offenbar aus nichts anderem bestand, als über das Wasser zu wachen und Menschen zu helfen.
Die größte Weltmacht der Antike, das Römische Reich, wäre nicht denkbar ohne ihre *Aquädukte*, sprich riesigen, kilometerlangen Wasserleitungen (lat. *aqua* = Wasser, lat. *ducere* = führen, leiten), woraufhin man selbst in dem verschmutzten Rom bequem baden und sich säubern konnte; außerdem stand frisches Trinkwasser zu jeder Tageszeit zur Verfügung.
Die gesamten Heilkräfte, Heilquellen und Heilmöglichkeiten des Wassers zu beschreiben könnte tatsächlich mehrere Bücher füllen. Zahlreiche Beschwerden lassen sich mit und durch das Wasser allein zumindest lindern, denken wir nur an Pfarrer Kneipp oder an die zahlreichen Heilbäder, die nach wie vor existieren.
Wenn wir von Heilbädern sprechen, sei jedoch nicht verschwiegen, dass viele davon inzwischen kaum mehr im medizinischen und noch weniger im spirituellen Sinne überzeugen. Wo sich einst Heilquellen befanden, sind heute unterhaltsame *Aquaparks* entstanden. Sie haben einen Wasserverschleiß, den die ursprünglichen Heilquellen niemals zur Verfügung stellen könnten.
Diesen Wandel konnte ich persönlich miterleben. Die (meist älteren) Menschen, die

ehemals bestimmte Heilquellen nutzten, weil sie die positiven Heilwirkungen selbst erfahren hatten, gingen in der Regel nach der Neueröffnung und der Umwandlung kaum mehr in diese umgewandelten Bäder, weil sie feststellten, dass es dort kein heilsames oder gar heiliges Wasser mehr gab.
Dennoch bedeutet das nicht, dass nicht mit bestimmten Wassern durchaus erstaunliche Heileffekte erzielt werden können.

HEILIGE QUELLEN

Noch mehr gerät man ins Staunen, wenn man all die heiligen Quellen in Augenschein nimmt, die auf dem gesamten Erdball existieren. Nahezu keine Religion verabsäumte es, auf die „Heilkräfte" bestimmter Wasserquellen aufmerksam zu machen. Christen und Hinduisten, Mohammedaner und Anhänger zahlreicher Naturreligionen sind in diesem Punkt einer Meinung. Wenn auch der skeptische Geist heute die vielfältigen Formen des Aberglaubens belächelt, der mit diesen heiligen Quellen einhergeht, so bleibt doch die erstaunliche Tatsache bestehen, dass reines, klares Quellwasser an Hunderten, vielleicht Tausenden von Orten über Jahrtausende hinweg verehrt und als Heilmittel betrachtet wurde. Allein in Irland existieren bis heute fünfzig solche heiligen Quellen. Ganze Wasserkulte entstanden rund um „Brunnenheiligtümer", an denen man Gaben niederlegte und Gebete sprach. Diese uralten, heidnischen Quellen wurden später, als das Christentum Einzug hielt, oft mit Kreuz- und Jesus-Symbolen versehen und sozusagen nahtlos aufgesogen und übernommen. Sie wurden uminterpretiert, sodass sie in die neue Religion, das Christentum eben, hineinpassten. Man sprach diesen Quellen nach wie vor Heilkräfte zu, aber versah sie nun zum Beispiel mit dem Namen eines christlichen Heiligen. Doch immer blieb der Glaube bestehen, dass sich an bestimmten Orten Wunder ereignen konnten, Heilwunder, gleichgültig welcher Religion man anhing.
Der Glaube an die Heilkräfte des Wassers überlebte also selbst Weltanschauungen und Religionen, er steht gewissermaßen über ihnen, was ebenfalls eine erstaunliche historische Tatsache ist.
Viele heilige Quellen fasste man in Steine. Brunnenhäuschen wurden errichtet und manchmal Bänder und Tücher an die umstehenden Bäume gebunden. Hierbei stand die magische Vorstellung Pate, dass auch eine Krankheit dahinschwinden würde, sobald die Bänder und Tücher von der Natur zerstört worden waren. Aus vielen Quellen brauchte man angeblich nur ein paar Mal zu trinken, und schon genas man von seinem Leiden. Hundertfach, ja tausend- und millionenfach pilgerten Gläubige zu solchen heiligen Quellen und Wallfahrtsorten. Ganze Gemeinden und Städte entstanden, Denkmäler und Kirchen wurden errichtet und Rituale in reicher Zahl erfunden. Steinaltäre wurden rund um Quellen erbaut und die unglaublichsten (Heilungs-)Legenden weitererzählt. Es herrschte eine allgemeine Übereinstimmung, dass bestimmtes Quellwasser Krankheiten zumindest lindern, wenn nicht gar ganz zum Verschwinden bringen konnte. Man trank das heilige Wasser oder badete darin.

Manchmal genügte es auch schon, nur ein paar Münzen hineinzuwerfen, um den Geist des Wassers günstig zu stimmen, oder aber einen Heiligen, der offenbar über die Quelle wachte.
In Portugal, Sardinien, Dänemark, immer wieder in Irland, aber auch in Frankreich, England und in Deutschland gab (und gibt) es zahlreiche heilige Quellen.
Über die Bedeutung des Wassers brauchen wir also nicht zu philosophieren.
Doch wie haben wir heute darüber zu urteilen?

ZWEI ARTEN VON LOGIK

Vieles, was wir heute vorgeblich über das Wasser wissen, ist hypothetischer Natur. Schulmedizinische Forscher untersuchen gewöhnlich nur Details, das heißt Wasser-Details in einigen wenigen Regionen des menschlichen Körpers. In der Folge bemühen sie sich darum, von diesen Details auf das Ganze zu schließen. Versäumt wird, die „Wasser" des Körpers sozusagen in ihrer Ganzheit zu beobachten.
Was ist hierzu zu bemerken? Nun, nicht immer kann man von einem Detail auf das Ganze schließen, so nutzbringend diese Art von Logik auch manchmal ist. Eigentlich verhält sich der Sachverhalt oft genau umgekehrt: Zuerst sollte man etwas in seiner Ganzheit begreifen, bevor man seine Einzelteile unter die Lupe nimmt, die erst aus der Perspektive des Ganzen einen Sinn ergeben.
Yogis, Osteopathen, spirituell gepolte Zeitgenossen und Alternativmediziner suchen daher gerne nach den Ursprüngen der materiellen Schöpfung, auch des Wassers. Besonders Osteopathen beschäftigen sich deshalb intensiv mit der Embryologie, obwohl auch schon der Yoga und alte Philosophen erstaunliche Aussagen zur Embryologie machten, lange bevor sie erforscht wurde. Im Rahmen dieser Disziplin sucht man zu erkunden, wie „eigentlich" alles anfing und wie sich der Körper Schritt für Schritt quasi aus dem Nichts bildete und bildet.
Eine spannende Frage! Im Endeffekt ist das Gebilde, genannt Körper, dem man bei dem erwachsenen Menschen begegnet und womit man als Therapeut arbeitet, nichts anderes als ein sehr junger oder gar embryonaler Leib, der sich im Moment freilich in einem fortgeschrittenen Stadium befindet. Die Embryologie beobachtet eigentlich den chronologisch korrekten Aufbau der Schöpfung und entlarvt so einige falsche Ideen, die wir uns anhand des fertigen Menschen gemacht haben.
Zu welchen Konsequenzen führt diese Art von Denken?
Jetzt wird es erst richtig spannend.

DER WASSERSACK

Der menschliche Körper ist vereinfachend ausgedrückt eine Art Wassersack. Diesen Sack könnte man mit einem großen gewobenen Tuch vergleichen. Er besteht aus Faszien. Damit bezeichnet man eine Art Bindegewebe. Faszien sind faserige Bindegewebsbildungen, sie sind meist weißlich bis transparent und können Zugbelastungen aushalten. Die Schulmedizin hat es sich angelegen sein lassen, den verschiedenen

Faszien an diesem Wassersack an jeder Ecke einen anderen Namen zu geben, wodurch der Eindruck entsteht, der Mensch sei nicht „aus einem einzigen Stück Stoff genäht". Wir benötigen hier diese Kompliziertheit nicht. Sie verschleiert sogar den Blick fürs Ganze, für die Einheit.

Der genannte Sack verfügt über viele Unterteilungen, die man ebenfalls mit allerlei hübschen, großartigen, lateinischen Namen belegen kann. Im Rumpfinneren sind die einzelnen Kammern dieses „Sacks" mit Organen gefüllt. Die Faszie ist in etwa wie das Gebäude, in dem gearbeitet und gelebt wird. Wenn Sie Angestellte und Mobiliar entfernen, bleibt das nackte Gebäude mitsamt der eingebetteten Infrastruktur, also Strom, Wasser und Heizung. Der Körper gleicht eher einem aufgeblasenen Zelt mit vielen Kammern als einem Betonbau. Auch „Verstrebungen" sind „eingenäht" - die wir später Knochen nennen - um dem Sack den Halt zu geben. Um die Knochen herum befinden sich die Muskeln. Somit kann die Form des Zeltes oder Sacks auch verzogen werden und sich in alle möglichen Richtungen hin dehnen. Später lernen wir, dass hierdurch Bewegung möglich wird. Nun müssen Sie sich vorstellen, dass das fertige, bezogene Gebäude noch zusätzlich mit Wasser aufgefüllt ist, statt mit Luft.

Jedenfalls ist der physische Mensch zunächst ein Wassersack, womit das Wasser plötzlich zum Schlüssel wird, wenn man den Körper verstehen will.

Dieser Sack pulsiert. Er wurde und wird von innen heraus geformt, er kann bewegt und gefaltet werden. Schließlich erhält dieser Sack die für den Menschen typische Form.

Die viel beschrieenen Gene, von denen die Wissenschaft heute so besessen ist, erhalten dabei nur einen Teil der angenommenen Bedeutung. Sie waren und sind nicht für die Form zuständig, sie liefern lediglich das Material. Auf Genen befindet sich ja der Code für die Bildung von Molekülen. Das erklärt, weshalb wir etwas beleidigt feststellen mussten, dass Würmer und andere niedere Tiere etwa mit emselben Gen-Pool spielen wie wir Menschen. Alle Kinder Gottes erhalten in etwa die gleichen Lego-Bausteine. Das eine Kind ist einfach sehr kreativ, das andere ist mit wenig zufrieden, das dritte Kind ist sehr technisch. Und so enden alle mit einem ganz anderen Resultat, aber mit (ungefähr) denselben Bausteinen. Die Gene codieren nur Bausteine. Form und Funktion stammen aus einer anderen Quelle. Man kann beobachten und beweisen, dass bei einem Embryo zunächst ein *Flüssigkeitsprozess* stattfindet, bevor sich eine Struktur bildet.

Somit ist es beispielsweise auch unkorrekt, anzunehmen, dass sich das Blut bewegt, weil wir über ein Herz verfügen. In Wahrheit verhält es sich umgekehrt. Im Embryo existiert zuerst das Blut, das sich bewegt. Die Bewegung des Blutes bildet schließlich das Herz aus.

Allein aus diesen dürren Anmerkungen ersieht man bereits, dass wir an unseren ursprünglichen Behauptungen nicht starr festhalten dürfen.

Oft ist sogar das Gegenteil dessen wahr, was gerade angenommen wird.

Auf einer höheren Wissensebene, wie sie zum Beispiel im Taoismus und im

ganzheitlichen Denken vorzufinden ist, nimmt man immer an, dass zu einer Aussage auch die genau gegenteilige Aussage wahr ist.
Nur dann besitzt man die Chance zu einem echten Verständnis. Diese Art des Denkens überfordert jedoch den westlichen Forscher maßlos. Er versucht, sich an einer einzigen Tatsache festzukrallen, ohne zu verstehen, dass auch das Gegenteil davon wahr sein könnte. Aber ohne die Ergänzungen durch ihr Gegenteil können die Erscheinungen in der Welt nicht in Balance gehalten werden.
Untersuchen wir diesen Denkansatz noch ein wenig gründlicher.

THESE UND GEGENTHESE

Eine der faszinierendsten Gestalten der Weltliteratur und der Religionsgeschichte war und ist Lao-Tse, der gemeinhin als Gründer des Taoismus bezeichnet wird und etwa im 6. Jahrhundert vor Christus lebte. Er verfocht diesen Denkansatz so vehement wie kein zweiter. Der Legende nach verfasste Lao-Tse ein Buch namens *Tao-Te-King*. Es handelt sich dabei um einen „Weg zur Tugend", denn „Te" kann mit *Tugend* oder *Güte* übersetzt werden. Der Begriff „King" bezeichnet einen *Leitfaden.* Beim Tao-Te-King handelt es sich also um einen Leitfaden, der den *Weg* zur *Tugend* beschreibt. Die Wahrheit ist indes, dass sich in diesem Büchlein sehr viel mehr verbirgt, tatsächlich enthält es eine ganze Religion, ein geheimes Wissen um die letzten und höchsten Dinge, eine eigene Philosophie und politische Ratschläge.
Genau in diesem Büchlein wird die Denkweise in Gegensätzen am besten beschrieben. Gönnen wir uns nur ein einziges Zitat:

„Wenn auf Erden alle das Schöne als schön erkennen,
so ist dadurch schon das Hässliche definiert.
Wenn auf Erden alle das Gute als gut erkennen,
so ist dadurch schon das Nichtgute definiert.
Denn Sein und Nichtsein erzeugen einander.
Schwer und leicht vollenden einander.
Lang und kurz gestalten einander.
Hoch und tief gehören zusammen.
Vorher und nachher folgen einander."

(Vgl. Tao-Te-King, Übersetzung von Ernst Schwarz)

Die Technik? Nun, sie ist relativ einfach zu begreifen.
Der Autor bemüht *Gegensätze.* Ein Fachausdruck hierfür lautet: *Dichotomie.*
Dichotomie bedeutet wörtlich „Zweiteilung" oder „in zwei Teile gespalten". Der Wahrheit halber muss man festhalten, dass die Bedeutungen des Wortes „Dichotomie" zahlreich sind und der Fachausdruck in verschiedenen Sprachen manchmal unterschiedlich definiert wird. Ein anderer Fachausdruck lautet *Antonyme.* Hierunter

versteht man Wörter mit gegensätzlicher Bedeutung. Lao-Tse liebte offenbar *Gegensatz-Paare.* Tot-lebendig, sinnvoll-sinnlos, hoch-tief, vorher-nachher, schön-hässlich, gut-böse, Sein-Nichtsein, schwer-leicht, lang-kurz...
Erlauben wir uns an dieser Stelle, einmal persönlich zu philosophieren. Wahr ist, dass man tatsächlich das Schöne nur definieren kann, wenn man auch das Häßliche einbegreift. Auch der Ausdruck "Höhe" ist nur dann wirklich zu verstehen, wenn es im Gegensatz dazu auch eine Tiefe gibt. Insofern ist die Annahme, dass man auch das Gegenteil dessen annehmen könnte, was gerade behauptet wurde, plötzlich gar nicht so weit hergeholt.
Nun aber zurück zu unserem Wassersack.

WIE DER WASSERSACK ENTSTEHT
Wir wissen jetzt bereits, dass zunächst eine *Bewegung* existiert, bevor etwas Materielles *aus* und *innerhalb* dieser Bewegung entsteht.
Die Bewegung im Embryo entsteht also nicht etwa deshalb, weil es Gelenke gibt, sondern die Bewegung kreiert erst die Gelenke. Die Bewegung ist dafür verantwortlich, dass ein Gelenk überhaupt entstehen kann.
Wer jedoch, so könnte man fragen, verursacht und vermittelt diese Bewegung?
Nun, vermittelt wird sie mittelbar durch das *Wasser* - wenn wir großzügig genug sind, alle Flüssigkeiten zunächst als Wasser zu bezeichnen. Das Wasser ist das empfängliche Element. Es erhält jedoch gewisse feinstoffliche Impulse aus dem geistigen Bereich oder aus dem Seelenreich. Das (flüssige) Wasser sorgt dafür, dass ein Impuls sozusagen ins Materielle übersetzt wird. Wer mit Erich Belchschmidts Embryologie vertraut ist - der einzige Embryologe, der nicht nur beschrieb, was er sah, sondern auch Erklärungen für die Beobachtungen erforschte, und der heute aktueller ist denn je -, der könnte kritisch anmerken, dass Stoffwechselprozesse für die Flüssigkeitsbewegungen zuständig sind: Das Wasser bewegt sich je nach der Konzentration von Stoffen darin. Dies induziert auch Wachstumstendenzen. Die Stoffe werden aber von Genen produziert.
Spricht dies nicht dafür, dass eben doch die Gene die primäre Ursache sind? Eben nicht, denn dieser Forscher erklärt auch, dass die Umwelt einer Zelle erst diesen Prozess aktiviert, dass also doch eine Chronologie von außen nach innen gegeben ist. Lange nach Blechschmidts Forschungen kennen wir dieses Phänomen heute als *Epigenetik.*
Wie man es auch dreht und wendet - selbst wenn dieser Forscher eine Embryologie darstellt, die unzweideutig und mechanistisch determiniert erscheint, erwähnt er in weniger bekannten Werken die Lücken seiner Erklärungsmodelle und die Notwendigkeit, von entscheidenden Impulsen aus dem Nicht-Materiellen auszugehen.
Da aber das Wasser selbst auch Materie ist, handelt es sich dabei sozusagen um ein Interface oder eine Schnittstelle zwischen Seele und Körper. Diese Funktion übt das Wasser auch später noch aus, zu Lebzeiten. Es übersetzt gewissermaßen die Impulse

der Seele auf den Körper.
Das ist für manche Menschen eine gänzlich neue Betrachtungsweise, und wir sollten diese Sicht einen Augenblick lang in uns einsickern lassen.
Bis heute haben wir im Allgemeinen kaum realisiert, was hier tatsächlich passiert. Ein (feinstofflicher oder seelischer) Impuls benutzt das Wasser im Körper, worauf bestimmte Ergebnisse die Folge sind. Der Embryo zeigt uns diesen Sachverhalt in der Schöpfung, denn so entsteht überhaupt physisches Leben.
Selbst Emotionen könnte man unter diesem Aspekt behandeln. Emotionen entstehen zuerst im feinstofflichen Bereich, bevor sie sich im Körper oder am Körper niederschlagen. Der Mittler ist erneut das Wasser. Die erste materielle Instanz, die reagiert, ist das Körperwassers oder sind die Körperflüssigkeiten, wenn wir eine Emotion empfinden. Dann schlägt sie sich auf den ganzen Körper nieder. Dadurch kann sich sogar die gesamte Struktur eines Menschenkörpers ändern. Denken wir nur an die angeschwollenen Adern, wenn wir zornig sind. Der physische Leib reagiert.
Aus diesem Grunde werden nebenbei bemerkt Osteopathen und andere Alternativmediziner von ihren Patienten manchmal als Hellseher angesehen, weil diese etwas lesen können, was andern verborgen bleibt. Dabei verfügen sie eigentlich nur über geschärfte Sinne, das heißt, sie nehmen feinstoffliche/seelische Impulse wahr, die von anderen Therapeuten ignoriert werden. Das bedeutet nicht, dass sich unter den Alternativmedizinern nicht ab und an auch tatsächlich hellsichtige Personen befinden könnten. Doch dieser Umstand interessiert uns an dieser Stelle nicht. Uns interessiert hier nur die Funktion des Wassers. Was die seelischen Impulse angeht, die über die Flüssigkeiten vermittelt werden, so geht es hierbei eigentlich nur um die Bereitschaft eines Osteopathen, feinstoffliche/seelische Wahrnehmungen nicht beiseitezuschieben, sondern auch sie gelten zu lassen. Man könnte auch von energetischer Physik als einem neuen Fachgebiet sprechen, doch es kommt mir nicht auf den Ausdruck an. Jedenfalls handelt es sich um nichts Übernatürliches; denn nichts ist natürlicher als ein menschlicher Körper, auf den freilich bestimmte Kräfte einwirken. Diese besonderen Wahrnehmungen werden von der gängigen Schulmedizin, aber auch von den meisten Medien, völlig in Abrede gestellt, obwohl sie gut zu beobachten sind und teilweise bereits mittels wissenschaftlicher Technologie erforscht und bestätigt wurden.
Im Allgemeinen verhält es sich jedoch meist so, dass die Technologie, die dasselbe wahrnehmen kann, was der Mensch wahrnimmt, erst noch entwickelt werden muss. Ein spektakuläres Beispiel: Philipp Druelle zum Beispiel, ein namhafter Osteopath, war in St Petersburg Teil einer Forschung über das Gehirn, bei der sein Befund (allein durch Betasten mit der Hand) verglichen wurde mit dem PET-Scan Befund der Wissenschaftler. (PET steht für Positronen-Emission-Tomografie.) Einerseits hatten beide für die strukturellen Auffälligkeiten deckungsgleiche Ergebnisse – sprich, was die Forscher entdeckten, entdeckte auch Druelle und umgekehrt. Aber noch erstaunter waren die Forscher bei den subtileren Störungen in den Flüssigkeiten.

Was Druelle protokollierte, war im Scan nicht ersichtlich und konnte somit von der reinen Fantasie herrühren. Nachdem der Osteopath jedoch die systemische Aktivität des Gehirns auf seine Art „geboostet" hatte, das Gehirn sich also durch die stärkere Pulsation der Gehirnflüssigkeit stärker ausdrückte, erschienen die von ihm im Vorfeld erwähnten Zonen auch auf dem PET-Scan. Die Bildgebung brauchte also etwas Unterstützung, um das zu erkennen, was die menschliche Hand schon zuvor erspürt hatte.

Wie man auch immer diese Sichtweise betrachtet, unumstößlich fest steht Folgendes: Wasser ist von enormer Bedeutung.

DIE QUALITÄT DES WASSERS

In vielerlei Hinsichten ist Wasser der universelle Träger physischen Lebens. Und da der menschliche Körper zu 70 % aus Wasser besteht, gibt es mehr als einen guten Grund, sich um die Qualität des Wassers zu sorgen.

Viele „Wasser-Propheten" machten sich bereits darum verdient, auf die Bedeutung des Wassers zu verweisen. Ich nenne nur Namen wie Masaru Emoto, Alexander Lauterwasser, Gerald Pollack, Theodor Schwenk oder Viktor Schauberger. Aber wir befinden uns hier nicht in der Schule oder in der Universität und müssen uns nicht wissenschaftlich und mit hundert Zitaten mit ihnen auseinandersetzen, um dies zu verstehen:

Das Wasser ist ein Informationsträger. Es übermittelt Form, Information und Energie an und innerhalb des physischen Körpers.

Im Übrigen gilt es, meiner Wahrnehmung nach, zwei Typen von Verschmutzung zu unterscheiden: Einerseits gibt es tonnenweise Giftstoffe im Wasser, von denen wir wissen oder auch nicht. Hierüber streiten sich Politiker, Ökonomen und Ökologen. Die Verschmutzung ist stofflich und kann mit geeigneten Filtern weitgehend eliminiert werden. Der zweite Typ basiert rein auf der Informationsbasis. Dieser Typ der Verschmutzung wurde zum Beispiel von dem Forscher Emoto sichtbar gemacht. Die inzwischen verbreitete Theorie besagt, dass Wassermoleküle sich zu sogenannten *Clustern* verklumpen. Spezielle Filteranlagen brechen natürlich diese „Klumpen" wieder auf.

Besonders gute Erfahrungen habe ich mit *verwirbeltem Wasser* gemacht. Einmal mehr ist die Sprache der Natur so simpel: Trinke ich gewirbeltes Wasser (es sollte wohl auch nicht die billigste Apparatur sein), habe ich Durst. Meine Zellen scheinen es zu mögen und verlangen nach mehr. Trinke ich ein oder zwei Tage anderes Wasser (darunter auch viele abgefüllte sogenannte Mineralwasser auf dem Markt), dann meldet mein Körper offensichtlich keinerlei Interesse an Wassernachschub.

Könnte man in das Wasser, das aus dem Wasserhahn quillt, hineinhören, würde man tosenden Lärm vernehmen – aufgrund der Tatsache, dass dieses Wasser bereits viel „durchgemacht" hat. Es wurde über viele Kilometer durch Rohre gezwängt, durch laute Pumpen gepresst, um rechte Winkel geschlagen, war in Kontakt mit allerlei Giftstoffen, und hat all diese Erfahrungen gespeichert, ohne je wieder zur Regeneration in den natürlichen Kreislauf zurück zu gelangen.

Nun, soviel ist sicherlich wahr: Selten oder nie wird es unserem Trinkwasser, das aus der Leitung kommt, erlaubt, sich wieder zu reinigen und all diesen „Lärm" abzuschütteln. Die Natur braucht für diesen Reinigungsprozess manchmal viele hundert Jahre. Der natürliche Zyklus der Wasser-Regeneration oder Wasser-Reinigung ist jedoch heute längst nicht mehr gegeben. Unser (gebrauchtes) Leitungswasser durchläuft in der Folge eine Kläranlage und wird uns dann wieder zurückgeschickt, gewissermaßen postwendend. Dabei wissen viele Betreiber von Kläranlagen sehr genau, dass das gebrauchte Wasser längst nicht perfekt gereinigt und von allen Schadstoffen befreit worden ist; die meisten Kläranlagen selbst der technologisch fortschrittlichsten Nationen sind völlig überfordert. In der Natur würde das gleiche Wasser einen tiefgreifenden Reinigungsprozess durchlaufen. Es würde Jahrhunderte lang durch poröses Gestein rinnen oder ganz ruhen. In Wildwasserflüssen und Wasserfällen würde es sich innerhalb der harmonischen Geometrie bewegen, wie sie die Natur seit jeher beschreibt, von den Galaxien bis hin zu Mikroorganismen. Es würde also sowohl gefiltert - von Schadstoffen befreit - wie auch auf Informationsebene durch Verwirbelung neutralisiert.

Könnten Sie nun in das Wasser hineinhorchen, vernähmen Sie Klänge ähnlich einer Meditationsmusik: Viel Stille, leichte Grundtöne und wenn Information, die von unterwegs stammt, wäre es Vogelgezwitscher, das beim Mäandern aufgeschnappt wurde.

Was bedeutet das jedoch, wenn es um unseren persönlichen Umgang mit Wasser geht?

VOM BESONDEREN UMGANG MIT WASSER

Durch die populär gewordenen Erkenntnisse der letzten etwa zwanzig Jahren in Bezug auf Wasser und dessen „Erinnerungsvermögen" kommen fast täglich neue Produkte auf den Markt. Filter, Flaschen mit besonderen Symbolen und Sprüchen, teils mit großer Sorgfalt bei der Materialauswahl, teils vor allem sorgfältig ausgewählt, damit Erscheinungsbild und Marketing stimmen. Menschen legen sogar Edelsteine ins Wasser. Wie dem auch sei, vielen Menschen dämmert es, dass Wasser nicht gleich Wasser ist und die Art und Weise, wie es behandelt wird, von Bedeutung sein könnte. Ausgiebig wurde die Sensitivität von Wasser in Versuchen demonstriert. Schon Worte scheinen zu reichen, um die innere Struktur des Wassers zu verändern. Wobei das Wasser wohl kaum unsere Sprache versteht, aber wohl auf die vom Menschen assoziierte Energie. Vergleichbar ist dies, wie wenn Sie Ihrem Hund liebevoll mit säuselnder Stimme „böser Hund" sagen, oder hasserfüllt in schreiendem Ton „du liebes Tier" ... der Hund wird nicht auf die Worte, sondern auf die damit einhergehende *Emotion* reagieren. Neu sind diese Erkenntnisse über Wasser nur für Industrienationen. Vielerorts, besonders in Asien, durfte das Trinkwasser traditionellerweise einen Tag in Kupfergefäßen in der Anwesenheit schöner Blüten oder heiliger

Gegenstände verweilen, bevor man es zu sich nahm. Auch unsere Groß- und Urgroßeltern wussten einiges mehr als wir und pflegten Wohnbereich und Wasser. Wer sich für das Thema öffnet, erfährt von den unzähligen Wasserquellen weltweit, die heute noch von der lokalen Bevölkerung aufgesucht werden, die dort ihr Trinkwasser holen. Wer sich Zeit nimmt und an solchen (meist unspektakulären) Brunnen verweilt und mit den Leuten spricht, hört allerlei faszinierende Geschichten, er vernimmt Sagen und Märchen, aber auch Erlebnisberichte von Betroffenen, die oft sehr eindrückliche Erfahrungen gemacht haben. Sie nehmen viele Kilometer auf sich, um an ihr Trinkwasser zu kommen.
Man könnte nun eine lange Liste mit Tipps anbringen, wie Sie Ihr Trinkwasser aufbewahren und behandeln sollten. Um es simpel und nicht so technisch zu halten, stellen Sie sich doch einfach vor, es handle sich nicht um eine Sache, eine selbstverständliche und banale noch dazu, sondern stellen Sie sich vor, es ginge um Ihren Liebhaber, eine liebe Fee oder etwas für Sie Heiliges. Denn es ist heilig. Sie verdanken diesem Wasser Ihr Leben! Wie würden Sie es dann behandeln? Wie würden Sie es „betten"? Wasser soll es bei Ihnen einfach schön haben.
Inzwischen wurden viele volkstümliche Traditionen rund um das Wasser durch vielerlei seriöses, wissenschaftliches Material bestätigt. Wer heute diese Erkenntnisse noch ablehnt, weil er sich als „Realisten" sieht, beweist damit nur, dass er der akademischen Wissenschaft mehr vertraut als der Natur.
Wir sprechen hier hauptsächlich über die Kraft der Seele. Falls Sie sich mit dieser Idee identifizieren können, dass Wasser wie etwas Lebendiges behandelt werden sollte und es für Ihren Körper und Ihre Seele von Bedeutung ist, lade ich Sie zu folgender Überlegung ein: Stellen Sie sich vor, Sie ziehen Wasser, das mit positiven Affirmationen „berieselt" wurde – oder zum Beispiel die letzten Stunden in einem heiligen Tempel aufbewahrt und liebevoll behandelt wurde – einem Wasser vor, das mit Ausdrücken wie „Angst", „Ärger" oder „Missgunst" konfrontiert war.
Welches ist nun das nächste Gefäß, in das Sie das gute Wasser hineinleeren? Sie selbst. Ihr Körper. Aber Sie befinden sich in einem disharmonischen Zustand! Denken Sie, das Wasser bleibt dort in dem harmonischen Zustand erhalten? Was an Toxinen herausgefiltert wurde, dieser Vorteil bleibt erhalten, ja. Es lohnt sich, hierüber einfach einmal nachzudenken.

Wenn Sie selbst jedoch der heilige Tempel sind, der von Liebe durchströmt wird und „Good Vibes" verbreitet, dann wird Ihr Körper auch „schlechtem" Wasser trotzen können.
Schauen Sie sich unter diesem Gesichtspunkt einmal all Ihre Feng-Shui-Gegenstände an. Sich damit zu umgeben, bringt wenig. Wenn Sie dagegen selbst zu einem „Tempel" werden oder zu einem „Feng-Shui Gegenstand", sieht die Sache schon anders aus. Dann sind Sie nicht nur immun, Sie sind gesund *und* gesundheits-bringend, harmonisch *und* harmonisierend, glücklich *und* beglückend.

VERUNREINIGUNGEN IM BESTEHENDEN WASSER

Es wäre nun ohne weiteres möglich, an dieser Stelle ein paar hundert Seiten über die bestehenden Verunreinigungen und die Reinigung des Wassers anzufügen. Doch das ist bereits von berufeneren Autoren als ich es bin getan worden.

Sauberes Quellwasser wäre sicherlich die bekömmlichste Form von Wasser für den Konsum. Es gibt aber auch diverse, sehr gute Apparaturen, die Ihr Leitungswasser auf ein sehr hohes Niveau heben. Oft wird die nicht geringe finanzielle Investition gescheut. Wenn Sie sich jedoch vor Augen führen, was es bedeutet, in einem gesunden, von Leichtigkeit durchströmten, vitalen Körper zu leben und dies zu dem Gewinn an Wohlbefinden und Lebensfreude addieren, dann sieht die Sache schon anders aus. Es gibt nicht viel, was fürs gleiche Geld so viel Gewinn bringt.

Nichtsdestotrotz besitze ich bis heute noch keinen solchen Filter, lediglich einen hochwertigen Verwirbler. Denn das oben beschriebe Phänomen gilt für alle Bereiche des Lebens, ob energetisch, emotionell oder stofflich: Wer es versteht, sein System in Ordnung und in einem harmonischen Zustand zu halten, der bietet schädigenden Einflüssen von außen kaum Angriffsfläche und nimmt dadurch keinen Schaden.

Eine physikalische Erklärung bezüglich Wasser könnte sich vielleicht in Gerald Pollacks Entdeckungen finden: Der Forscher bewies unzweideutig anhand vieler spannender Experimente diesen Umstand: An speziellen Oberflächen, wie die Zellmembran zum Beispiel, verändert sich das Wasser von H2O zu H3O2 und somit zu einer kristallinen Form. In einer wässerigen Lösung können Toxine gelöst sein. Das Kristallgitter aber bildet eine klar strukturierte Schicht, die Pollack *Exclusion Zone* (Ausschluss Zone) oder *EZ* nennt. Seine Forschungen gehen bis dato nicht auf Giftstoffe im Körper ein, er erforscht Wasser und nicht den Menschen. Aber demnach müsste eine gesunde Zelle in gesundem Umfeld kaum Kontakt mit vorhandenen Toxinen haben, obwohl diese irgendwo zwischen den Zellen umherschwimmen.

Weiter will ich an dieser Stelle nicht auf Pollack eingehen.

Aber man erlaube mir eine Wiederholung: Man muss lediglich lernen zu lauschen und zuzuhören. Unsere grundsätzliche Wahrnehmungsfähigkeit ist weitaus höher, als uns je jemand zugestanden hat.

WASSER UND PERSÖNLICHE RESONANZ

Wenn Sie beim Anblick von Wasser oder allein schon bei dem Gedanken an das Wassertrinken oder das Baden im Wasser scheinbar aus einem unerklärlichen Grund Freude oder ein positives Gefühl empfinden, so hat das eine Ursache: Sie müssen diese Ursache nicht einmal notwendigerweise intellektuell verstehen, das heißt, es ist völlig unnötig, logischen Argumenten dieser Freude nachzuspüren. Damit vernebeln Sie nur das eindeutige, klare Gefühl der Resonanz. Das Gefühl allein sollte Ihnen bereits als Wegweiser dienen, Sie brauchen dazu keine weitere Logik.

Ein eindrückliches Beispiel diesbezüglich ist ein Flüsslein, das sich in der Nähe

meiner Wohnung befindet. Sein Wasser ist seit Jahrzehnten ziemlich verschmutzt. Der Verschmutzungsgrad schwankt jedoch, ohne dass sich die Behörden, die eigentlich dafür zuständig wären, einen Reim darauf machen könnten.
Gräbt man ein wenig tiefer, entdeckt man dies: Flussaufwärts gab es ehemals zahlreiche Industrieanlagen, denen der Bau in einer Zeit gestattet wurde, als noch kaum jemand vom Naturschutz sprach und das Wort allein schon unbekannt war. Wahrscheinlich existierten dort zudem zahlreiche legale und auch illegale Mülldeponien, die überdies verursachten, dass immer wieder Unrat in den Boden einsickerte und seinen Weg in den Fluss fand.
Schon als Teenager tat es mir in der Seele weh, das zu beobachten. Ich badete nur ein einziges Mal in diesem Fluss und fühlte mich danach so schmutzig, dass ich es kaum erwarten konnte, nach Hause zu eilen, um ausgiebig zu duschen. Als ich später etwas mehr über die Geheimnisse des Wassers erfuhr, schwor ich mir, etwas zu unternehmen, sobald ich über ein wenig Geld und die nötigen Kontakte oder das Wissen verfügen würde. Wieder einige Jahre darauf beauftragte ich tatsächlich einen guten Freund mit der energetischen Sanierung dieses Flüsschens. Mein Freund war von Haus aus Ingenieur, er hatte also etwas Handfestes gelernt, weiter hatte er sich mit der *Geomantie* und *Radiästhesie* beschäftigt und in diesen beiden Disziplinen herumgestöbert.
Geomantie?
Mantie könnte man mit Weisheit oder Wissen übersetzen, das Wörtchen *Geo* bedeutet Erde. Die Geographie ist die räumliche Darstellung der Erde, die Geologie die Wissenschaft, wann und wie die Erde entstanden ist, und die Geomantie beschäftigst sich mit subtileren Aspekten der Erde. Konkret spüren ihre Vertreter Kraftfelder oder Kraftorte der Erde auf, wie sie das nennen: Sie bemühen sich, bestimmte (positive) Kraftorte zu verstärken oder (negative) Energien aufzulösen.
Radiästhesie?
Ästhesie hat etwas mit dem Aufspüren zu tun, man fühlt etwas. In dem Wort Radi steckt das Wort Radio, es geht also um bestimmte Strahlen.
Im Rahmen die Radiästhesie spürt oder fühlt man diese Strahlen. Mit einer Rute oder einem Pendel versucht man, diesen Strahlen auf die Spur zu kommen.
Mein Freund hatte bereits erfolgreich bestimmte Aufträge für verschiedene Privatpersonen und Behörden ausgeführt, dies mit erstaunlichen Ergebnissen, vielleicht weil er sowohl Ingenieur war, und auch, weil er durch diese beiden esoterischen Gebiete bestimmte Erkenntnisse gewonnen hatte. Auch ich selbst war fasziniert von seinen Resultaten, die ich sogar mit eindeutiger Klarheit in meiner Praxis nachvollziehen konnte – sogar mit wiederholten Blindversuchen.
Was also geschah mit dem armen, gepeinigten Flüsslein?
Bemerkenswert war der Umstand, dass ich in einem Zeitraum von acht Jahren, in denen ich täglich auf meinem Arbeitsweg den Fluss überquerte, nie jemanden beobachtet hatte, der ein Bad in seinen Wassern genommen hätte. Nur einmal

entdeckte ich ein Kind, das aber nur bis zu den Knöcheln in dem verschmutzten Wasser stand. Wohlgemerkt, dem Fluss sah man die Verschmutzung nicht an, es sah ganz normal aus, man wusste einfach von Seiten der Behörden, dass es da ein Problem gab. Nun, inzwischen hatte sich mein Freund, ohne mich genauer informiert zu halten, des Flusses angenommen. Also war ich völlig überrascht, als ich eines Tages zahlreiche Menschen in ihm baden sah. Dabei war die Renaturierung schon früher vorgenommen worden, weitaus früher, und doch hatte sich niemand in sein Wasser gewagt. Erst als sich mein Freund darum gekümmert hatte, ergaben sich handfeste, sichtbare Resultate.

Er hatte mit seinen selbstentwickelten Instrumenten das Energieniveau des Flusses angehoben, indem er gleich einer Erdakupunktur bestimmte Orte behandelte. Die Giftstoffe waren zwar nicht verschwunden, Fauna und Flora kamen jedoch anscheinend viel besser damit klar. Und so wie es aussah auch instinktiv die Menschen, denn ich erlebte seither keinen einzigen Tag mit Badewetter, ohne nicht Menschen im Fluss zu sehen. Doch worauf es mir in diesem Zusammenhang ankommt: Allein die Tatsache, dass Menschen sich wieder spontan in dieses Wasser gewagt hatten, ohne dass sie dazu aufgefordert worden wären oder zu einer bestimmten Logik Zuflucht gesucht hätten, spricht dafür, dass man sich auf sein Bauchgefühl durchaus verlassen kann. Niemand unterschätze also diese spontane Wahrnehmungsfähigkeit, gleichgültig, ob er der Geomantie und der Radiästhesie Existenzberechtigung zuspricht oder nicht.

9. WAS WIR ÜBER SPORT UND BEWEGUNG LERNEN KÖNNEN

An dieser Stelle würde ich gerne einige unorthodoxe Ansichten über die Bewegung festzuschreiben. Bewegung ist natürlich unerlässlich, wenn es um die Themen Heilung und Gesundheit geht. Doch welche Bewegungen sind optimal? Und wie hat man sich den geistig-seelischen Aspekt vorzustellen?
In dieser Beziehung gibt es auch einige Überraschungen.
Doch gestatten sie mir zunächst ein paar ketzerische Vorbemerkungen. Es ist nicht unmöglich, dass sich dadurch bereits Ihr Verständnis in puncto Bewegung von Grund auf ändert.

BEWEGUNG GESTERN UND HEUTE

Zu selten wird realisiert, dass Bewegung in grauen Vorzeiten stets Mittel zum Zweck war. Das heißt, der Mensch musste sich Jahrtausende, vielleicht Jahrmillionen lang in schwierigstem Terrain fortbewegen und für sein Überleben einen körperlichen Einsatz leisten, sei es beim Bau seiner Unterkunft, beim Jagen, Fischen oder Ernten.
Mittlerweile ist unser Leben so eingerichtet, dass es kaum noch notwendig ist, sich physisch zu bewegen um zu überleben. Es ist uns „gelungen", die körperliche Bewegung aus unserem Leben zu verbannen. Dies hinterließ eine Leere, die wir manchmal mit ziellosen Aktivitäten füllen. Die Faulheit feierte fröhliche Urständ', die ursprünglich nur dazu diente, möglichst sparsam mit den eigenen Energiereserven umzugehen.
Wir sehen uns also völlig neuen Parametern und Gesichtspunkten gegenüber, wenn wir heute Bewegung bewerten.
Betrachten wir in diesem Sinne nur einmal eine einzige Bewegung oder Haltung, genauer gesagt ... das Sitzen.

DIE LÜCKENLOSE WAHRHEIT ÜBER DAS SITZEN

Zunächst so viel: Der Rumpf, auch *Stamm* genannt, ist das stabile Basiskonstrukt, an dem die Extremitäten, sprich die Arme und Beine, gewissermaßen angebracht sind. Der Rumpf ist relativ unbeweglich, verglichen mit den Extremitäten. Seine Aufgabe besteht unter anderem darin, dem Körper ein stabiles Zentrum zu bieten. Er muss in der Lage sein, sich aufrecht, stabil und zentriert zu halten, ohne größere Anstrengung und unabhängig von den Extremitäten. Kann er dies nur, wenn er sich auf bestimmte Weise auf die Extremitäten stützt, dann erledigt er seine Aufgabe als Stamm nur mangelhaft. Dies ist beispielsweise der Fall, wenn wir uns nur mit gestreckten Beinen aufrecht halten können und dazu Kraft benötigen. Und wenn wir nur mit einer Stütze im Rücken richtig sitzen können, ist etwas faul im Staate Dänemark. Rückenschmerzen und andere physische Missstände sind die logische Konsequenz.
Es kursiert außerdem seit längerem ein Gerücht, das scheinbar medizinisch-anthropologisch fundiert ist; es besagt, das Sitzen am Boden sei gewissen Kulturen von Natur aus vorbehalten.
Zum Beispiel wird der statisch etwas andersartige Schenkelhalswinkel als Vorwand vorgeschoben. Dass dabei die weiße Rasse einen unabwendbaren Nachteil hätte, gott-

gegeben oder genetisch bedingt, ist dabei eine stillschweigende, nie untersuchte Annahme. Der Glaube an eine Genetik, die unser Schicksal scheinbar besiegelt, wurde schon lange durch die Erkenntnisse der Epigenetik relativiert und überholt. Jedes Fachbuch beschreibt überdies, wie sich Schenkelhals und Beinachsen generell mit den Bewegungsgewohnheiten des heranwachsenden Kindes verändern. Deshalb kann man Babys, die eine Hüfte bei der Geburt noch nicht einmal entwickelt haben, einfach breit wickeln, und schon beginnt dieses Gelenk sich auszuprägen .
Die Natur hat sich sicherlich nicht eine eigene Rasse ausgedacht, die unfähig ist, auf dem Boden zu sitzen. Vielmehr ist es die Erfindung des Stuhls und seine konsequente Anwendung, die zu unseren Sitzgewohnheiten und damit zu sehr unbeweglichen Hüften geführt haben. Zu selten realisiert wird dabei jedoch dieser Umstand:
Das übermäßige Sitzen auf Stühlen resultiert in der Verkümmerung unseres Körpers. Nicht nur die Hüfte büßt ihre Beweglichkeit ein, auch der Rumpf verliert dadurch zunehmend seine Fähigkeit, unabhängig von den Beinen, also selbstständig seine Aufrichtung zu garantieren.
Schon in den Kindes- und Jugendjahren, in denen sich der Körper bildet und ausformt, ist diese Unsitte beobachterbar – das Kind wird auf einen kleinen Stuhl gezwungen.
Die Genetik, in anderen Worten *der Plan der Natur*, kann unmöglich darin bestehen, dass eines seiner Geschöpfe auf Hilfsmittel angewiesen ist. In Wahrheit stellt uns die Natur nur einen genetischen Rohling zur Verfügung. Gestaltet wird er in der Folge durch den Gebrauch. Der angeblich genetisch vorgegebene morphologische Unterschied zwischen den Rassen zeugt von einem Irrglauben, der nicht einmal kohärent ist mit wissenschaftlichen Erkenntnissen. Der Grund, dass bestimmte Völker im Gegensatz zur weißen Rasse aufrecht auf dem Boden sitzen können, hat nur und ausschließlich etwas mit der Gewohnheit zu tun.
Der Beweis: Wenn wir in einer indischen Großstadt einen Couch-Potato besuchen, so werden wir sehen, dass ihm das entspannte, freie Sitzen auf dem Boden ebenso schwerfällt wie allen anderen Vergleichspersonen in den Industrieländern. Auf der anderen Seite kenne ich viele Westler mit einem einfachen Landleben, die ihre Kinder naturverbunden und frei aufwachsen lassen. Diese nutzen vermehrt den normalen Boden und halten sich noch als junge Erwachsene entspannt auf jedem Untergrund auf, wie ihre Eltern auch.
Jedes Kind jeder Kultur fühlt sich wohl auf dem Boden und kann dort stundelang spielen. Nur weil wir es aufgegeben haben, uns ebenso zu verhalten, ist diese Sitte verloren gegangen.
Was passiert daraufhin? Nun, die Natur ist haushälterisch und effizient. Alles, was wir nicht brauchen und nutzen, geht langsam verloren. Dies gilt für die Kraft, die Beweglichkeit, das Gedächtnis, die kognitiven Funktionen und sogar für den Gebrauch bestimmter Biochemikalien. Glücklicherweise kann fast alles bis zu einem gewissen Grad auch wieder erlernt werden. Man kann seinen eigenen Körper umgestalten,

auch wenn es als Erwachsener länger dauert als in den Jugendjahren, eine Zeit, da der Körper mitten in seinem Gestaltungsprozess steckt.

WAS NACH WIE VOR MÖGLICH IST

Unsere ganze Beweglichkeit ist inzwischen fast dahin, jedenfalls im Vergleich zu der Beweglichkeit, die in einem natürlichen Leben selbstverständlich ist. Betrachten Sie spaßeshalber einmal diverse Bilder oder Filme über Affen. Diese Tiere verfügen über Hunderte von unterschiedlichen Stellungen und Positionen. Darin verweilen sie vergnüglich. Manchmal liegen sie wie ein nichtsnutziger Lappen am Boden, den man einfach in die Ecke geworfen hat. Mitunter befleißigen sie sich der komplizierten Stellungen. Die Anmerkung, dass wir selbst von den Affen lernen können, entbehrt im Hinblick auf Darwin nicht ganz des Humors. Jedenfalls kennen wir im Alltag keine große Bandbreite mehr, was mögliche Körperstellungen angeht. Es gibt (1) die Sitzstellung - Unter- und Oberschenkel in einem 90-Grad Winkel oder mehr, Rumpf aufrecht, aber mehr oder weniger gebeugt -, (2) den Stand, (3) den leidlich aufrechten Gang und (4) das Liegen, je nach Person ausgestreckt oder in Embryostellung. Mehr bietet uns das Leben kaum mehr. Den Rest müssen wir zusätzlich nach Feierabend nachholen, indem wir beispielsweise Sport treiben.
Möglich dagegen wären rund 500 bis 1000 weitere Positionen.
Was wären also Alternativen in unserer Couch-Potato-Kultur oder -Unkultur?
Bevor wir uns eingehender mit den verschiedenen Sport- und Bewegungsarten auseinandersetzen, sollten wir zwei völlig unterschiedliche Personen betrachten, und zwar nach einem intensiven und stressigen Arbeitstag.
Es handelt sich um Roger und Marcello. Beide halten hohe Positionen in der gleichen Firma inne. Bei beiden ist ein langes und hochwichtiges Meeting aus dem Ruder gelaufen. Ihr Job hat eigentlich darin bestanden, für ihre Firma einen guten Deal an Land zu ziehen. Doch erstens kommt es anders und zweitens als man denkt, lautet eine alte Spruchweisheit. Die Verhandlungen endeten für beide im Desaster. Es ist sogar fraglich, ob die Firma weiterbestehen kann.

ROGER

Ausgelaugt vom Kampf des Tages verabschieden sich die beiden voneinander. Roger befindet sich aufgrund der Ereignisse sozusagen noch immer in seinem Kopf. Doch glücklicherweise ist er ein ehrgeiziger, disziplinierter Typus. Weil ihm seine körperliche und mentale Gesundheit wichtig sind, geht er wie so oft nach der Arbeit ins Fitness Center. Als informierter Typ hat er gewissermaßen eine Zauberformel entdeckt. Er weiß, dass man nur zu leicht zum Monster mutieren kann, wenn man einen nervenaufreibenden Job nicht mit sportlicher Aktivität ausbalanciert. Er erfuhr es bereits am eigenen Leib. Der Blutdruck und die Stresshormone können aber durch Joggen am Laufband wieder heruntergefahren werden. Absolut kontraproduktiv ist Bewegungsmangel. Von dieser seiner Einstellung profitiert sein gesamtes Privatleben.

Die Strategie hat vor ein paar Jahren sogar seine Ehe gerettet. Auf dem Laufband kann er seinen Kopf leeren. Auf diese Weise nimmt er weniger Arbeit mit nach Hause. Die Füße laufen, der Schweiß rinnt, und der Ärger des Tages wird regelrecht verstoffwechselt.

An besseren Tagen verspürt er schon nach zwanzig Minuten Joggen eine Erleichterung. Aber heute verharrt der Kopf unablässig im gleichen Film. Immer und immer wieder erscheinen die Szenen aus dem Meeting. Verdammt, das Leben ist so ungerecht! Nach wie vor sucht sein Verstand nach einer Lösung, obwohl es dafür jetzt zu spät ist. Der Ärger kocht immer mehr in ihm hoch, obwohl er sich so sehr abstrampelt. Immer intensiver prügeln seine Fersen wütend auf das Laufband ein. Für kurze Augenblicke nimmt er die Fersen- und Fußschläge durch seine Knochen wahr, Knochen die in ihrer Härte sein eigenes Wesen widerspiegeln. Er liebt die Standhaftigkeit seines Charakters, doch er weiß nicht, dass sie eigentlich eine zwanghafte Facette seines Gemüts ist. Ohne einen liebevollen, nachgiebigen Gegenpol erweist sie sich sogar als ein selbstzerstörerisches Potenzial. Wie auch immer, selbst die Schläge, verursacht durch seine Fersen auf dem Laufband, können gegen den unablässig tobenden Verstand nichts ausrichten.

Da passiert es. Ein *wake-up call.* Das Knie beginnt wieder zu schmerzen. Dieses verdammte Knie macht ihm seit einiger Zeit das Leben zur Hölle. Natürlich schenkt er dem keine Beachtung, schließlich ist er ein Kopfmensch und weiß, dass der Wille Berge versetzen kann. Unreflektiert bleibt der Umstand, dass es nicht immer weise ist, Berge zu versetzen, nur weil man es will und kann. Er hat nicht begriffen, weshalb die Berge eben dort stehen, wo sie stehen. Diesem dummen Knie kann er es jedenfalls nicht erlauben, sein Leben zu ruinieren, denn ohne das Joggen würde er über keinen Ausgleich mehr verfügen. Womöglich würde er wieder zu dem unausstehlichen Menschen mutieren, der er einmal war. Und Joggen oder Sport generell *ist* wichtig für die Gesundheit, das weiß jedes Kind.

Hölle! Warum macht ihm sein Körper einen Strich durch die Rechnung, wenn er ihm doch nur etwas Gutes tun will? Das alles ergibt keinen Sinn. Er wird sich wohl eine weitere Cortisonspritze geben lassen müssen, um diese unnütze und grundlose Entzündung wieder loszuwerden, denn im Training will er nicht zurückzufallen.

Dank seines starken Willens kann Roger den Knieschmerz wieder ausblenden. Er joggt weiter. Dabei bemerkt er nicht, wie schwach sein Wille ist im Versuch, die peinigenden, negativen Gedanken in seinem Kopf durch positive Gedanken zu ersetzen.

Zum Schluss geht Roger reichlich lustlos durch die angeordneten Dehnungsübungen. Ohne sie verspannt sich sein Körper. Meistens nimmt er es hin, dass sich sein Körper verspannt. Es passiert ausgerechnet immer dann, wenn man ihn am dringendsten braucht. Hinterfragt hat er diese merkwürdige Laune der Schöpfung nie. Er weiß nur aus Erfahrung und aus Artikeln, dass er nur dann sein Wohlbefinden erhalten kann, wenn er Sport treibt und in Bewegung bleibt. Man muss also Verspannungen *bekämpfen.*

Er ahnt nicht, dass verkrampftes Dehnen bereits in sich selbst eine Ironie ist. Außerdem rotiert sein Verstand noch immer wie wild, er klebt fest an dem verunglückten Meeting. Das Dehnprogramm wird nach Protokoll mechanisch abgespult. In einer Welt befindet sich sein Körper, in einer anderen Welt sein Verstand. Und Roger als Wesen, als Seele oder Geist, ist in keiner dieser zwei Welten wirklich zuhause, aber er ist in beiden gefangen.

MARCELLO
Marcello dagegen weiß, nach diesem stressigen Tag ist ein Wohlfühlprogramm angesagt. Er fährt zu einem kleinen, hübschen Restaurant außerhalb der Stadt, das auf einem Hügel gelegen ist und von wo aus er den Sonnenuntergang genießen und sich ein gutes Glas Wein servieren lassen kann.
Schon die Fahrt hilft. Er entkommt dem Chaos der Stadt. Damit gewinnt er Distanz zu all den kleinen und großen Dramen, die dort toben. Angekommen in dem Restaurant lässt er sich schließlich in einen bequemen antiken Stuhl auf der kleinen Terrasse sinken. Der Tisch ist ebenfalls eine Augenweide. Der angenehme Duft feuchter, würziger Erde liegt in der Luft.
Marcello muss schmunzeln.
Halleluja. Das Meeting war eine Darbietung der Extraklasse, denkt er. Einen so dramatischen Akt gibt es ansonsten nur im Theater. Dabei war es eigentlich abzusehen gewesen, das heißt der Umstand, dass das Meeting scheitern würde.
Marcello stammt aus einer Familie erfolgreicher Aristokraten. Halbe Sachen liegen ihm nicht. Und das Wort „Versagen" ist für ihn ein Fremdwort. Dies gilt auch für die Ohrfeigen, die das Leben bereithält. Haha, so ein elendes Meeting soll ihm erstmal einer nachmachen. Er schüttelt lächelnd den Kopf. Die Schöpfung ist nun mal so, wie sie ist, und Menschen sind so, wie sie sind. Von jedem Gipfel führen auch Abwärtspfade nach unten. Er selbst ist nur ein klitzekleines Menschlein auf diesem großen Erdball. Er hat gerade ein strategisches Gefecht verloren, aber nur ein Gefecht, nicht den Krieg. Und jetzt sitzt er hier oben und beschaut sich genüsslich den Sonnenuntergang. Es ist immer noch der gleiche Erdball. Er hat im Moment nur die Perspektive gewechselt. Wie gänzlich anders sich doch die gleiche Welt plötzlich zeigt.
Die Stille ist wohltuend. Er ist neugierig darauf, was die Zukunft für ihn bereithält, denn mit Sicherheit wird es einschneidende Veränderungen für ihn und seine Kollegen geben. Veränderungen entmutigen ihn nicht. Er ist hier, er befindet sich im Jetzt. Und jetzt ist alles in bester Ordnung.
Der Kellner bringt ihm sein Glas Wein. Schon beim ersten Schluck erkennt sein feiner Gaumen in der Traube den typischen Duft des lehmigen Bodens. Für den aufmerksamen Feinschmecker erzählt der Wein ganze Geschichten. Mit geschlossenen Augen pirscht er sich weiter einfühlsam an den Geschmack heran, auf der Suche nach all den Düften seiner Kindheit, denn sein Großvater baute einst eine ähnliche Weinrebe an. Dann macht er sich gemächlich daran, seine wohlverdiente Zigarre anzuzünden.

Er entfacht ein Zündholz und lauscht dem kurzen Aufzischen des Feuers und dem leisen Knistern des Tabaks, als er die Flamme an seine Zigarre hält. Töne, Töne. Er erinnert sich an seine Jugend, als die ersten High-Fi-Anlagen nur in den besten Filmtheatern zugänglich waren. Damals zündete sich der Marlboro-Man nach seinen Abenteuern am Lagerfeuer seine Zigarette an. Marcello schmunzelt. Was für Bilder! Er genießt die Ruhe nach diesem strapaziösen Tag, zieht genussvoll an seiner Zigarre und pafft dabei Rauchringe in die Luft. Gleichzeitig spürt er eine Welle der Entspannung in seinem Körper. Dankbarkeit erfüllt ihn. Dankbarkeit, hier sein zu dürfen. Dankbarkeit, Akteur in einem so dramatischen Stück zu sein, unabhängig von seinem Ausgang, der ohnehin nicht vollständig in seinen Händen lag, sondern vielleicht der Gnade oder Ungnade einer höheren Kraft unterworfen war.

Dankbar ist er auch für seinen Körper, der ihm seit so vielen Jahren seine Sünden vergibt. Er ist ein treues Instrument, das viele menschliche Erfahrungen ermöglicht. Er fühlt mit seinem Körper, der ihm all seine wilden Eskapaden erlaubte. Dabei musste der Körper viel aushalten: Verletzungen, Konsumsünden und emotionelle Ausbrüche. Und dennoch kann er sich bis heute auf diesen treuen Gefährten verlassen. Wenn das kein Glück ist! Wohlig sitzt er gerade jetzt in diesem Körper, der sich anfühlt wie eine flauschige Kuscheldecke, und betrachtet den traumhaften Sonnenuntergang.

Der Kellner erscheint und präsentiert die Rechnung. Er sagt, mit Blick auf die untergehende Sonne: „Wunderschön, was?" Dies ist keineswegs Smalltalk. Es ist der Beginn zu einem tiefsinnigen Dialog. Übersetzt bedeutet er etwa *„Hattest wohl einen richtigen Scheißtag heute, was? Ich lass dich in Ruhe und will dich nicht stören, aber du weißt, dieser magische Ort und ich, wir sind beide für dich da".*

„Wunderschön, ja", antwortet Marcello. Das heißt so viel wie *„Danke Kumpel, ich weiß es sehr zu schätzen. Du bist mein Rettungsring an miesen Tagen. Schön, dass es dich gibt"*. Damit ist alles gesagt, was es in diesem Moment zu sagen gibt.

Marcello macht sich berührt auf den Heimweg, immer noch angetan von der respektvollen, aber empathischen Präsenz des Kellners, der ein Freund ist, aber auch berührt vom Schauspiel der Natur. Es gibt so viel Leidenschaft, Kampf, Erfolg und Misserfolg in der Menschenwelt, soviel individuelle Dramatik. Aber wenn man nur schon auf einer Anhöhe sitzt, um den Sonnenuntergang zu betrachten, verschwindet sie. Ein Mensch zu sein ist einfach eine erstaunliche Erfahrung, denkt Marcello, während er die Serpentinenstraße zurück ins urbane Getümmel fährt.

DIE MORAL VON DER GESCHICHT'

Der Leser ahnt längst, worauf ich mit diesen beiden unterschiedlichen Reaktionen hinauswill. *Bewegung* für sich benommen bedeutet wenig. „Was ist gesünder? Joggen oder Alkohol trinken und rauchen?", könnte man in aller Naivität fragen. Die Antwort liegt auf der Hand: Es handelt sich weniger um eine Frage des *Was* als des *Wie.*

Davon abgesehen gibt es Bewegungskulturen, die eigens entwickelt wurden, um

Bewegung aus einer geistig-seelischen Perspektive anzugehen. Aber im Westen schaffen wir es, aus allem die geistigen Aspekte zu verbannen und vom wahren Sinn zu „befreien".

Ein namhafter indischer Yogalehrer drückte es überspitz so aus: „Hatha-Yoga ist wie das Turnen, das ihr bei euch im Westen kennt, während wir hier im Osten schon immer jede Tat mit Gott und der eigenen Göttlichkeit verbunden haben."

GEHEIMNISSE DES YOGA

Gönnen wir uns ein weiteres Mal einen kleinen Abstecher in die Gefilde des Yoga. Yoga ist ein Wort aus der altindischen Sprache und bedeutet so viel wie *Einigung, Einheit,* wobei die Einheit des Praktizierenden mit dem All-Einen oder mit Gott gemeint ist. Ein Weg zur Erleuchtung und Befreiung also.

Korrekt ausgeführt sind es nie isolierte Köperstellungen, sondern Körperhaltung, Fokus, Geisteshaltung und Atmung bilden immer ein Ganzes.

Darüber hinaus existieren viele ganzheitliche Bewegungsformen, zum Beispiel die inneren Kampfkünste wie das *Tai Chi Chuan.* Zu bemerken ist jedoch, dass die meisten alten Initiationspfade, die Bewegung enthalten, durch die Filter westlicher Sichtweise geschändet wurden und zum Teil ziemlich sinnentleert hier angekommen sind.

Auf jeden Fall spielt immer die Seele eine Rolle, die Bewusstheit, mit der eine Stellung/Haltung eingenommen wird.

Wenn wir das Prinzip beseelter, sinnerfüllter Bewegungsformen betrachten, müssen wir plötzlich eine sehr simple Tatsache anerkennen: Freude, Begeisterung und Leidenschaft spielen hier eine Rolle.

DIE MAGIE DER BEGEISTERUNG

Ich sehe in Workshops immer wieder mit Freude, wie Menschen völlig ungläubig sind, Zeuge ihrer eigenen Leistung geworden zu sein. Oftmals können es nicht besonders sportliche Menschen kaum fassen, welche Kraft sie gerade entwickelt haben. Oder sie unterhalten sich verwundert darüber, wie sie gerade eine bestimmte akrobatische Stellung gemeistert haben. Auch die Widerstandfähigkeit verblüfft, solche Belastungen unversehrt durchgestanden zu haben.

Lange leben diese Menschen schon in ihrem Körper. Wie kommt es, dass sie sich so verschätzen? Nun, in den Workshops geht es stets darum, den Verstand komplett beiseitezulegen, einer höheren Kraft zu vertrauen und sich ihr hinzugeben.

Ihre Glaubenssätze, Emotionen und Erwartungen stehen den Teilnehmern in der Folge nicht mehr im Wege. Und siehe da, wenn sie aufhören, sich kleiner zu machen und zu fühlen als sie in *Wahrheit* sind, entwickeln sie scheinbare Superkräfte.

Zugegeben, solche Zustände bleiben für die meisten Teilnehmer Ausnahmemomente. Aber es wird meist wahrgenommen und erlebt, dass scheinbar Übernatürliches möglich ist, wenn sich Geist, Emotion und Körper in perfekter Synchronizität bewegen, geführt von einer höheren Macht. Normalerweise braucht es sehr viel Übung oder die Initiation durch einen Meister, um dies im Alltag umzusetzen. Meistens ist beides notwendig, wenn auch nicht immer. Das Werkzeug, das uns allen von Natur aus mitgegeben wurde, um *den Geist* mit *der Tat* zu verbinden, ist die *Be-Geist-erung*. Sobald wir Freude und Begeisterung empfinden, sind wir schon einen deutlichen Schritt näher an diesem *außerordentlichen Zustand*, der eigentlich unser *natürlicher Zustand* sein sollte.

Das heißt, kein Buch der Welt, keine Studie und kein Gelehrter können Ihnen sagen, welche Bewegung für Sie am besten ist. Die richtigen Fragen lauten: Wobei empfinden Sie höchste Freude? Wann wird regelrecht Begeisterung in Ihnen wach? Wofür auch immer Sie echte Leidenschaft empfinden ... das ist es. Begeisterung und Leidenschaft sind Qualitäten, für die es einen Grund gibt, wenn sie auftreten. Die Seele, das Ich, weiß es immer am besten.

Zugegeben, es könnte sein, dass Sie erst eine gewisse innere Trägheit überwinden müssen, je nachdem, wo sie im Leben stehen. Dieser sprudelnde Funke, genannt Begeisterung, kann auch längst verkümmert und degeneriert sein, sodass eine Interaktion kaum mehr möglich ist. Vielleicht sind Sie bereits aus Ihrem Fitness-Zustand weit „herausgefallen" und haben Distanz zu ihrem Körper bekommen. Dann mag es anfangs mühselig sein oder gar unmöglich, sich der Bewegung zu widmen, die Sie ausführen wollen und wofür eigentlich Ihr Herz schlägt. In diesem Fall ist es richtig, zunächst kleine Schritte zu gehen, die jedoch in die Richtung führen, von der Sie instinktiv wissen, dass sie richtig ist.

Wichtig ist es lediglich, dass Sie Freude empfinden. Leider höre ich immer wieder von einigen, dass sie sich zwar liebend gern mit Yoga beschäftigen würden, aber dass sie sich nicht in das Abenteuer stürzen können, weil sie sich so unbeweglich vorkommen. Diesen Zauderern muss man mitteilen: Erstens muss man Bewegung als Ausgleich betrachten. Damit wird etwas ausbalanciert, was so vorher nicht vorhanden war. Zweitens besteht das Ziel nicht in der Beweglichkeit. Es geht eher darum, Raum in Ihrem Körper zu kreieren, also dort, wo Sie gerade stehen, sodass Sie Fortschritte machen. Richtiger und wichtiger ist es demnach, dass eine Person, nur gemessen an sich selbst und ihrem eigenen momentanen Zustand, sozusagen mehr und mehr Raum einnimmt, was ihren Körper angeht.

Eine Politik der kleinen Schritte ist notwendig.

Yoga hat natürlich sehr viele andere Aspekte, die zu scheinbar übernatürlichen Fähigkeiten führen und nichts mit Beweglichkeit an sich zu tun haben; dies näher auszuführen würde jedoch hier den Rahmen sprengen. Das erste Ziel des Yoga, speziell zu Beginn, kann man so sehen, den gesamten Raum in jedem Teil des Körpers einzunehmen. Gewissermaßen macht man den Körper wieder lebendig.

Zuvor ist er teilweise „unbelebt". Warum also sollte ein Anfänger auf diese Wohltat verzichten? Aus welchem Grund sollte er entsprechende Techniken nicht austesten?

DER SPASS AN DER FREUD'

Es geht also in erster Linie um die *Freude* an der Bewegung. Wenn Sie beabsichtigen, wieder etwas mehr Schwung in Ihr Leben zu bringen, aber nicht wissen, welche Art von Bewegung Sie bevorzugen sollten, überlegen Sie sich zunächst und vor allem, was Ihnen Freude bereiten würde. Und wenn Ihnen eine Person, gleichgültig wie fachkundig sie ist, mit ihren eigenen Glaubenssätzen im Wege steht, jagen Sie diese Person zum Teufel. Überlegen Sie sich stattdessen, wie Sie schrittweise an Ihr Ziel gelangen können. Vielleicht kann Sie auch eine andere Fachkraft dabei unterstützen, die eine positivere Einstellung besitzt. Wenn Sie sechzig Jahre alt und übergewichtig sind und gerne Parkour machen würden ... tun Sie es einfach.

Parkour?

Hierbei handelt es sich um eine französische Sportart, die sich von dem Begriff *parcours du combattant* herleitet, dem klassischen Hinderniskurs beim Militärtraining. Parkour bezeichnet eine Fortbewegungsart, mit dem Ziel, die Fähigkeiten des Körpers zu nutzen, um möglichst effizient von Punkt A zu Punkt B zu gelangen – beispielsweise in einer Großstadt, obwohl die Architektur eigentlich eine andere Strecke vorgibt. Verschiedene Bewegungen, wie Laufen, Springen, Klettern, Balancieren, Werfen, Heben und Schwimmen können dazu notwendig sein.

Wenn Sie diese Bewegungsform vollständig begeistert, suchen Sie sich einen Parkour-Lehrer, der Sie, statt Sie schockiert anzusehen, lustvoll durch den Pfad und Dschungel einer Großstadt begleitet. Natürlich werden Sie kaum mehr an Gebäudefassaden hochklettern, aber die kleinsten Erfolgserlebnisse werden Sie bereits beflügeln.

DAS UNMÖGLICHE IST MÖGLICH

Oft werde ich mit der Frage konfrontiert, ob jemand eine sportliche Aktivität trotz seines Alters oder seines Zustandes wieder aufnehmen oder auch völlig neu angehen kann.

Nicht selten handelt es sich nur um eine rhetorische Frage, der Patient ist längst von vorneherein von der Unmöglichkeit überzeugt. In meinen Augen ist es jedoch nie eine Frage des *Ob*, sondern immer eine Frage des *Wie*. Wie gelangt man wieder auf ein Niveau, wobei der Körper jedoch nicht unter einer Aktivität leiden darf, sondern davon profitiert? Ich gebe jedenfalls vielen Menschen zur Antwort, dass das Unmögliche möglich ist.

Manchmal stellt sich heraus, dass es die *Umgebung* des Patienten ist, die nicht daran glaubt; sie versucht dem Patienten eine Sportart oder eine Idee auszureden. Gute Nachbarn können dazu zählen, die vielleicht unter dem gleichen Problem gelitten haben – wobei niemand das gleiche Problem besitzt wie Sie, aber das nur am Rande. Meistens sind es sogenannte Experten oder Ärzte, die aus einem ihrer Fachbücher die entsprechend falschen Informationen herausgeklaubt haben, und zu den Totengräbern der Freude gezählt werden können. Dabei existiert die Möglichkeit immer, eine geliebte Aktivität erneut aufzunehmen. Teilt man dies mit, ist das Projekt bei einem Patienten entweder mit dem nächsten Satz wieder gestorben, oder er gerät plötzlich in einen euphorischen Zustand. Gestorben ist es dann, wenn der Patient dennoch an einer alten fixen Idee festhält. In diesem Fall wäre es meinerseits töricht, weiterhin auf dem Thema herumzureiten. Doch wenn seine Augen aufleuchten und das Interesse der Person schlagartig zunimmt, befindet man sich auf dem richtigen Weg.

Tatsächlich erhalte ich manchmal erst nach Jahren die entsprechenden Rückmeldungen. Menschen, die jahrelang mit einem Problem zu kämpfen hatten, lassen dann Sätze verlauten wie: „Der wahre Wendepunkt in meiner Leidensgeschichte trat ein, als ich zum ersten Mal Ihre Praxis betrat und Sie mir erklärten, dass mein Problem nicht notwendigerweise existieren müsse und dass sich der Körper wieder regenerieren könne."

Dabei geht es oft um Pathologien, von denen „man weiß", dass sie sich nur noch verschlechtern können, oft festgemacht an „Beweismaterial" wie Bilder, Bluttests oder undurchsichtige lateinische Namen.

Das war zum Beispiel der Fall bei einem leidenschaftlichen Langstreckenläufer, der wegen quälender Rückenschmerzen buchstäblich in die Knie gezwungen wurde. Seine unterste Bandscheibe im Rücken war so plattgedrückt, dass sie auf dem Röntgenbild kaum noch zu erkennen war. Stur gegen die Meinung seiner Ärzte hatte er versucht, mit allen möglichen Schuhen und Einlagen dem Schicksal ein Schnippchen zu schlagen, aber wenn er ein halbwegs lebenswertes Leben beibehalten wolle – so war er instruiert worden –, müsse er einfach mit dem Laufen aufhören. Schlussendlich musste er einsehen, dass auch seine Erfahrung ihm dasselbe mitteilte. Sein Rücken konnte scheinbar keine weiteren Schläge mehr einstecken, wie sie tausendmal pro Laufeinheit passieren.

Zu mir, der letzten Station, gelangte er nach seinem Entscheid, endgültig mit dem Laufen aufzuhören, um noch zu retten, was zu retten war. Ich selbst kann mit Laufen und Joggen nicht viel anfangen, aber mir blutete das Herz, diesen Mann kapitulieren zu sehen. Er trauerte förmlich. Ich nehme an, das hat in meinem Fall jeweils weniger etwas mit Nächstenliebe zu tun, als vielmehr mit dem Umstand, dass ich es unerträglich finde, wenn Menschen nicht ihren Leidenschaften nachgehen können.

Der Körper des Mannes fühlte sich irgendwie hart an, ebenso war seine Einstellung hart oder unnachgiebig. Wenn ich seine Beine hochdrückte – in Liegestellung –, um zu schauen, wie sein Körper federte, fehlte vollständig die Elastizität. Es handelte sich um einen sehr pflichtbewussten Typus, er war offen, ehrlich und hilfsbereit, und gleichzeitig ein Mensch, der hart arbeitete, hart trainierte und hart zu sich selbst war. Auch in körperlicher Hinsicht war er hart, wie bereits beschrieben, und zwar vom Scheitel bis zur Sohle.

Wir arbeiteten gemeinsam an allen wichtigen Strukturen, die daran beteiligt waren, eben diese Härte aufrechtzuerhalten. Wir arbeiteten mit dem Körper, um die

ausgetrockneten Strukturen aufzuweichen. Gleichzeitig unterhielten wir uns, es waren lockere und humorvolle Gespräche. Wir redeten sogar offen über sein „ausgetrocknetes" inneres Wesen. Sein seelisches Programm, das er abspulte, basierte auf einer nicht eben rosigen Kindheit. Schlüsselworte waren *Gehorsam* und *Dienen*. Er wollte anderen dienen, um zu überleben. Sein Ehrgeiz bestand darin, nicht negativ aufzufallen, also keine Ansprüche zu stellen, was ihn selbst anging. In diesem Sinne war er bestrebt, seine eigenen Bedürfnisse hintenanzustellen und sie gewissermaßen hinunterzuschlucken, um immer dienstbereit zu bleiben. Wenn er etwas Positives wahrnahm, dann nur im Kontext von harter Arbeit.
Naja, niemand konnte es verwundern, dass Seele und Körper in der Folge quasi hart geworden waren.
Seine Stärke jedoch bestand darin, dass er fähig zur Selbstreflexion war und willig, sich die Komödien und Parodien anzusehen, die er sich selbst erschaffen hatte. Er suchte die Wurzel des Übels in sich selbst - eine ungeheure Stärke.
Durch die osteopathische Arbeit war es möglich, seinen Körper von innen und von außen mit mehr Elastizität auszustatten. Er lernte Vorfußlaufen, eine Methode, die ich ohnehin für die einzig ursprünglich natürliche Lauftechnik halte. Weiter lernte er, sich während des Laufs geschmeidiger zu bewegen, er verfeinerte seine Methode. Seine Idee war, er müsse seine Lauftechnik in diesem Sinne neu trainieren. Eigentlich missbrauchte ich seinen Lerneifer, um ihm folgende Erfahrung als „Lebensschulung" zu ermöglichen: Die Versuche, geschmeidig zu laufen, waren stets begleitet von Ehrgeiz, Eifer und dem Drang, es richtig zu machen und gut darin zu sein. Ich ließ ihm Zeit, damit er damit scheitern konnte - nicht vollständig, aber der Gewinn war minimal. Dann erhielt er die Anweisung, seinen Fokus von der Lauftechnik abzuziehen und zu lächeln, sich in die Natur um ihn herum zu verlieben, die Freude und das Freiheitsgefühl beim Joggen auszukosten, sich vorzustellen, wie sich Mutter Erde mit ihm freut und seine Schritte spürt, wie ihre Oberfläche beinahe gekitzelt wird. Und ich ließ ihn die eindrückliche Erfahrung machen, wie sehr die freudig-juchzende Elastizität nun seinen leicht gewordenen Körper vorantrieb.
Die Behandlung liegt inzwischen mehr als zehn Jahre zurück, und der Mann rennt immer noch voller Begeisterung durch die Wälder. Seine Bandscheibe wurde nicht mehr geröntgt. Ich glaube kaum, dass sie wieder an Höhe zugenommen hat oder nachgewachsen ist, aber wer weiß? Wenn jetzt bei seiner Größe von 1,80 Metern ein lustvolles Abfedern beim Laufen entsteht, und ein Zentimeter im Lendenbereich nicht mit von der Partie ist, stört dies das Gesamtbefinden offenbar nicht, die Welt geht nicht unter.
Das ist das Schöne an menschlichen Organismen: Wenn vieles gut läuft, steckt der Körper offenbar einzelne Ungereimtheiten problemlos weg.

DIE INNERE EINSTELLUNG

Und wieder sind wir unweigerlich wieder bei der Seele gelandet.

Eine weitere Bemerkung muss man jedoch noch anschließen.
Von erstrangiger Bedeutung ist immer die innere Einstellung. Es kommt wie gesagt nicht auf das *Ob* an, sondern auf das *Wie* – ich habe bereits darauf aufmerksam gemacht. Oft wird am Anfang des Trainings nicht genug Zeit und Achtsamkeit investiert. Ich weiß, ich weiß: Wir alle mögen schnelle Fortschritte, unsere Zeit predigt uns das immer wieder. Doch Nachhaltigkeit wächst langsam. Deshalb ist es richtig, sich Zeit zu nehmen, eine gute Basis aufzubauen, denn eine Leidenschaft kann herausfordernd sein.
In Rechnung stellen muss man auch den Umstand, dass wir inzwischen einige Sportarten und sogar Sportgeräte entwickelt haben, die ein hohes Verletzungsrisiko in sich bergen. All diesen neuen Herausforderungen müssen wir gewachsen sein. Bewegungsarten, die mit schnellem Rutschen, Gleiten, Fahren und hohen Geschwindigkeiten zu tun haben, musste der Mensch in den letzten 100 000 Jahren nicht kontrollieren, es gab sie nicht. Und plötzlich verführen ihn verspielt-kreative Geräte und manchmal auch sein Ehrgeiz dazu, das alles meistern zu müssen.
Sogar relativ sichere, ruhige Bewegungsarten, wie im Yoga etwa üblich, können in diesem Sinne nutzen oder schaden. Auch bei einer hochgeistigen Bewegungsart kommt es auf die richtige Einstellung an.
Der Kopfstand im Yoga zum Beispiel führte deshalb bereits zu eigentlich überflüssigen, kontroversen Diskussionen. Einige wenige Anfänger verletzten sich dabei. Das wurde in der Folge als Argumentation benutzt, die gesamte Disziplin des Yoga anzugreifen.
Dabei hat nie ein Yogi behauptet, dass es sich um die gesündeste und sicherste Form der Bewegung handelt. Eigentlich dient der Yoga als ein Weg zur Erleuchtung. Aber im Westen bastelte man daraus ein Gesundheitskonzept, weil viele Yogis eine scheinbar übernatürliche Gesundheit zeigen. Aber statt zu hören, was Yogis dazu zu sagen hatten, belächelten wir die geistig-energetischen Aspekte und suchten in der alleinigen Bewegung nach dem Geheimnis. Einmal mehr ließ uns unser Mangel an Demut ins Leere laufen. Außerdem ist es in aller Regel nicht die Yoga-Praxis, die für eine Verletzung verantwortlich zu machen ist, sondern der Ehrgeiz und die Hast der westlichen Kultur. Kurz und gut, wenn sich eine Person mit einer Übung innerlich nicht gut fühlt, lautet die Empfehlung, sie einfach zu unterlassen.
Bleiben wir bei dem konkreten Beispiel. Wenn man sich bei einem Kopfstand im Nacken oder im Kopf komprimiert fühlt, wie zusammengepresst also, handelt es sich nicht um eine Übung, die im Moment angezeigt ist. Eine positive Reaktion auf den Kopfstand dagegen wäre gegeben, wenn man einen Strom durch die Wirbelsäule vom Steißbein bis zum Scheitel spürt, der sich anfühlt wie ein Springbrunnen im Innern. Damit befände man sich im grünen Bereich. Aber bei negativen Begleiterscheinungen im Nacken oder im Kopf muss man einfach vorläufig die Finger von dieser Übung lassen und sie später wieder angehen, wenn man den globalen Trainingszustand verbessert hat.

Noch einmal: Stets muss es sich „richtig“ anfühlen.
Vielleicht empfindet eine Person sprudelnde Begeisterung, wenn sie generell Yoga praktiziert. Aber empfindet sie dies auch speziell beim Kopfstand? Oder ist es nur ihr Ehrgeiz, vielleicht sogar ein Stück Narzissmus oder ihr Stolz, die sie in genau diesem Moment dazu bewegen, zu übertreiben? Diese Frage gilt es ehrlich zu beantworten.
Ich kann mich für die Bedeutung dieses Umstandes selbst in den Zeugenstand rufen. Als ich ernsthaft begann, Yoga zu praktizieren und mehrere Stunden täglich übte, meisterte ich relativ schnell eine herausfordernde Position, die *Skorpion* genannt wird. Allein auf den Unterarmen gestützt, befinden sich die Beine über dem Kopf, wobei das Rückgrat voll überstreckt wird. Natürlich freute es mich, eine so komplizierte Stellung ausführen zu können. Aber mein Körper und tief im Innern auch ich selbst wussten sehr genau, dass mir der *Skorpion* nicht guttat.
Also unterließ ich es zunächst. Es vergingen in der Folge geschlagene sieben Jahre, ohne dass ich diese Position wieder in mein tägliches Repertoire aufnahm. Erst nach dieser Zeit war mein Körper tatsächlich so weit, dass ich instinktiv wusste, jetzt war es soweit, die Übung in die Routine zu integrieren, ab jetzt wirkt diese Stellung konstruktiv statt destruktiv.
Noch heute lasse ich immer wieder Asanas, das heißt bestimmte Stellungen, die ich eigentlich gerne machen würde, an einigen Tagen weg, weil etwas in mir sagt, dass sie mir momentan nicht zum Vorteil gereichen.
Heißt das, dass ich mich bei den Yoga-Übungen nie verletzt habe? Natürlich nicht. Aber ich wusste immer, wenn ich Yoga praktizierte, wann etwas nur von meinem Ego diktiert wurde und ich nur akrobatisch herumturnte, mit dem Risiko, mich zu verletzen, und wann eine Übung sinnvoll war. Zumindest traf ich stets eine bewusste Entscheidung.
Auf der anderen Seite gab es jedoch auch genügend Momente, in denen mich die gleiche innere Stimme anwies, noch ein bisschen weiterzugehen, länger in einer Position zu verharren oder in eine Position zu gehen, die ich nicht für machbar hielt. Dann leistete ich ihr Folge, selbst wenn ich zunächst Widerwillen dagegen empfand.
Das Resultat war immer erfreulich.
Es gibt also eine feine Balance.
Die innere Stimme hat immer recht.

METAPHERN FÜR DEN OPTIMALEN ZUSTAND

Man kann sich die Wechselwirkung zwischen Körper und Seele versinnbildlichen, indem man einen Reifen zum Vergleich heranzieht. Ein Reifen ohne Luft ist wie ein Körper ohne Seele. Um den Körper am Beginn aufzurichten und in Form zu halten, bedarf es in der Tat zunächst einiger Anstrengungen der Seele.
Wenn man nun aber den Körper analog eines Reifens „aufpumpt“, erledigt er in der Folge den Job selbständig. Er muss nur in seiner ureigenen Form existieren. Dann wird er sozusagen gehalten oder kommt spontan in die ideale Form zurück, falls

einmal etwas passiert.
Das heißt, wenn Sie über einen Bordstein fahren, der im platten Zustand eines Reifens die Felge verletzen würde, passiert nun nichts. Die Widerstandskraft ist drastisch erhöht, der Reifen wird nicht „verletzt", er kehrt wieder zu seiner idealen Form zurück. Genauso sollte sich ein gesunder, lebendiger Körper anfühlen. Der (physische Erden-)Körper, könnte man sagen, wird zur Erde gezogen. Der (nichtphysische) feinstoffliche „Körper", will hinan zum Himmel. Zusammen bilden diese Kräfte eine Einheit, die zwischen Himmel und Erde aufgespannt ist, ein Feld, in dem sich die Seele bewegt. Idealerweise gibt es zwischen den beiden Kräften, die nach unten und nach oben ziehen, eine perfekte Balance.
Bemühen wir eine weitere Analogie. Nehmen wir zum Beispiel an, eine Person will eine Fremdsprache erlernen. Viele werden folgende Situation kennen: Sie büffeln Vokabeln in einer Sprache, die Sie im Grunde genommen nicht wirklich interessiert, weil Sie sie wahrscheinlich gar nie anwenden werden. Das ist harzig und frustrierend. Das Ergebnis kann man leicht vorhersagen: Der Energieaufwand ist riesig, die Fortschritte oder die Gewinne dagegen sind gering.
Betrachten wir im Gegensatz dazu eine in sprachlicher Hinsicht eigentlich unbegabten Person, die jedoch seltsamerweise erstaunlich schnell große Fortschritte vorweisen kann. Was ist hier passiert? Nun, diese mehr oder weniger unbegabte Person hat sich vielleicht in eine fremdsprachige Person verliebt und will sich unbedingt mit ihr unterhalten können. Oder aber sie liebt abgöttisch eine fremdsprachige Familie. Es mag auch sein, dass sie einfach fasziniert ist von einer fernen Gesellschaft und Kultur. Vielleicht mag sie auch nur einen bestimmten Ort in dem anderen Land. Jedenfalls will sie so rasch wie möglich die Sprachbarriere überwinden. Was passiert in diesem Fall? Sie wissen es längst: Plötzlich scheint das Sprachgenie in dieser Person zu erwachen, sie lernt in einer atemberaubenden Geschwindigkeit. Sie hat sich ein Ziel gesetzt. Die Begeisterung ließ sie vergessen, dass sie unbegabt sei – eine Eigenschaft, die nicht dem Wesen eigen war, sondern lediglich dem willkürlich programmierten Charakter.
Womöglich ist eine Fremdsprache auch für eine Person in beruflicher Hinsicht von Bedeutung. Die Tätigkeit ist für ihr Fortkommen relevant und sinnvoll. Jedenfalls wird auch diese Person eine andere Sprache relativ rasch erlernen.
Übertragen Sie diese Erfahrung auf eine Bewegungsart, die Sie lieben und die sinnvoll ist, und Sie verstehen sofort, worauf ich abziele.
Die *Motivation* ist von Bedeutung.

GEHEIMNISSE DES YOGA UND Qi-GONG

Die konkreten Erfahrungen, die man hierbei machen kann, sind erstaunlich.
Betrachten wir nur das Gefühl nach einer Yogastunde oder nach einer Stunde Übung im Qigong.
Zur Erinnerung: Yoga-Übungen beruhen auf einer uralten vedischen Tradition. Veda

bedeutet Wissen. Der Yoga umfasst das intelligenteste indische System in Bezug auf Körper und Seele, er ist sicherlich über 5000 Jahre alt; persönlich glaube ich, er ist weitaus älter. Im Yoga arbeitet man mit Seelenkräften.

Qigong? Qi, ausgesprochen wie *tschi* oder *ki*, bezeichnet im Chinesischen die vitale Kraft hinter allen Erscheinungen, auch die vitale Kraft des Körpers. Qi ist also auch Teil der Seele, wird von ihr gelenkt und wirkt auf den Körper.

Gong bedeutet wörtlich Fähigkeit, Qigong ist also die Fähigkeit, mit der Lebenskraft umzugehen und sie einzusetzen.

Das Ziel besteht darin, in eine ideale körperliche und geistig-seelische Verfassung zu gelangen. Es handelt sich ursprünglich um eine chinesische Konzentrations- und Bewegungsform, zu der seit je auch Kampfkunst-Übungen gehören, auf jeden Fall aber Atem- und Bewegungsübungen. Qigong geht auf den chinesischen Weisen Zhuanzi zurück (ca. 365–290 v. Chr.), einen taoistischen Dichter und Lehrer. Heute wird diese Methode auch in konfuzianistischen und buddhistischen Klöstern praktiziert, ja in ganz China.

Zurück zum Text: Nach einer Stunde Yoga oder Qigong, in der also besonders auf die Seelenkräfte abgehoben wird, passiert oft Folgendes. Sie haben plötzlich das Gefühl, als würden Sie nichts mehr wiegen. Eine Empfindung breitet sich in Ihnen aus, als würden Sie schweben oder kaum Kraft benötigen, um sich zu bewegen.

Dies sollte nicht ein Ausnahmezustand sein, sondern generell unsere Art, wie wir uns fühlen.

Einerseits wird das Geistige direkt angesprochen, andererseits der Körper. Tatsache ist, viele dieser Bewegungsformen sind nicht direkt für die physische Gesundheit konzipiert worden, sondern sollten den Körper reinigen und ausrichten, damit sich das Geistige darin bestmöglich entfalten kann. Kein Wunder also, dass man sich danach auch geistig klar, präsent, vital und ausgeglichen fühlt.

Wie schon erwähnt: So sehr das Physische zur Erde hingezogen wird (Schwerkraft), so sehr wirkt auch das Geistige „nach oben", gegen die Schwerkraft. Greifen also beide Kräfte in ausgeglichener Weise ineinander, von oben und von unten, und halten sich die Balance, so wiegt der Körper subjektiv quasi nichts mehr.

VON DER LEICHTIGKEIT DES SEINS

Haben Sie sich schon einmal überlegt, weshalb wir im Liegen schlafen? Die Antwort: Weil wir nicht anwesend sind! Weil dem Körper dieser innere Halt fehlt, also die Seele, da wir uns im Schlaf von dem Körper distanzieren.

Eigentlich kennen wir dieses Phänomen bis zu einem gewissen Grad auch aus dem Alltag. Wieviel wiegen Sie, wenn Sie tanzen? Haben Sie schon einmal sechzig, achtzig oder gar hundert Kilogramm angehoben? Wissen Sie eigentlich, um welch unglaubliches Gewicht es sich dabei handelt? Könnten Sie mit einem sechzig, achtzig oder hundert Kilogramm schweren Gewicht tanzen? Theoretisch nicht. Und doch tun Sie es, denn Sie tanzen ja mit Ihrem Körper, der ebenso viel wiegt. Selbst wenn Sie nur

den Arm heben, um einem guten Freund zuzuwinken, wuchten Sie bereits vielleicht 5 Kilogramm oder mehr nach oben.
Interessant, nicht?

MYTHOS SPORT

Fast alle Gesundheitsgurus predigen, man solle Sport betreiben, denn angeblich ist Sport gesund. Je länger ich arbeite, desto weniger kann ich dem beipflichten. Ich muss bei Sportlern manchmal viele Jahre Arbeit investieren, nur um den Raubbau, den sie an ihrem Körper betrieben haben, wieder in Ordnung zu bringen.
Meine Erfahrung mit Sport lässt sich in einem einzigen Satz zusammenfassen:
Wirklich gesund ist Sport nur, wenn er Spaß bereitet.
Ja, zugegeben, bei vielen Sportlern ist genau das der Fall. Die Lebensfreude, die mit dem Sport einhergeht, bewirkt oft zahlreiche positive Dinge in ihrem Leben, darüber werden die negativen Folgen und Verletzungen schnell vergessen.
Dabei kennt jedoch jeder Sportler sein eigenes verschmitztes Lächeln, das er in sein Gesicht setzt, wenn er kindlich-verspielt weiß, dass er den Bogen deutlich überspannt hat. Ihm ist oft instinktiv klar, dass er sich selbst verletzt hat. Dieser Umstand hinterlässt im Körper Spuren. Anfänglich steckt das der Sportler vielleicht noch lässig weg. Doch im Laufe der Zeit kumulieren die Verletzungen schneller, als der Körper sie wieder ausbügeln kann.
Sobald ihn der Ehrgeiz antreibt, folgt er unbewusst den Erwartungen anderer. Nicht die eigene Begeisterung spielt eine Rolle, er sucht die Bewunderung Dritter.
Ein gewaltiger Unterschied!
Ohne die *eigene* beseelende Lebensfreude ist Sport eine zweifelhafte Angelegenheit.
Der sportliche Typ liebt jedoch den Sport, deshalb ist Sport für ihn meist auch gesund. Allen anderen Zeitgenossen ein schlechtes Gewissen einzureden, weil sie von Haus aus eben nicht zu den „sportlichen Typen" zählen und keinen Sport betreiben, ist blanker Unsinn. Es gibt wunderbare, herrliche Geistmenschen, die philosophisch-kreativ tätig sind und mental unglaublich aktiv – warum sollten sie sich mit einer sportlichen Aktivität peinigen, die ihnen nicht liegt? Zugegeben, der menschliche Körper ist offensichtlich ein Bewegungsapparat, und er bewahrt seine Fitness auch durch die körperliche Aktivität. Auf der anderen Seite aber sind Körper mitsamt ihren Bewegungsmechanismen lediglich Träger der Seele, sie stehen keineswegs automatisch im Mittelpunkt allen Geschehens und über der Seele. Die Seele ist es, die den Körper bewegt, im Idealfall nach Gutdünken. Wenn es sich nun um eine Seele handelt, die es liebt, sich beispielsweise über die Schrift und die Sprache auszudrücken, sofern das ihr bevorzugtes Metier ist, weshalb sollte sich diese Seele unbedingt bemüßigt fühlen, ihren Körper ständig auf eine Art und Weise zu bewegen, die ihr zuwider ist?
Eine Seele hingegen, die den entsprechenden Körperbau für eine bestimmte Sportart aufweist und brennend an ihr interessiert ist, sollte sich dieser Sportart natürlich

widmen. Doch warum sollte man eine Seele, die nicht entsprechend gepolt ist, quälen? Vielleicht besitzt sie in ihrem Umfeld alles, was sie zu ihrem Wohl braucht. Warum sollte man ihr obsessiv eine bestimmte Sportart aufzwingen?

Training *kann* jedoch mitunter Schmerzzustände verbessern und in Richtung Gesundheit führen. In vielen Fällen ist das Training die bestmögliche Kompensation für ein ungelöstes Problem.

WANN SPORT SCHADET

Sport *kann* ein sehr effizienter Weg sein, seinen Körper zu quälen. Ein Paradebeispiel ist dann gegeben, wenn die Optik zu sehr im Vordergrund steht. Dabei fehlt oft die Geduld, den Körper langsam und korrekt an die neue Belastung heranzuführen, die als Resultat das erwünschte Muskelrelief liefern soll.

Ich kenne viele Patienten, die mit ihren Arm- und Schultermuskeln bestens Gewichte stemmen können, wobei ihr Rumpf und ihre Wirbelsäule jedoch diesen Gewichten nicht wirklich gewachsen sind. Das Resultat ist eine ständige Überforderung sowie ein zunehmender Verschleiß bestimmter Gelenke. Dies kann zu einem Leistungsabfall führen. Einmal dort angekommen, ist es ziemlich frustrierend, mit einem Bruchteil des Gewichtes mit dem Training wieder von vorne zu beginnen und über Monate hinweg eine entsprechende Balance aufzubauen. Außerdem kränkt es das Ego, mit leichten Gewichten im Trainingsraum gesehen zu werden.

Auch der reine Leistungssport ist fast immer ein zweischneidiges Schwert. Im Leistungssport sehe ich selten einen Athleten, der wirklich vollends geduldig von Grund auf den Anforderungen entsprechend aufgebaut wurde, ohne gewisse Schritte zu schnell zu gehen. Dies gilt auch heute noch, obwohl wir diesbezüglich seit den gedrillten Vorzeigeathleten des Kalten Krieges schon einen gewissen Fortschritt gemacht haben.

In diesem Fall muss man sich selbst hinterfragen. Wen will man mit dieser Leistung beeindrucken? Wer sich wohlfühlt und mit sich und der Welt im Reinen ist, muss weder sich selbst noch sonst jemandem etwas beweisen. Meistens ist die Antwort nicht so schnell zu finden. Oft liegt sie in einer Zeit begraben, da wir um die Aufmerksamkeit und Zuneigung unserer Eltern kämpften, sie liegt also in der Kindheit. In dieser Zeit formt sich unsere Persönlichkeit, und wir bilden bestimmte Überlebens-Methoden aus. Genau während dieser Zeitperiode stecken wir also in einer oftmals elenden Abhängigkeit von bestimmten Erwachsenen, zumeist unseren Eltern, was das „Überleben“ angeht. Das Problem ist ähnlich wie bei Suchtmitteln und anderen kurzfristigen Befriedigungen: Man kommt nie an. Ein Erfolg beflügelt uns nur befristet, er muss immer wieder unter Beweis gestellt oder gar übertroffen werden. Meist geht man dabei über seine Grenzen hinaus. Diese Menschen sind in der Folge oft richtiggehend stolz darauf, was sie alles an ihrem Körper durch Sport *zerstören* können. Es klingt wie Wahnsinn, und doch ist dieser Umstand nachweisbar.

Wer kennt es nicht, das Witzeln der Adrenalinjunkies über all ihre Verletzungen. Die sympathische Seite daran ist die Distanz zum eigenen Körper, der nur Mittel zum Zweck ist. Aber wieviel Ignoranz braucht es, um Spaß daran zu finden, diesen Tempel so zu malträtieren.

Dabei hat man bei der Geburt ein wundervolles Geschenk erhalten, den menschlichen Körper, die ultimative Hightech-Maschine der Schöpfung, und jetzt arbeitet man hart daran, sie mit Füßen zu treten.

Niemand, der einen Ferrari erhält, würde lachen darüber, wenn er ihn im Gelände zu Schrott fahren würde.

DIE BEIDEN SEITEN DES STRESSES

Stressabbau ist ein weiterer Grund, der angegeben wird, wenn man der *Motivation* für eine bestimmte Sportart nachspürt. Wie viele Menschen würden ihren Arbeitstag nicht aushalten, könnten sie sich nicht am Feierabend im Gym abreagieren! Bewegung ist sicherlich die sinnvollste Strategie, um Stress abzubauen. Man kann damit sogar bestimmte Anschauungen relativieren, um danach wieder in einen Ruhemodus zu gelangen. Es stellt sich jedoch die Frage, wie sinnvoll dieses Hin- und Herpendeln ist. Erst wird der Stress aufgebaut, dann wird er abgebaut. Tagsüber steht diese Person wie ein Dampfkocher unter Druck, abends lässt sie beim Joggen den Druck wieder heraus. Aber schon am nächsten Tag begibt sie sich wieder in die Umgebung, die kontraproduktiv ist. Den ganzen Tag über wird der Druck nur zurückgehalten.

Sport ist sicherlich ein brauchbares Ventil für den Notfall, aber kaum eine konstruktive Langzeitstrategie. Natürlich ist es besser, den Druck nach der Arbeit wieder abzulassen. Sinnvoller wäre es jedoch zu lernen, keinen unnötigen Druck aufzubauen oder einen scheinbar unerträglich gestalteten Alltag nach der Arbeit einfach hinter sich zu lassen.

Eigentlich sollte kein Mensch eine Sportart erlernen, bevor er nicht die grundlegenden Basisfähigkeiten beherrscht. Dazu gehören Stehen, Gehen und Sitzen. Ein Kleinkind würde auch nicht versuchen, zuerst rennen oder tanzen zu lernen, bevor es nicht sitzen, stehen und gehen kann.

Wenn ein Kind nur dank eines stabilen Schuhs stehen und gehen kann, dies aber ohne mechanische Hilfe nicht gelingt, dann leidet es unter einem motorischen Defizit. Genauso problematisch ist es, wenn jemand ohne Sitzhilfe nicht sitzen kann. Auf dieser mangelhaften Basis kann man nicht in Richtung übergeordneter sportlicher Fähigkeiten wandern.

INTERESSANTE BEWEGUNGS-ALTERNATIVEN

Man muss hier erwähnen, dass es in unserer heutigen dekadenten Gesellschaft „Komfort-Maßnahmen“ gibt, die klar zu weit gehen. In diesem Sinne empfinde ich Aufzüge oder Lifts nicht automatisch als eine Bereicherung. Weshalb sollte man auf Treppen verzichten, wenn sie uns doch der Alltag quasi vor die Füße wirft? Oder man könnte zu Fuß unterwegs sein anstatt mit dem Auto. Es spricht weiter nichts dagegen, nach dem Einkauf die Waren mithilfe des eigenen Körpers zu transportieren und dabei auf alle Hilfsmittel zu verzichten, wenigstens gelegentlich. Und was ist eigentlich dagegen einzuwenden, öfter im Garten selbst anzupacken oder den Schlagrahm von Hand zu schlagen? Im Grunde genommen bietet uns der Alltag genügend Möglichkeiten zur Bewegung. Dazu ist es notwendig, zunächst die eigene Trägheit zu überwinden. Aber es gilt auch zu sehen, dass für viele die Trägheit nur durch gewisse Errungenschaften derart viel Platz einnehmen konnten. Die Fortschritte in der modernen Gesellschaft sind daher nicht ausschließlich ein Segen, was Themen wie Gesundheit und Fitness angehen.

Die notwendige Bewegung beginnt im Kopf. So könnten Sie sich etwa vornehmen, häufiger die Treppe zu benutzen. Dabei wissen Sie, es gäbe einen bequemen Aufzug, aber Sie haben sich entschlossen, sich zu *zwingen*, Treppen zu steigen.

Das ist eine Denkweise, die Sie bei jeder Treppe etwas quälen könnte. Haben Sie sich jedoch schon einmal überlegt, mit welchen Gedanken Sie einen Treppenlift für Rollstuhlfahrer betrachten? Richtig! Es ist für Sie keine Alternative, solange Sie nicht eingeschränkt sind. Durch diese Überlegung quält Sie in der Regel eine solche Treppe viel weniger.

Für mich sind Aufzüge keine Alternative, weil ich große Freude daran habe, dass mein Körper die Anstrengungen selbst bewältigen kann. Ich brauche in meinem Zustand keinen Gegenstand, der für mich diese Arbeit verrichtet.

Dies veranschaulicht einmal mehr, wie wir oft denken, der quälende Funke käme aus dem Körper, dabei kommt er aus den Gedanken. Die Sichtweise bestimmt die Wahrnehmung.

Der Alltag würde viele Möglichkeiten bieten...

ETWAS ZUM NACHDENKEN

Es ist weiter nicht verboten, einmal darüber nachzudenken, inwieweit sich unsere Gesellschaft bereits von einer natürlichen Lebensweise entfernt hat.

Ursprünglich war der Mensch mit weiten Distanzen konfrontiert, die er durchmessen musste, ferner manchmal mit beträchtlichen Höhenunterschieden. Im Ansatz habe ich bereits darauf aufmerksam gemacht.

Ich kenne entspannte, zufriedene Bergbewohner, die täglich je eine Stunde Arbeitsweg zu Fuß hin und zurück bewältigen müssen, dies bei jedem Wetter. Am Sonntag ist dann Ruhetag, *dolce far niente* ist das Motto. Ihre Kollegen in der Stadt sitzen täglich zweimal dreiviertel Stunden im Auto, und am Wochenende fahren sie in die Berge um zu wandern.

Gehen ohne „Grund".

Natürlich sollte diese Sichtweise kein Argument gegen das Wandern sein, das Sie auf wundervolle Weise mit der Natur verbindet. Aber das Prinzip dahinter darf man sich ruhig vor Augen führen.

Eine andere Alternative: Man fährt mit dem Auto in die Tiefgarage des Fitnesscenters

und nimmt den Aufzug, um nachher am Laufband zu laufen.
Ein wirklich durchdachter Plan...
Aus Bequemlichkeit haben wir die Bewegung aus dem Leben verbannt – und gleichzeitig vermissen wir sie.
Wie oft argumentiert die Werbeindustrie – und daraufhin auch der unreflektierte Konsument –, dass man bei dem neuen Auto nicht mehr so tief einsteigen, beim neuen Geschirrspüler sich nicht mehr so tief bücken, man die Einkäufe nicht mehr so hoch heben muss... und dann gehen wir ins Yoga-Studio, um wieder Beweglichkeit zu erlernen, oder ins Gym, um Gewichte zu heben... Wie irrsinnig ist das? Und zeitraubend dazu. Auch hier beginnt alles im Kopf und bei der Sichtweise.
Freuen sie sich doch, dass Sie all diese alltäglichen Tätigkeiten ausüben können, weil Sie dazu fähig sind! Hören Sie nicht auf den verlockenden Ruf einer Industrie, die an Ihre Trägheit appelliert!
Hier ein Tipp, der Ihnen hunderte Stunden im Fitnesscenter ersparen könnte, wenn Sie ihn ernst genug nehmen: Finden Sie einen Menschen, der auf einen Rollstuhl angewiesen ist, und nur unter großer Anstrengung und dank cleverer Hilfsmittel seine Selbstständigkeit wahren kann, und begleiten Sie ihn zwei Tage lang in seinem Alltag. Danach werden Sie Ihre eigene Unabhängigkeit mit ganz anderen Augen betrachten.

DIE GEZIELTE HEILUNG ÜBER DIE SEELENKRAFT

Generell lautet die enorm gute Nachricht:
Über bestimmte Bewegungstechniken lassen sich manchmal die erstaunlichsten Heilkräfte freisetzen.
Da meine Praxis gleich unter dem *Goetheanum* liegt, dem Hauptsitz der Anthroposophen, begegne ich vielen sogenannten *Eurythmisten*. Das Ziel der Eurythmie ist es, die Seelenkräfte zu nutzen und die Bewegungen des Körpers von ihnen führen zu lassen.
Eu im Griechischen bedeutet *gut* oder *richtig*, der Ausdruck „Rhythmus" ist jedem bekannt. Es geht also um *richtige Bewegungen* oder Rhythmen. Man unterscheidet zwischen eurythmischen Bühneninszenierungen zu Gedichten oder Tonstücken etwa, und der Heileurythmie.
Auch im Tai-Chi baut man auf die gleiche Erkenntnis: An erster Stelle stehen das Feinstoffliche und die Seele, in ihr wurzelt jede Erscheinung, auch die Bewegung. Die Energie folgt dem Geist, der Körper folgt der Energie. Am Anfang steht immer die Seele oder die Seelenkraft.
Tänzer oder Bewegungskünstler kennen diese Reihenfolge ebenfalls. Auch sie lassen sich von einer höheren Macht *inspirieren*, die man wie gesagt als Seelenkraft bezeichnen könnte, meinetwegen auch als göttlichen Funken.
Mit allen Menschen, die schon eine gewisse Schulung durchlaufen haben, eben Eurythmisten, Tänzer, Yogalehrer und auch feinfühlige Sportler, ist es viel einfacher ihnen „beseeltes" Bewegen beizubringen, weil sie mit einer Form des Eintauchens in

den bewegten Körper schon vertraut sind.
Ein prominentes Beispiel sind einige Arthrose-Fälle, die ich persönlich mitverfolgen konnte.
Als Arthrose bezeichnet man den Gelenkverschleiß oder die Gelenkabnutzung, die das altersübliche Maß übersteigt. Soweit die „normale" Definition.
Tatsächlich ist es jedoch nicht die Abnutzung, die Probleme bereitet, vielmehr handelt es sich um eine Art „Im Stich lassen" des Gelenks, das zur Degeneration führt – beispielsweise zu einem Verschleiß des Knies.
Ich habe schon darauf hingewiesen, dass unser falsches Bild des Körpers stark vom Studium toter Materie beeinflusst ist. So sehen wir *Gebrauch* und *Abnutzung* in direkter Relation, was eben nicht stimmt, denn wir sprechen hier von etwas Lebendigem. Wenn Sie zwei Jahre mit demselben Schuh umhergehen, wird die Sohle unweigerlich verschlissen sein. Wenn Sie aber zwei Jahre nur noch barfuß gehen, wird Ihre Fußsohle dicker. Das Lebendige reagiert auf den Gebrauch mit *Aufbau*! Täglich erfährt der Körper Verschleiß. Und täglich und in der Nacht baut er sich wieder auf. Er baut sich umso mehr auf, je höher der Gebrauch ist. Deshalb wachsen auch Ihre Muskeln, wenn Sie trainieren. Das Training selbst schwächt sie, aber als Folge reagiert der Körper eben mit Aufbau. Abnutzung (wie Arthrose zum Beispiel), entsteht in 80 % der Fälle nicht wegen erhöhtem Verschleiß, sondern wegen reduziertem Wiederaufbau. *Ausschließlich das Verhältnis* zwischen Ab- und Aufbau besagt, ob eine Struktur degeneriert oder nicht. In unserer Wohlstandsgesellschaft erfährt jemand nur noch selten zu viel Verschleiß. Aber in zu wenig Wiederaufbau, in zu wenig Lebendigkeit, Vitalität und konstruktiver Energie, darin sind wir Meister geworden.
Mit bewusster Wiederbelebung lässt sich selbst im fortgeschrittenen Stadium oft vermeiden, mit einem Gelenkersatz oder einer Prothese leben zu müssen.
Das Wesen oder die Seele kann in das Gelenk eintauchen. Das Wesen umspült sozusagen das Gelenk mit seinen Kräften. Es lässt das Gelenk in den wohlwollenden, liebenswürdigen Kräften der Seele baden, wenn Sie die poetische Umschreibung erlauben. Das erhält ein Gelenk, nährt es und verbindet es mit dem Körper und der Seele. Die Seele holt es sozusagen zurück an Bord. Die Durchblutung verbessert sich, weiter die Gewebsernährung und die Vitalität der Flüssigkeiten. Was dem Gelenk also über Jahre fehlte, um zu funktionieren und um sich zu erhalten, ja, weshalb es überhaupt unter Verschleiß litt, wird damit behoben. Dem Knie mangelte es an positiver Aufmerksamkeit.
Hochinteressant!
Patienten dies beizubringen ist nicht meine Kernkompetenz. Diese Schulung und neue Herangehensweise – von der Ausgrenzung hin zum Einbeziehen – ist nur eine Randbemerkung. Mein Handwerk ist es sicherzustellen, dass jeder Nerv und jedes Blutgefäß, dass zum Gelenk hinführt und auch alle Drainagemechanismen funktionieren. Denn alle Bahnen, Transport- und Kommunikationswege müssen natürlich frei sein, um diesen mentalen Prozess auf der Körperebene wieder in Gang zu bringen.

Auch die nötigen Baustoffe müssen vorhanden sein, was uns zum Thema Nahrungsergänzungsmittel zurückführt. Es müssen also alle Mechanismen am Start sein, aber die Seele ist der übergeordnete Träger des Prozesses und oft der entscheidende Punkt. Viele Jahre zuvor hat sie sich aus einer Körperregion zurückgezogen.

Tänzer, Akrobaten und andere Performance-Artisten können ein Lied davon singen. Sie kennen einerseits den Teufelskreis von Schmerz und Angst, wenn sie sich verletzt haben, doch andererseits kennen sie auch die inspirierte, hingebungsvolle Bewegung. Für mich ist es immer wieder erstaunlich, in welch elendem Zustand ich hie und da Artisten sehe, wenige Tage vor einer wichtigen Aufführung. Kaum stehen sie jedoch auf der Bühne und performen, das heißt, sie bewegen sich in einer beseelten, begeisterten Form, verschwinden manche dieser Probleme wie von Zauberhand.

Der Grund, weshalb ein Orthopäde Ihnen möglicherweise sagt, dass bei Ihrem Problem Hopfen und Malz verloren sei, ist nicht der Umstand, dass es keine Heilung gibt, sondern lediglich, dass er die meisten Fälle von Heilung nie zu Gesicht bekommt. Wer sich auf diesen heilsamen Weg begibt, den ich gerade beschrieben habe, geht oft nicht mehr zum Orthopäden zurück. Und wer bleibt und den hoffnungslosen Prognosen seines Arztes lauscht und „weiß", dass der Zerfall unumgänglich ist, bestätigt natürlich nur die Tatsache, dass es in solchen Fällen immer nur abwärts geht. Einmal mehr: Im Denken liegt die Wurzel dessen, was wir erleben.

Der Ehrlichkeit halber muss ich hinzufügen, dass auch ich in dieser Beziehung immer mutiger wurde, als ich in Fachzeitschriften über bestimmte Orthopäden las, die zunehmend erfolgreich mit dem „Bewusstsein in der Bewegung" arbeiteten und immer weniger operierten.

Der springende Punkt ist auf jeden Fall das „seelenvolle Eintauchen" in den Körper, was grundsätzlich bei vielen Bewegungsformen möglich ist.

Betrachten wir hierzu einige weitere Praktiken. Wir nähern uns des Pudels Kern.

YOGA UND DIE SEELENKRAFT

Sie haben es vielleicht erraten: Der Yoga, auf den ich immer wieder zu sprechen komme, ist aktuell die populärste Praktik, wenn es um dieses „Eintauchen" geht.

Ursprünglich wurde der Yoga jedoch nicht als Therapie oder als eine Bewegungsform verstanden. Unter dem Begriff Yoga wurden anfänglich viele spirituelle Schulen zusammengefasst, doch das Ziel bestand stets darin, den Adepten zur Erleuchtung zu führen. Er sollte mit seinem wahren Ursprung verschmelzen, mit Gott oder dem „Göttlichen" (da Yoga grundsätzlich nicht-religiös ist). Gesundheit – was heute das Ziel gewisser Adepten ist – ist nur ein Nebenprodukt von Vollkommenheit. Ein sehr mediokeres Ziel, verglichen mit Erleuchtung.

In jüngster Zeit ordnete man die vielen Richtungen in vier Hauptgruppen ein, wobei alle ineinander übergreifen. Es gab und gibt

1 den Yoga der Tat,

2 den Yoga der Hingabe,

3 den Yoga des Intellekts und
4 den *Raja*-Yoga, den Königspfad des Yoga.
Raja bedeutet wörtlich *König*, es wird die Beherrschung des Geistes angestrebt. Nur der Herrscher, der seinen Geist beherrscht, ist ein wahrer König, so lautet die Botschaft.
Im Rahmen des Raja-Yoga existieren die verschiedenen „Turnübungen", die wir im Westen Yoga nennen. Dabei bilden diese Übungen - genannt Asanas - nur einen kleinen Teil des Pfades. Was der Westen Yoga nennt ist *ein* Ast eines achtfältigen Pfades des Raja-Yoga, der eine von vier Yoga-Formen darstellt.
In den *Yoga-Sutras* - Sutras sind Regeln, man könnte sie zusammengefasst als die Bibel des Raja-Yoga bezeichnen - sind den *Asanas*, den Körperhaltungen also, genau magere drei Verse gewidmet, nicht mehr. Außerdem beziehen sie sich nur auf die Sitzhaltung, die für die Meditation Voraussetzung ist.
Wie dem auch sei, das im Westen bekannte Yoga kratzt nur an der Oberfläche, doch selbst hierbei erlernt man bereits auf eine hervorragende Art und Weise, tief in die „sinnerfüllte Bewegung" einzutauchen.
Immer mehr Menschen finden im Moment Spaß daran, diese Art des Yoga für sich zu entdecken und auszuprobieren.
Aber es mag sein, dass eine Person anfänglich *nicht* begeistert ist. Doch genau dieser Spaß und diese Begeisterung, ja sogar eine regelrechte Lust, stellen sich im Laufe der Zeit ein, sofern man dieser Bewegungsart eine Chance gibt.
Mittlerweile gibt es zahlreiche unterschiedliche Anbieter, die alle unter dem Etikett *Yoga* ihren Service anbieten. Ich rate deshalb einer Person, die es mit Yoga-Übungen versuchen will, getrost mindestens vier oder fünf Yoga-Studios aufzusuchen, wenn nicht mehr, um herauszufinden, was zu der eigenen Person passt und was nicht, und bei welchem Lehrer und an welchem Ort die notwendige Begeisterung entstehen kann.
Auch hier gilt: Wenn viele unlautere Stimmen in Ihnen mitreden, können Sie zehn Studios besuchen ohne das richtige zu finden; wenn Sie mit Ihrer *göttlichen inneren Stimme* verbunden sind, kommen Sie sehr schnell an den *für Sie* richtigen Ort.

TAI-CHI UND QI-GONG

Über beide Methoden habe ich ebenfalls bereits ansatzweise reflektiert. Beide bauen auf ein Menschen- und Weltbild auf, das nahe an dem der traditionellen chinesischen Medizin liegt, die viele Tausend Jahre alt ist. Beide nutzen in größerem oder geringerem Ausmaß das *Meridian*-System.
Meridiane, besser Leitbahnen, kann man sich als Kanäle vorstellen, in denen die Lebensenergie (Qi) fließt. Die alten Chinesen sprachen von zwölf Hauptleitbahnen, wobei jedem Meridian ein Organsystem zugeordnet ist. Auf den Meridianen liegen die Akupunktur- oder Akupressurpunkte. Mit Nadeln oder per Fingerdruck auf diesen Punkten hilft man einer Person, die Gesundheit zurückzuerlangen.

In beiden Systemen, im Tai-Chi und Qi-Gong, wird gezielt die Aufmerksamkeit kontrolliert. Der Auslöser ist auch hier die Seele, die die Energie durch den Körper pulsieren lässt. Die Ziele sind unterschiedlich, im Qi-Gong wird das Energiesystem ausbalanciert und aufgebaut, zum Beispiel für Gesundheit, für geistige Ziele oder um den Körper für die extremen Belastungen des Kung-Fus vorzubereiten (Eisenhemd-Qigong), während Tai Chi eine sogenannt *innere Kampfkunst* ist.

Tai Chi Chuan ist extrem komplex. Deshalb ist es sinnvoll, zunächst oder parallel Qi-Gong zu praktizieren, da hier die Bewegungen simpler und repetitiv sind. Somit können Sie sich viel schneller in die wirklich wesentlichen Aspekte vertiefen.

Im Falle des Tai-Chi arbeitet man selten mit Wiederholungen. Die Formen sind komplex. Manchmal verbringt der Praktizierende eine geraume Zeit allein mit der äußeren Form, bis er sich endlich dem wesentlichen Kern widmen kann.

Noch interessanter wird es, wenn man einen Lehrer findet, der später auch Tai-Chi-Partnerübungen ausübt, *Tuishou* genannt.

Das Faszinierende am Zweikampf ist, dass man immer nur mit sich selbst und seinen eigenen charakterlichen Verzerrungen konfrontiert wird.

Es ist zwar grundsätzlich der Fall, doch in den inneren Kampfkünsten kommt man nicht mehr darum herum, diese Erkenntnis zu akzeptieren. Doch diese Erfahrung muss man selbst austesten, um sie persönlich nachvollziehen zu können.

Mitte der 60er Jahre reiste *Cheng Man-Ch'ing* nach Amerika und reduzierte den Yang-Stil auf eine Form mit nur 24 Bewegungen, um sie dem westlichen Lebensstil anzupassen. In der Zwischenzeit gibt es einige gekürzte Formen.

Auch hier braucht es seine Zeit, den gesamten Bewegungsablauf zu erlernen.

SEELENKRÄFTE DER NATUR

Schließlich gibt es auch die Methode, über die Natur und die Umgebung seine Seelenkräfte zu kanalisieren. Zahlreiche Bücher wurden hierüber verfasst, die alle beschreiben, dass die Natur selbst ihre Wohltaten über uns ausgießt, wenn wir uns nur in ihr bewegen.

Teilweise hören sich die Erklärungen, warum die Natur funktioniert, recht physikalisch an. Einige Autoren verweisen zum Beispiel auf *Ionen.*

Atome und Moleküle verfügen im neutralen Zustand über ebenso viele Elektronen (negativ geladene Teilchen) wie Protonen (positiv geladene Teilchen). Verfügt jedoch ein Atom oder Molekül über ein oder mehrere Elektronen weniger (oder mehr) als im Neutralzustand, so besitzt es plötzlich eine elektrische Ladung und wird als *Ion* bezeichnet.

Diese Ionen, die gesundheitlich von Bedeutung sind, so einige Forscher, können vom Boden, der Vegetation oder von fließendem oder fallendem Wasser abgegeben und von einem menschlichen Körper aufgenommen werden.

Die gleichen Forscher nehmen weiter an, dass negativ-Ionen der Übersäuerung des Körpers entgegenwirken, unter der wir heute praktisch alle leiden, denn Säuren sind Stoffe, die positive Ladungen (H+) abgeben. Diese Ionen wirken damit auch *antioxidant.*

Als Antioxidantien bezeichnet man beispielsweise Vitamin C und E, weiter bestimmte Stoffe, die in Gemüse (Tomaten, Spinat, Paprika, Salaten und so weiter) oder Obst (Kirschen, Beeren und so fort) enthalten sind.

Unzulässig vereinfachend gesprochen verhindern Antioxidantien das vorzeitige Altern und diverse weiter Schäden durch Stress und anderes.

Bestimmte Forscher behaupten jedenfalls, dass diese heilsamen Ionen von der Natur abgegeben werden und über die Haut und die Atmung in den Körper gelangen.

Deshalb wird das Barfußgehen in der Natur als besonders heilsam angesehen.

Weiter soll der Aufenthalt in der Natur den harmonischen Fluss innerhalb des Körpers fördern.

Wie das exakt passiert, wissenschaftlich gesprochen?

Bitte suchen Sie doch nicht nach wissenschaftlichen Erklärungen, die Ihnen die Erlaubnis geben, an das zu glauben, was Sie ohnehin schon wissen.

Die Wissenschaft ist ein Irrgarten, ihre Vertreter behaupten heute dies und morgen jenes.

Fragen Sie sich lieber: Wie fühlt es sich an, in einem Wald spazieren zu gehen, verglichen mit einem Spaziergang in einem Beton-Wohnquartier in der Innenstadt? Fragen Sie sich nicht, wo der größere Unterhaltungswert gegeben ist. Fragen Sie sich hingegen: Wie fühlt es sich an, in Ihrem Körper zu wohnen, nachdem er im Wald herumspaziert ist? Wieviel Raum, Entspannung und Lebensfreude können Sie im Wald erleben?

In den letzten Jahren wurden beispielsweise *Outdoor Experiences* richtiggehend chic. Dazu gehörte es, im Freien zu schlafen, Bäume zu umarmen, die Hände in die Erde zu stecken, barfüßig herumzuspazieren oder am Lagerfeuer das Essen zuzubereiten. Für einige handelt es sich um transformierende Erfahrungen. Ist es aber nicht in Wahrheit ein Zeichen von Degeneration, wenn die menschliche Spezies, die eigentlich in und aus der Natur entstand und die ebendort alles zu ihrem Erhalt findet, heute mit trendigen „Lifestyle-Coaches“ dazu geführt werden muss, die Natur wieder zu entdecken und zu schätzen?

Natürlich erkenne ich die positiven Effekte, die mit dem Training auf einem Home Gym oder in einem Fitness-Center einhergehen. Und ich muss die Ergebnisse zwangsläufig anerkennen. In der Tat sind diese Menschen im Alter weitaus besser aufgestellt als die Couch-Potatos.

Dennoch konnte ich beobachten, dass zu den Menschen, bei denen tatsächlich ein körperliches Wunder passierte, die also eine scheinbar unumgängliche Operation vermeiden konnten oder sogar eine schier unglaubliche Regeneration erlebten, jene gezählt werden konnten, die einen Weg fanden, Bewegung mit *Lebensfreude* zu kombinieren.

Die Bewegung in der Natur bietet hierfür eine hervorragende Alternative, sofern

das genau Ihr Ding ist. Um solche Wunder zu vollbringen, sollte die Bewegung mit Ihrem ganzen Wesen erfüllt sein, mit Bewusstsein, Aufmerksamkeit und liebevoller Hingabe. Diese innere Haltung und dieser Grad an Aufmerksamkeit ist in der Natur viel leichter zu erreichen, da das natürliche Umfeld über diverse Mechanismen unser System stark in die oben erwähnte Richtung korrigiert, ohne bewusstes Zutun unsererseits. Der wichtigste Gradmesser lautet also:
Das Leben muss Spaß bereiten, ansonsten zieht man sich selbst aus dem Verkehr.

DER SPAZIERGANG UND DER GARTEN
Instinktiv wissen Menschen, was ihnen guttut.
Natürlich ist es richtig, mit sportmedizinischem Know-how ein konkretes Problem anzugehen. Und natürlich ist es richtig, sich im Gym mit bestimmten, gezielten Bewegungen wieder in Schuss zu bringen, abhängig davon, auf welchem Niveau die Rehabilitation beginnt. Darüber hinaus gibt es genügend Personen, die es lieben, ihren Körper in einem Fitness-Studio so zu formen und zu verändern, wie es ihren Idealvorstellungen entspricht. Sie blühen dabei auf. Bestimmte Trainings-Center bieten in diesem Fall fantastische Möglichkeiten. Wenn dort also die Atmosphäre stimmt, lassen Sie sich keinesfalls davon abhalten, an einem solchen Ort zu trainieren. Der springende Punkt ist immer der Spaß an der Freud.
Dennoch muss es noch einmal erlaubt sein, die Grenzen aufzuzeigen, und zwar an einem spektakulären, speziellen Fall.

Es handelte sich bei Anna A., wie ich sie nennen will, um eine Patientin, die unter einer Diskushernie litt. Eine Diskushernie ist ein Bandscheibenvorfall, die Wirbelsäule ist betroffen. Eine Bandscheibe (oder eben Diskus), der bewegliche Teil zwischen zwei knöchernen Wirbel, ist beschädigt. Anna A. litt unter extremen Nervenschmerzen, sie konnte sogar kaum mehr stehen. Mit Hilfe der Physiotherapie und anderen Methoden kam sie langsam wieder auf die Beine. Aber ihr war von ärztlicher Seite eingebläut worden, dass sie fortan täglich trainieren müsse, lebenslang, um schmerzfrei bleiben zu können.
Brav leistete Anna A. also dieser Aufforderung Folge.
Fünfzehn Jahre später litt sie jedoch noch immer an Rückenschmerzen, wenn es ihr auch deutlich besser ging. Schmerzfrei war sie eigentlich nur in den Ferien, in denen sie *nicht* trainierte. Außerdem arbeitete sie begeistert in ihrem Garten, in dem sie sich jetzt mehr und mehr engagierte. Viele Jahre konnte ich sie beobachten – die Rückenschmerzen kehrten bis heute nicht zurück.

Angst und Verzweiflung sind also schlechte Berater, wenn wir eine Bewegungsart wählen. Die *Motivation* muss stimmen, wenn man einer Bewegungsart den Vorzug gibt. Die wichtigste Frage lautet:
Was bereitet Ihnen Spaß?

Suchen Sie sich jene Bewegung aus, die Ihnen Lebensfreude beschert.
Das ist der absolut springende Punkt, ich kann es nicht genug betonen.
Alternativ können Sie jedoch auch den Spaß in der Bewegung suchen! Unter den erfolgreichen und eindrücklichen Transformationen sehe ich auch viele Menschen, die etwas wagen, wovon sie immer gedacht haben, es sei nicht ihr Ding. Aber sobald sie sich darauf einließen, änderte sich ihre Einstellung dramatisch.

DIE MAGIE DES JOGGENS

Ich zähle alle begeisternden Bewegungen, die in der Natur stattfinden können, zu den Favoriten, da sie der Gesundheit dienen, also das Wandern, Klettern, Kanufahren, Joggen und so fort.
Zum Thema Joggen noch eine wichtige Anmerkung:
Die gesamte Biochemie der Freude, die erhaltend, regenerierend und nährend für den gesamten Organismus wirkt, kann durch das Joggen wiedergewonnen werden.
Ich kenne Menschen, die sich nach vielen Jahren aus einer klinisch diagnostizierten Depression sozusagen herausjoggten, einfach weil ihr Körper aufgrund der physischen Anstrengung anfing, *Endorphine, Serotonin* und andere Glückmacher und Glückshormone zu produzieren. Ihr körperliches Wohlbefinden stieg auf ein so hohes Niveau, dass sie ihre Depressionen allein durch ihre Geisteshaltung nicht mehr aufrechterhalten konnten, der Körper spielte nicht mehr mit, er fühlte sich rundum pudelwohl. Auf diese Weise durchbrachen sie den Teufelskreis der Depression, dies gänzlich ohne schädliche Medikamente.
Das ist auch durch andere Ausdauersportarten zu erreichen.

LEBENSFREUDE DURCH DEN TANZ

Man kann diese Lebensfreude und das bewusste Eintauchen auch durch den Tanz erleben. Soll ich all die verschiedenen Tänze und Tanzschulen auflisten, die existieren? Tanz ist Lebensfreude. Niemand tanzt, wenn er sich nicht freut.
Auch hierbei taucht man auf eine spezielle Art in den Körper ein. Man beobachtet voller Freude, wie man mit dem Körper Raum schafft, Stabilität aufbaut und entdeckt, was alles an Bewegung und Kontrolle möglich ist. Die Musik hebt ebenfalls das Gemüt, es ist unmöglich, dem emotionalen Hochgenuss der Musik zu entgehen.
Sie benötigen hoffentlich keine wissenschaftliche Studie, um daran zu glauben, dass Musik eine transformative Kraft besitzt.
Beim Tanzen passiert einiges: Man kann sich in freien Tanzstilen persönlich ausdrücken, wobei sehr tiefe und manchmal stumme Aspekte sich plötzlich offenbaren können. Man erlebt den Körper als ein Werkzeug, womit sich allerlei Emotionen entfalten können. Der Körper fühlt sich dabei seltsam leicht an, sodass einige Tänzer manchmal die unglaublichsten Kunststücke wagen oder die kompliziertesten Figuren meistern. Der Körper scheint beim Tanzen der Schwerkraft ein Schnippchen zu schlagen.

DER RICHTIGE WEG

Es gibt also verschiedene Wege, die eigenen Seelenkräfte zu mobilisieren. Erlauben Sie mir eine Wiederholung: Wenn Sie ein brennendes Interesse an einem Thema, an einer Sportart, an einer Bewegungsmethode empfinden, liegen Sie goldrichtig.

Ich könnte ein ganzes Buch füllen nur mit Beispielen von Menschen, die etwas taten, das ihren Zustand „eigentlich“ hätte verschlechtern müssen, aber entgegen der Theorie das Problem verbesserte oder löste. Und mit den umgekehrten Beispielen könnte ich gleich mehrere Bücher füllen: Menschen, die *theoretisch* das Richtige taten und denen es zum Nachteil gereichte.

So weit, so gut!

Kommen wir nun abermals auf einige Einstellungen zu sprechen, die ebenfalls auf diese Power abheben, der wir inzwischen auf der Spur sind.

10. DIE POWER DER RICHTIGEN EINSTELLUNGEN

Wir können tatsächlich aktiv daran arbeiten, die Power der Seele auf ein noch höheres Niveau zu heben. Die Methode? Wir kultivieren sehr einfach die richtigen Einstellungen.
Nun, was sind die richtigen Einstellungen?

DANKBARKEIT
Der britische Biologe, Biochemiker und Philosoph Rupert Sheldrake (geb. 1942), der trotz - oder gerade wegen - seiner naturwissenschaftlichen Ausrichtung auch zahlreiche Religionen studierte, fand heraus, dass ein gemeinsamer Nenner praktisch aller Glaubensrichtungen darin besteht, dass ihre Rituale die Gläubigen ... zur *Dankbarkeit* erziehen.
Im Allgemeinen kultivieren wir die Idee, Dankbarkeit diene primär der Person, der unser Dank gilt. Wer jedoch in erster Linie von der Dankbarkeit profitiert, ist bemerkenswerterweise die Person, die ihre Dankbarkeit ausdrückt.
Das allein ist schon eine interessante Erkenntnis.
Andersherum heißt das, wenn ein Mensch andere Personen, Gegebenheiten oder Umstände für selbstverständlich hält und ihnen gegenüber keine Dankbarkeit empfindet, wenn er sich nicht ihrer Beiträge bewusst ist, erscheint ihm das eigene Leben auf einmal fade und trügerisch.
Wenn jemand hingegen dankbar ist, macht er sich bewusst, dass er beschenkt worden ist, ja, dass er vielleicht sogar in einem bestimmten Moment großes Glück erfahren hat.
Was kann es Schöneres geben, als ständig im Glück zu baden und beschenkt zu werden?
Dankbar können wir für vieles sein, denn nicht alles ist einfach so zu erwarten. Jedes Mal, wenn sich der Hunger meldet und wenn wir speisen, können wir den Körper mit den notwendigen Nahrungsmitteln versorgen; hierfür müssten wir dankbar sein. Für viele Menschen auf dieser Welt sind Speise und Trank alles andere als selbstverständlich.
Darüber hinaus gibt es noch sehr viel mehr: Jedes Mal, wenn es kalt ist und wir ein warmes Kleidungsstück überstreifen oder uns in einen geheizten Raum begeben, müssten wir ebenfalls Dankbarkeit empfinden. Jeder Atemzug ist im Grunde genommen nicht selbstverständlich. Wer noch nie einen Asthmaanfall erlebt hat, könnte theoretisch fünf Minuten lang durch ein dünnes Röhrchen atmen, um nachzuvollziehen und herauszufinden, wie sich eine Person fühlt, die um jeden Atemzug ringen muss. Wie schön ist es doch, frei atmen zu können!
Es gibt viele Gründe, dankbar zu sein.
Oft klopfen wir uns selbstzufrieden auf die Schulter und denken, wir hätten uns etwas hart erarbeitet und folglich auch verdient - sei es einen bestimmten Lohn, eine soziale Stellung, Ruhe, Besitz, Gesundheit oder was auch immer. Es mag sich durchaus so verhalten, dass wir ernten, was wir gesät haben. Dennoch begegnen wir

immer wieder Menschen, die sehr viel mehr in eine Sache reinstecken als wir, und dennoch nur einen Bruchteil des Lohnes erhalten, der ihnen zustehen würde. Es mag sich zum Beispiel so verhalten, dass eine Person einen guten Job hat und ordentlich verdient, weil sie intensiv gearbeitet oder zuvor studiert hat. Es gibt in vielen Länder dieser Welt jedoch Menschen, die noch sehr viel mehr arbeiten oder die über zwei, ja drei Universitätsabschlüsse verfügen, und dennoch am Straßenrand Kartoffeln verkaufen oder als Lastenträger täglich unsicheren Job-Möglichkeiten hinterherjagen müssen. Zudem steht man auf jeder Stufe einer Pyramide nur aus dem einen Grund, weil es darunter viel mehr Stufen gibt, die das Konstrukt aufbauen und halten, ohne die es die eigene Stellung nicht gäbe.

Wer tatsächlich mit offen Augen herumreist oder sich auch nur in der eigenen Stadt einmal mit den Menschen auf der Straße unterhält, erkennt sehr schnell, dass es nicht wenige Zeitgenossen gibt, die ehemals ganz oben auf der sozialen Leiter standen und jetzt unten angelangt sind. Schon ein einziges unglückliches Ereignis kann zu einem sozialen Abstieg führen. Vielleicht erlebt die eigene Branche einen plötzlichen Einbruch. Kurze Zeit später kippt das gesamte berufliche Leben um.

Bei allen persönlichen Verdiensten, die nicht in Abrede gestellt werden sollten, vergesse man nie, dass es auch Faktoren gibt wie „Gnade" oder „Glück", was wir im Grunde genommen in jeder Sekunde erfahren.

Sich dies bewusst vor Augen zu halten, ist wichtig.

Noch einmal: Es gibt viele Gründe, dankbar zu sein.

EIN BENAHE ESOTERISCHES BEISPIEL

Dankbarkeit können wir auch empfinden, wenn wir uns eine bestimmte Situation vorstellen. Nehmen wir an, Sie sitzen ein paar Stunden lang im Wald auf dem Boden. Nach einiger Zeit werden Sie wahrnehmen, was in Ihrer Umgebung alles existiert und vor sich geht; es ist im Grunde unglaublich. Das heißt, die Grenzen zwischen Ihrem Ich und der Umgebung beginnen zu verschwimmen. Was Sie eben noch als Ich empfunden haben, gerät zu einem verhältnismäßig kleinen Punkt in diesem unendlich komplexen, verwobenen, wunderdurchdrungenen Wald.

Die Bäume, alle Pflanzen und Pilze, die Insekten und die vielen anderen Kleinstlebewesen sind auf eine ganz bestimmte Art und Weise miteinander verwoben und verbunden, erkennen Sie plötzlich. Sie nehmen unter Umständen weiter wahr, dass Sie hier einem jahrmillionenalten Gleichgewicht von Geben und Nehmen gegenüberstehen, denn einige Tiere leben von und an Bäumen und sorgen auf der anderen Seite dafür, dass bestimmte Samen weitergetragen werden, sodass neue Bäume entstehen können.

Es handelt sich um ein unvorstellbar ausgeklügeltes System.

Schließlich erkennen Sie vielleicht mit einem Schlag, dass die Kräfte des gesamten Kosmos auf diesen unseren erstaunlichen Planeten in einer bestimmten Art und Weise einwirken. Tatsächlich ist die Erde nur ein winziges Samenkorn innerhalb der

Milliarden von Galaxien. Weiter gibt es alle möglichen „natürlichen" Phänomene, wie etwa die Atmosphäre rund um die Erdkugel, in der vielleicht - wer weiß das schon? - verschiedene „überirdische" Wesen existieren mögen, oder was auch immer. Alles pulsiert jedenfalls von Leben, alles ist von Leben durchdrungen. Sie nehmen vielleicht sogar eine Art Rhythmus wahr und sehen große und kleine Zyklen, die sich ständig abspielen. Mal ist dieser Rhythmus lieblich und sanft, mal ungebändigt und furios. In diesem gigantisch großen Lebensraum gibt es jedenfalls alle möglichen Arten von Elementen, Zusammensetzungen, Materien und Energien, es existiert das Lebenselixier Wasser, Wetter entsteht, ein phänomenales Schauspiel, das unserem Planeten eigen ist, weiter Bäume, Pflanzen und Vögel und Tausende andere Lebewesen.

Und mitten in diesem Kosmos, der einen ganzen Wald umfassen mag oder das gesamte Universum, hat etwas die Hand im Spiel, das man das „Ich" nennen könnte. Es wird toleriert, ja sogar genährt und erhalten. Dabei trägt die eigene Person nichts Weltbewegendes zu diesem Wunder bei. Ihr sogenanntes Ich ist dabei völlig irrelevant. Ihnen wird jedoch die Gnade erwiesen, die Gunst, an diesem Spiel, genannt Leben, teilzunehmen.

Noch tief berührt von dieser Erfahrung spazieren Sie vielleicht am nächsten Morgen eigenartig verändert aus dem Haus. Und ... Sie sind dankbar. Sie sind dankbar, weil Sie Teil dieses atemberaubenden Szenarios sein zu dürfen. Sie spüren die Luft, als könnten Sie sie mit den Händen greifen. Vielleicht kündigt sich jedoch gerade ein Wetterumschwung an. Doch Sie sind nur tief berührt, weil es überhaupt so etwas wie Wetter gibt.

In diesem Moment stolpert möglicherweise fluchend Ihr Nachbar aus seinem Haus und beschwert sich lautstark über dieses lausige Wetter...

Fragen Sie sich: Wer besitzt wohl das lebenswertere Leben? Der Nachbar hält ein gutes Wetter für selbstverständlich. Sie selbst dagegen erkennen das Wunder, Sie wissen um die Wechselhaftigkeit des Wetters, es gehört einfach zur Natur, und sind dafür sogar noch dankbar.

DANKBARKEIT, DIE STUFENLEITER

Nun, das wäre ein Beispiel für einen wirklich transformierenden Aufenthalt im Wald. Man benötigt nicht eben dieses Erlebnis, um dankbar zu sein. Tastsächlich kann man auch eine Stufenleiter nehmen, wenn man sich dem Faktor Dankbarkeit nähern will. Man kann sich diesem Potenzial, das Dankbarkeit beinhaltet, Stück für Stück annähern.

Dankbarkeit kann man wie alles andere erlernen. Je häufiger man Dankbarkeit praktiziert, desto unproblematischer ist es, diese Haltung einzunehmen. Ihr Dankbarkeitspotenzial vergrößert sich dadurch, das Gefühl nimmt zu, es wächst und berührt Sie immer tiefer. Man kann also Dankbarkeit wirklich erlernen.

Anfangs kostet es vielleicht etwas Zeit, Dankbarkeit wirklich im Innern zu spüren. Man sucht möglicherweise nach rationalen Gründen für bestimmte Umstände. Aber schließlich kann man quasi auf Knopfdruck Dankbarkeit empfinden. Die Gründe sind jetzt nicht mehr erdacht und einer zwingenden Logik unterworfen. Es entwickelt sich eine tiefe, ehrliche Dankbarkeit. Auf einmal finden sich tausend Dinge, wofür Sie dankbar sein können. Sie rieseln aus heiterem Himmel gewissermaßen auf Sie herunter.

Nur am Rande: Der Nachbar, der sich über das Wetter aufgeregt hat, wird sich selbstredend schlecht fühlen, er wird den Tag mit negativen Emotionen starten. Sie selbst dagegen können selbst einem stressigen Tag wohlgemut entgegensehen.

Um wieviel glücklicher könnte ein Leben verlaufen, wenn man mit ganz anderen Einstellungen an eine Sache herangeht!

Die Jackpot-Frage lautet: Wieviel Zeit oder welche Grundinvestition ist erforderlich, um Dankbarkeit zu erlernen?

Sie haben recht: Null. Jedenfalls ist nur ein Minimum an Aufwand vonnöten.

Umgekehrt lautet die Frage: Wieviel Zeit und Energie werden gewöhnlich in einen vielleicht sogar ungeliebten Job investiert? Und ist das Ergebnis tatsächlich ein glücklicheres und erfüllteres Leben? Wieviel Zeit und Geld haben Sie schon in etwas investiert, das Ihnen Glück versprach? Dankbarkeit ist ein Weg, Glück unvermittelt zu erfahren, grundlos und ohne Aufwand.

Wäre das Erlernen der Dankbarkeit und die damit verbundenen guten Emotionen nicht eine lohnende Investition? Selbst für den Rationalisten, den Realisten und sogar für den alltags- und praxisbezogenen Materialisten? Auch für den Atheisten, der niemandem etwas schuldet und schon gar nicht der Wahnvorstellung eines Schöpfers – wie er das sieht – wäre es eine lohnende Investition.

Soweit nur eine einzige Einstellung, die es sich lohnt zu überdenken.

Dabei gibt es noch sehr viel mehr.

FRÖMMIGKEIT, EINMAL GANZ ANDERS VERSTANDEN

Wir alle, so behaupte ich jetzt einfach einmal, besitzen in unserem Wesenskern das Wissen um höhere Mächte, um Vollkommenheit, um absolut ideale Zustände. Offenbar existieren sie jenseits von den Wogen der Welt, in der wir uns bewegen. Es gibt zahlreiche Ausdrücke hierfür: Universum, All-Eines, Gott, Göttlichkeit, Unendlichkeit und so fort.

Interessanterweise können wir diese Vorstellung oder diese Ahnung mit uns selbst in Verbindung bringen.

Ausdrücke wie Vollkommenheit oder bedingungslose Liebe finden sich offenbar in dieser höheren Sphäre, eigentlich reichen Worte kaum aus, um sie zu beschreiben.

Wer jedoch das Göttliche oder diese Vollkommenheit im Menschen sucht, wird enttäuscht. Es liegt nicht in der dualen Natur des Menschen, göttlicheVollkommenheit an den Tag zu legen. Zu sehr ist sein Verstand mit Begriffen wie Sympathie und Antipathie oder Liebe und Hass beschäftigt. Wertung, Urteil und Verurteilung sind allgegenwärtig. So etwas wie Vollkommenheit oder bedingungslose Akzeptanz oder

Liebe suchen wir unter Mitmenschen vergebens, und dennoch gibt es etwas in uns, das danach trachtet.
Gott als Bild und Abbild der Vollkommenheit vor Augen zu haben, hilft dem Frommen auf natürliche Weise, sein Bedürfnis nach bedingungsloser Annahme und Liebe nicht bei seinen Mitmenschen suchen zu müssen.
Fehlt dieser Gott oder diese Vorstellung des Göttlichen in unserem Leben, versuchen wir unwillkürlich, dieses Bedürfnis durch das Verhältnis zu einem oder mehreren Mitmenschen zu befriedigen ... und werden regelmäßig enttäuscht.
Was passiert?
Nun, wir verbiegen uns, wir verleugnen uns selbst, denn wir wollen unbedingt eben diese Vollkommenheit erfahren. Wir degradieren uns selbst zu einem Sklaven, weil wir glauben, uns bei unseren Mitmenschen auf eine bestimmte Art und Weise verhalten zu müssen, nur damit wir unser Ziel erreichen können. Wir verbiegen uns, um in der Gunst des Gegenübers zu stehen, wir glänzen mit bestimmten Leistungen, die von uns erwartet werden, obwohl wir eigentlich etwas ganz anderes unternehmen wollen. Das Resultat? Kurzfristig wird dieses Verhalten vielleicht einige wenige Früchte tragen, aber langfristig gesehen, verleugnen wir uns nur selbst; außerdem können wir auf einmal aus dieser „Jagd" nicht mehr aussteigen. Vor allem aber werden wir enttäuscht. Selbst die, die uns am meisten zu lieben behaupten, stellen dafür Bedingungen.
Der Fromme dagegen tut, was ihn gut und richtig dünkt – gut und richtig entweder in seinen eigenen Augen oder in den Augen Gottes. Damit kann er leben, er kann sich sozusagen getrost zurücklehnen, selbst wenn seine Mitmenschen nicht mit ihm einverstanden sind.
Er muss sich niemandem andienen. Sein Gott sieht es und ist mit ihm einverstanden, alles hat seine Ordnung.
Um diese Haltung zu kultivieren, muss man nicht einmal an einen persönlichen Gott glauben. Es reicht die Vorstellung von etwas Vollkommenen, eines Ideals. Allein damit kann man sich von dem Zwang befreien, mit seinen Taten die Gunst seiner Mitmenschen erkaufen zu müssen.
Der springende Punkt ist:
Jeder sollte genau das tun, was er selbst für richtig hält. Und dem unverhandelbar treu bleiben.
Zwei Ideen mögen dabei eine Hilfe sein.
Denken Sie an einen Menschen, der grundsätzlich Bewunderung bei andern auslöst und attraktiv oder faszinierend auf sie wirkt, ein Künstler, Architekt, Sportler, Philosoph, irgendeine bekannte oder unbekannte Persönlichkeit, die aufgrund ihres Lebenswerkes imponiert. Ein solcher Mensch endet meist dort, wo er bereits ist, weil er sich selbst treu geblieben ist. Sein Leben hat er gelebt, trotz Widerständen.
Ironischerweise leben wir also oft nicht das Leben, was wir eigentlich leben sollten, weil wir anderen gefallen wollen. Dabei gefallen in Wahrheit die Menschen am

meisten, die leben, was sie wirklich sind. Sie lassen sich nichts überstülpen.
Darüber hinaus sind Menschen unvollkommen und unterschiedlich. Sie können also unmöglich allen gefallen. Lassen Sie dies das Problem Ihres Gegenübers sein. Folgen Sie *Ihrem* Ideal. Das ist einzigartig und perfekt, es vervollständigt die Welt. Nur Sie können genau diesen Teil zum Gesamtbild der Welt beitragen. Alle anderen Puzzleteile, die es für das Bild braucht, gibt es schon.
Bleiben Sie sich selbst treu und stehen Sie zu dem, was Sie für gut und richtig halten. Vielleicht ist dies ein neues Verständnis des Begriffs *Frömmigkeit.*
Fragen wir uns nun: Welche Einstellung ist weiter von Bedeutung?
Was hilft uns ebenfalls, ein neues, höheres Plateau zu erklimmen, was die Power der Seele angeht?

GEDULD, OFFENHEIT UND DIE BEREITSCHAFT, ANDERE ZU VERSTEHEN

Viele Menschen quält der Umstand, dass sie sich selbst nicht verstanden fühlen. Scheinbar kann niemand wirklich nachvollziehen, was es mit ihnen wirklich auf sich hat, was sie meinen, denken und ausdrücken wollen.
Nun, das ist nicht verwunderlich, denn im Grunde genommen ist jeder von uns einzigartig. Was wir der Welt geben und vermitteln, können wir nur selbst vollumfänglich wissen und verstehen. Und wir alle haben der Welt etwas zu geben, was unser ureigenstes Ich berührt, das einmalig und unverwechselbar ist. Es gibt von uns keine Dublette.
Statt also blind verstanden werden zu wollen, sollten wir uns eher darauf einstellen, dass wir die Welt mit unserer eigenen Sichtweise bereichern können, wenn es uns gelingt, das Mysterium „Ich" den anderen zu offenbaren. Dies ist eine Lebensaufgabe. Sie müssen sich möglicherweise zunächst mit kleinen Schritten zufriedengeben.
Aber es gibt eine Methode, einen großen Schritt voranzukommen.
Der Schlüssel, um von anderen verstanden zu werden, ist *Offenheit*, beziehungsweise um genau zu sein *Ehrlichkeit.*
Das kann man sehr schön mit seinen eigenen Erfahrungen vergleichen: Wie oft haben wir schon versucht, uns anderen mitzuteilen und gehört zu werden, ohne wirklich völlig offen die Karten auf den Tisch zu legen. Wenn man jedoch nicht bereit ist, ehrlich und offen gegenüber einer Person zu sein, wie kann man dann erwarten, verstanden zu werden?
Der springende Punkt ist: Wenn man nicht völlig offen ist, sondern verschlossen, aus diesem oder jenem Grund, so verursacht dies, dass sich das Gegenüber ebenfalls verschließt. Die animalisch-instinktiven Antennen des Gegenübers – ob bewusst oder unbewusst – nehmen dieses Spiel wahr und der andere verhält sich dementsprechend. Missverständnisse sind somit vorprogrammiert. Eine echte, vollkommene, ehrliche Kommunikation findet nicht statt.
Tatsächlich verlaufen die meisten Gespräche auf diese Art und Weise.
Der Schlüssel, um es zu wiederholen, ist also Geduld, Nachsicht und die feste Absicht,

sich dem anderen zu *öffnen* und selbst *ehrlich* zu sein.

Es gibt noch mehr zu diesem Punkt, denn die umgekehrte Situation existiert ebenfalls. Nicht selten haben wir von einem Gespräch vielleicht nur einen Teil mitbekommen. Möglicherweise war der eigene Kopf gerade damit beschäftigt, eine Aussage/Antwort zu formulieren, weil uns die eigene Meinung so viel wichtiger ist als die Meinung des Gegenübers – oder etwas anderes hat uns abgelenkt. Jedenfalls gilt der Satz: Man muss auch bereit sein, sein Gegenüber zu verstehen, ansonsten erwartet man vergebens, selbst verstanden zu werden.

Nur diese innere Haltung wird Ihr Gegenüber dazu bewegen, etwas von dem mitzunehmen, was Sie ihm gerne mitgeben würden.

Die Folge ist interessant, denn plötzlich verstehen wir die *beiden* Seiten der Medaille. Die Außenwelt ist nur ein Spiegel für unser eigenes Inneres.

Wenn wir damit hadern, dass uns die andern nicht zuhören, wahrnehmen und verstehen, dann liegt der Grund darin, dass wir selbst anderen nicht zuhören, sie wahrnehmen und verstehen.

Die Lösung besteht darin, zunächst andere Menschen zu verstehen und zu lieben. Wenn wir das Bestmögliche unternehmen, um unser Gegenüber aufrichtig zu verstehen, sind wir auf dem richtigen Weg. Dann geraten wir in einen Zustand, „angekommen“ zu sein.

In der Sprache des Frommen ausgedrückt: *Gott hat mich gesehen, Gott weiß. Ich habe das Richtige getan, alles ist in bester Ordnung. Ich lebe im Frieden mit mir und der Welt.* Wer so fühlt, ist nicht mehr auf die Bestätigung seiner Mitmenschen angewiesen. Das heißt nicht, dass er sich über eine Bestätigung nicht freuen darf.

HINGABE

Auf meinem Schreibtisch liegt die aktuelle Ausgabe der französischen Zeitung „Fakir“. Sie trägt den Titel „L’Entraide – l’autre loi de la jungle, la vraie loi de la société“: Gegenseitige Hilfe – das andere Gesetz des Dschungels, das wahre Gesetz der Gesellschaft. Im dazugehörigen Artikel erklärt Pablo Servigne, ein französischer Forscher und Agrarwissenschaftler, dass der russische Prinz Pjotr Alexejewitsch Kropotkin von Darwins Hauptwerk „Über die Entstehung der Arten“ begeistert war und den Luxus am Hof hinter sich ließ, um in Sibirien eigene Forschungen zu betreiben.

Und jetzt wird es interessant, denn er beobachtete beinahe das Gegenteil der verbreiteten Theorie von Darwin:

„Wer überlebt? Nicht die stärksten Tiere oder Pflanzen, sondern diejenigen, die am meisten zusammenarbeiten. Darwin machte seine Beobachtungen in tropischen Gefilden, wo Überfluss vorherrscht, Überfluss an Wärme, Licht. Da, wo das Lebendige seine Energie für Kriege, für Konkurrenz verschwenden kann. In feindlichen Gefilden, in der Kälte Sibiriens, darf man keine Energie verschwenden, man muss zusammenarbeiten, um zu überleben.“

Pablo Servigne führt aus, dass auch Darwin selbst ähnliche Beobachtungen bei den Bienen machte, von denen sich einzelne Exemplare bei einer Gefahr opfern, um die Gruppe zu retten. Aufgrund dieses Altruismus überleben Bienen seit Millionen Jahren. Also ergänzte Darwin seine Theorie und folgerte:

„Es besteht kein Zweifel, dass die Stämme, die viele Mitglieder besitzen, die stets bereit sind, anderen zu helfen und sich für das Gemeinwohl zu opfern, über die anderen Stämme siegen. Und darin besteht die natürliche Auslese."

Mit anderen Worten: Der Zusammenhalt der Gruppe ist von Bedeutung, die Kooperation, nicht das Konkurrenzdenken."

Auch der deutsche Förster und Autor Peter Wohlleben wird in diesem Artikel erwähnt. Wohlleben widmete sein Leben dem Schutz alter Buchenwälder und bezeichnet die Vernetzung der Bäume untereinander als „Wood Wide Web". Auf seiner Website lese ich:

„Erstaunliche Dinge geschehen im Wald: Bäume, die miteinander kommunizieren. Bäume, die ihren Nachwuchs, aber auch alte und kranke Nachbarn liebevoll umsorgen und pflegen."

Während in unserer Gesellschaft immer wieder die Konkurrenz als Naturgesetz für das Überleben hochhält und Darwins Forschungen für die Untermauerung dieses Prinzips missbraucht werden, sieht das Leben in der Natur ganz anders aus. Konkurrenz gibt es natürlich auch, aber sie tritt nur vereinzelt auf, da sie laut Pablo Servigne eine Stressquelle ist, die uns Kraft kostet und gefährlich ist.

Die richtige Einstellung für die Seele lautet also:

Helfen Sie anderen, seien Sie hier für die anderen, seien Sie hingebungsvoll, Ihnen selbst zuliebe.

Im Materiellen ist Geben gleich Verlieren. Die Gesetze der Seele lauten aber umgekehrt: Geben ist Erhalten. Wenn Sie Liebe geben erhalten Sie mehr Liebe zurück. Wenn Sie Ideen teilen, kommen mehr Inspirationen zurück.

Unser Geiz bezieht sich nicht nur auf Geld und Gut. Wir sind auch mit Zeit und mit positiven Gefühlen geizig geworden und schaden uns dabei selbst.

Unter dem Strich ist die Lösung extrem simpel: Lernen Sie alles um Sie herum zu lieben! Oft denken Menschen, Liebe würde von äußeren Faktoren bestimmt und müsse sozusagen verdient werden. „Wenn du dich korrekt benimmst, liebe ich dich." Dabei sind wir es selbst, die sich grandios fühlen, wenn wir verliebt sind. Was wir also ungewollt zum Ausdruck bringen lautet im Klartext so: „Liebe Außenwelt, solange du nicht so bist, wie ich will, schaue ich zur Bestrafung, dass es *mir* schlecht geht."

Wenn Sie sich jedoch konsequent bemühen, in allem etwas Liebenswertes, Göttliches zu sehen, kehren Sie den Spieß um. Die Macht, über Ihre persönlichen, intimen Gefühle zu entscheiden, liegt mit dieser Einstellung nicht mehr in fremden Händen. Sie entscheiden fortan selbst, ob Sie sich glücklich fühlen wollen oder nicht.

Wenn Sie lernen, sich in alles und jeden zu verlieben, dann erledigen sich die vorherigen Kapitel ohne weiteres Zutun von selbst.

Sie können nun im Alltag genau das Gefühl pflegen, das Sie kennengelernt haben, als Sie beispielsweise frisch verliebt waren - diesmal unabhängig von einem Gegenüber, das Ihnen ständig den Spiegel vorhalten muss. Täglich Schmetterlinge im Bauch haben und ein Lächeln auf dem Gesicht, ist das nicht eine herrliche Perspektive? Lebenslänglich.
Sie entscheiden. Sie müssen nur willig sein, grundlos zu lieben.
Sie dürfen selbstverständlich auch weiterhin Bedingungen stellen, aber bilden Sie sich nicht ein, Ihr Gefühl hätte in erster Linie etwas mit den anderen zu tun.

All das sind nur einige Haltungen und Einstellungen, die uns helfen, unsere Seele zu nähren.
Nun habe ich zu Beginn dieses Buches das Versprechen abgegeben, auch über das Sterben und Dahinscheiden einige Einsichten zu vermitteln. Betrachten wir zu guter Letzt also auch dieses kitzlige Thema: den Tod - aber diesmal aus einer ganz anderen Perspektive.

11. DIE KUNST DES STERBENS UND DES LEBENS

Man könnte behaupten, die Schöpfung wäre nicht perfekt, da wir immer wieder etwas an ihr zu bemängeln haben. Manchmal überlegen wir konkret, was man hätte anders oder besser machen können.
Doch genau dies ist der Geniestreich der Schöpfung und macht sie gerade so perfekt. Warum?
Nun, im Rahmen der Hirnforschung hat man den erstaunlichen Umstand zu Tage befördert, dass gerade die Fähigkeit, Fehler zu begehen, positiv ist. Diese Fähigkeit formt das menschliche Gehirn zu einem fantastischen Werkzeug um, denn es fördert die Intelligenz. Computer geben stets nur genau die gleiche, stupide Antwort, zwar makellos, aber einfallslos. Darin fehlt die Möglichkeit zur Entwicklung. Menschen dagegen verändern die Erinnerungen in ihrem Archiv. Gewollt oder ungewollt entsteht immer zuerst ein gewisses Chaos, wenn etwas Neues entdeckt oder entwickelt wird. Aber danach eröffnet sich manchmal ein völlig neuer Horizont.
Dieser Gegensatz zu den herkömmlichen, „dummen" Computerprogrammen ist genau der Unterschied. Es geht darum, Fehler *zuzulassen* – die in der Folge eigenständig korrigiert werden können.
Charles Darwin vertrat indirekt eine ähnliche Prämisse. Er ging davon aus, dass die Genmutation, sprich der spontan entstehende Fehler im Genom, für die Evolution verantwortlich sei. Auf diese Weise, so zumindest seine Meinung, konnten aus den ersten Einzellern komplexe Pflanzen und Tiere entstehen, ja sogar der Mensch. Zugegeben: Darwin wird heute in vielen Punkten mit Distanz betrachtet. Doch viele seiner Gedankengänge sind immer noch bemerkenswert.
Doch wir brauchen nicht einmal auf Darwin zu reflektieren. Manch ein Künstler entwickelt etwas völlig Neues, das alle begeistert... dank eines ungewollten Fehlers. Gleiches gilt auch für die Technik und die Wissenschaft.
Nicht wenige Menschen werden aufgrund einer Krankheit oder eines Unfalls zu völlig neuen Bewusstseinsebenen emporgehoben. Danach führen sie ein weitaus erfüllteres, kompletteres und lebenswerteres Leben als zuvor. Es ist also nicht weise, an den scheinbaren Unzulänglichkeiten eines Körpers zu leiden, es ist viel klüger, alles zu unternehmen, diese Umstände für eine Neuorientierung in Richtung eines besseren Lebens einzusetzen. Wer eine Gesundheitskrise auf diese Art anpackt, ist sehr leicht zu behandeln, diese Menschen zu begleiten ist ein richtig spannendes Abenteuer. Ist das nicht der Fall, dann ist Medizin eine Sisyphusarbeit und für alle Beteiligten frustrierend.
Weiter ist es richtig, die innewohnende Weisheit des Körpers verstehen zu lernen und als Kompass im eigenen Leben zu nutzen. Wir müssen lernen, dem Körper zuzuhören, statt in mundtot zu schlagen, wenn er uns seine Führung anbietet.

BUDDHAS ANALYSE

Schon Buddha, das Symbol der Erleuchtung bis heute, beschäftigte sich mit diesen Fragen. Er nannte drei essenzielle Leiden, die das Menschengeschlecht plagen:

Alter, Krankheit und Tod.
Doch wahr ist in diesem Zusammenhang auch, dass der Zustand der Gesundheit alle drei unumgänglichen Prozesse positiv beeinflussen kann.
Das Altern ist ein natürlicher Prozess und auf der heutigen Entwicklungsstufe des Menschen kaum aufzuhalten. Was in unseren Breitengraden ein angenehmes Altern verdirbt, ist gewöhnlich der Verlust der Gesundheit und der Vitalität. Auf der geistigen Seite gewinnen wir im Alter, auf der körperlichen verlieren wir oft. Wir werden erfahrener, wissen mehr über uns und die Welt oder haben endlich begriffen, dass wir nichts oder nur wenig wissen, doch wir werden im Gegenzug auf einmal auch von zahlreichen Zipperlein geplagt. Auf einer mental-geistigen Ebene haben wir eigentlich bessere Karten, im Alter das Leben zu genießen, bessere als in jungen Jahren. Als Jungspund führen uns die Illusionen über die Welt in nicht wenige schmerzvolle Sackgassen, wie wir alle wissen. Wenn wir nur an ein paar Weichen im Leben besser gestellt hätten, dann, ja dann ...
Im Alter verfügen wir über einen inneren Reichtum, der es uns erlaubt, klügere Entscheidungen zu treffen. Was nun aber leider oft dieser Fülle, diesem neuen, höheren Plateau, im Wege steht, ist die Tatsache, dass der erfahrene Fahrer in einem ramponierten Fahrzeug gefangen ist. Der Körper kann zur Bremse werden oder fordert plötzlich so viel Aufmerksamkeit ein, dass wir kaum noch etwas von der schönen Fahrt durch die Landschaft des Lebens genießen können.
Immerhin besitzen Sie in dieser Beziehung nun einige Handwerkzeuge, sodass Sie in die richtige Richtung marschieren können.
Eine gute Definition von körperlicher Gesundheit wäre, die inhärente Fähigkeit des Körpers zu nutzen, sich trotz einwirkender destruktiver Einflüsse von außen immer wieder ins Lot zu bringen, zu reorganisieren und alle Funktionen aufrechtzuerhalten oder wiederherzustellen. Gegebenenfalls dürfen auch Symptome wie Fieber, Husten und Durchfall Hilfestellung leisten, was im klassischen Sinne eben mit Krank-Sein assoziiert wird.
Symptome stehen für Genesung, nicht für Krankheit. Sie sind gewöhnlich die Lösung zu Ihrem Problem, nicht das Problem selbst. Dieses Szenario können Sie mit neunzig Prozent aller Krankheiten durchspielen, auch mit den meisten Entzündungen.
Aus dieser Perspektive ist Gesundheit eine wertvolle Kraft, die uns symptom-arme Zeiten beschert und unangenehme körperliche Erfahrungen auf ein Minimum reduziert. Stets wird dafür gesorgt, dass nach einer Zeit der Krankheit alles wieder auf Hochtouren läuft. Ähnlich einem Kfz-Service, bei dem Ihr Fahrzeug vorübergehend nicht nutzbar ist und Sie geduldig nur abwarten.
Sie verfügen mit den vorangegangenen Kapiteln nun über eine Menge Ratschläge, wie Sie wieder zu maximalem Komfort zurückfinden können.
Wie aber verhält es sich nun mit dem Tod, den wir alle fürchten und so weit wie möglich hinauszuschieben versuchen?

DAS STERBEN UND DER TOD

Nun, selbst der Tod ist zunächst einmal ein natürlicher Vorgang. Und selbst das Sterben ist normal. Aber man merke auf: Selbst das Sterben ist ein viel angenehmerer Prozess, wenn man sich bei guter Gesundheit befindet. Zu oft jedoch ist das nicht der Fall. Wie vielen Menschen hätten wir nicht einen leichteren und schmerzfreien Tod gegönnt, die jedoch qualvolle Tage, ja qualvolle Jahre erleiden mussten, bevor sie Abschied nehmen konnten! Wie angenehm ist dagegen die Vorstellung, leichten Herzens in einem gesunden Körper ... einfach ade zu sagen.

Selbst in diesem grenzwertigen Zustand ist also die Gesundheit ein erstrebenswertes Gut.

Ich bin sogar der Ansicht, dass ein natürlicher Tod nicht aus einer Krankheit heraus entsteht, sondern dass sich sehr einfach die vitalen Kräfte einstellen und man beschlossen hat, zu „gehen".

Erleuchtete Yogis gehen bewusst: In der Meditation verlassen sie ihren Körper endgültig. Diese Art, bewusst zu sterben, nennt sich *Maha-Samadhi*, das *Große Samadhi.* Samadhi? Damit bezeichnet man die höchste Yoga-Stufe, in der die Seele sich schließlich mit dem Göttlichen verbindet, alles gerät zur Einheit. Vorerst ist es die höchste Meditationsstufe, gewisse Meister dringen auf dem Pfad noch weitere Stufen vor und realisieren diesen Zustand ununterbrochen im Alltagsbewusstsein.

Wahrscheinlich mangelt es uns in der westlichen Welt an dem richtigen Vokabular, diesen Zustand auszudrücken.

Maha-Samadhi wird also als der Zustand beschrieben, in dem man definitiv in das große Ganze aufgeht. Der Körper wird zurückgelassen, die Seele erhebt sich sozusagen in die Lüfte. Zurück bleibt eine leere Körperhülle. Wie ein abgestorbener Baumstamm noch lange leblos, aber unverwest bestehen bleiben kann, so kann auch eine Leiche noch eine kleine Weile weitgehend unversehrt existieren.

Es gibt Menschen, auch im Westen, die wissen, wann es Zeit ist, Abschied zu nehmen. Es gibt zum Beispiel viele große Osteopathen, die noch mit weit über achtzig, ja sogar über neunzig oder hundert Jahren in ihrer Praxis tätig waren, Kurse gaben und sich zwei oder drei Monate vor ihrem Tod auf sehr berührende Weise bei allen Kursteilnehmern bedankten und verabschiedeten. Sie teilten mit, dass dies der letzte Kurs gewesen sei und sie demnächst „gehen" würden. Sie starben völlig gesund.

Nicht selten können Menschen jedoch nicht Abschied nehmen – sie wollen vorher noch etwas in Ordnung bringen. Wenn man Menschen behandelt, denen es eigentlich grottenschlecht geht und die bereits im Sterben liegen, kann man stets zwei Reaktionen beobachten: Entweder sie erholen sich auf unerwartete Weise erstaunlich rasch oder sie verabschieden sich.

Wenn jemand lange zwischen Leben und Tod hin- und herpendelt, sollte die Behandlung in Richtung Frieden zielen.

Es gibt also verschiedene Arten und Einstellungen, um dem Tod zu begegnen, sowie unterschiedliche Weisen, zu sterben.

Eine gute Gesundheit, ja die beste Gesundheit kann den Tod nicht vermeiden, aber eine gute Gesundheit erleichtert ihn. Für den Tod gilt im Endeffekt dasselbe wie für das Leben: Je fitter der Körper ist, umso weniger ist man von dem eigentlichen, wesentlichen Prozess abgelenkt, und desto intensiver ist das Erlebnis des Abschieds.
Während all dieser drei Leiden – Alter, Krankheit und Tod – ist es möglich, einen ganz anderen Standpunkt einzunehmen, als das normalerweise der Fall ist.

12. KLEINES FAZIT ODER WAS WICHTIG IST UND WAS NICHT

Im Endeffekt kann man das „Geheimnis der Gesundheit" leicht lüften und auf einfache Art und Weise zusammenfassen: Das Leben muss einen *guten Grund* haben, sich zu erhalten.
Fragen Sie sich: *Warum* leben Sie? *Was hat die Welt davon?* Damit meine ich nicht, dass Sie etwas Greifbares vorweisen müssten, aber: *Inwieweit nehmen Sie am Leben teil?* Leben will Lebendigkeit, das ist seine Währung.
Das Leben hat im Laufe der Evolution bestimmte Mechanismen etabliert, um das Leben zu erhalten. Sie übersteigen noch immer unser heutiges Verständnis, aber sie funktionieren, und zwar am besten unter den Bedingungen, die seit jeher den Rahmen bilden. Um diese Mechanismen also in ihrem Wirken zu unterstützen, ist jede Maßnahme sinnvoll, die eine Person einem *natürlichen Zustand* wieder näherbringt.
Auch die Ernährung sollte sich deshalb möglichst dem Natur-Zustand annähern. Wie wurde uns einst Nahrung von Mutter Erde zur Verfügung gestellt? Das Kochen von Nahrungsmitteln ist wohl die älteste und verträglichste Entfremdung von diesem Naturzustand, hat aber andererseits vielleicht sogar zur Menschwerdung beigetragen. Forscher widersprechen sich in dieser Beziehung.
Neben der Auswahl der richtigen Nahrungsmittel ist es ebenso wichtig, Menge und Rhythmus zu berücksichtigen, auch natürlich vorkommende Arhythmien. Zeiten der Leere – damit will ich den Begriff *Hunger* umgehen, um keine Assoziation mit einem quälenden Gefühl aufkommen zu lassen – sind ebenso wichtig wie Zeiten der Fülle.
In einem natürlicheren Umfeld gibt es nicht nur Fastenperioden durch Ernteausfall, auch die Pausen zwischen den einzelnen Mahlzeiten war vor der Industrialisierung nicht so leicht(sinnig) zu durchbrechen wie heute.
Bewegung sollte wie alles andere stets Freude bereiten und im Idealfall mit Spaß verbunden sein. Der noch heilsamere Level besteht darin, Bewegungen mit vertieftem *Bewusstsein* zu erfüllen. Der Körper braucht Bewegung, denn dafür wurde er konzipiert. Das Maß und die Art der Bewegung, die einem Körper am bekömmlichsten ist, sollte sich jedoch nach dem Bedarf des Körpers richten. Nicht eine gerade aktuelle Lehrmeinung ist von Bedeutung.
Davon abgesehen sind Menschen denkbar unterschiedlich, und auch Lebensphasen

wechseln einander ab. All dies gilt es in Rechnung zu stellen.

Was lässt sich noch einmal in puncto Stress festhalten? Nun, je mehr Stress man aufgrund einer Geisteshaltung produziert, desto mehr Stress muss über den Körper abgebaut werden, denn Stress stellt den Körper auf physische Leistung ein. Ohne Abbau des Stresses befindet sich der Motor ständig auf Hochtouren, und der Verschleiß ist bedeutend. Aber auch das sollte nur eine Notlösung sein. Wenn man sich dagegen bemüht, glücklich und entspannt durchs Leben zu gehen, ist der Körper ausbalancierter und gesünder. Eigentlich ist er dann sogar ständig im Regenerationsmodus. Stress kommt nicht von außerhalb. Stress wird ausgelöst, je nachdem, wie Ihr Inneres auf etwas reagiert. Sie können sich also für oder gegen Stress *entscheiden.*

Wie lautet die endgültige Beurteilung von Krankheiten?

Nun, Krankheiten sind Reinigungsmechanismen, Entwicklungsschritte oder einfach eine Sprache, mit der ein Körper der Seele mitteilt, dass man sozusagen neben der Spur läuft. In diesem Sinne ist Krankheit oft nichts anderes als eine Notbremse, ein Lehrer oder ein Kompass. Bei Notbremsungen weiß man in der Regel selbst, worum es geht, man hat aber vielleicht gewisse Anzeichen vorher nicht ernst genug genommen.

Grundsätzlich kann man dem Körper einfach vertrauen.

Für jede gut erhaltene Infrastruktur muss man zyklisch Instandstellungsarbeiten in Kauf nehmen. Wer die hinderlichen Baustellen unüberlegt einfach bekämpft – sei es aus Furcht oder aus Komfort –, programmiert den frühzeitigen Zerfall.

Eine Krankheit dient grundsätzlich dazu, gesünder zu werden.

Die weitverbreitete Befürchtung, es sei umgekehrt, es sei „Bestrafung für Sünde“ und ziele in Richtung Tod und Hölle, geht auf die Zeiten des Mittelalters zurück; diese Ansicht ist heute kaum mehr vertretbar.

Wer schon lange in einem negativen Teufelskreis steckt, muss eventuell seine Gesundheit zunächst von Grund auf rehabilitieren. Dabei gilt es, viel Geduld mitzubringen, kleine, aber stete Schritte zu gehen, um auf mehreren Ebenen parallel die Gesundheit wieder zu etablieren. Wenn es Ihnen zu langsam geht, überlegen Sie sich, wie lange Sie Ihren Körper heruntergewirtschaftet haben.

Den wechselhaften Wellen der täglich schwankenden Symptome nachzurennen, lenkt mehr von dem übergeordneten Projekt und Ziel Gesundheit ab. Behalten Sie unbedingt das Fernziel im Auge, und entspannen Sie sich bezüglich der kurzfristigen Aufs du Abs.

Alle sind wir darüber hinaus Teil eines größeren Bildes. Formen der Isolation verursachen jedoch, dass wir uns von dem „Großen Ganzen“ abschirmen, was nicht dem natürlichen Zustand entspricht. Gummisohlen und Beton isolieren uns von der Erde. Stadtwohnungen und Fernseher isolieren uns von unseren Mitmenschen. Nach unten hängende Mundwinkel verhindern, dass andere Menschen freundlich zurücklächeln. Mauern nehmen die Weitsicht und reduzieren den Sichtkontakt mit dem Himmel. Angst vor Verlust und Geiz treiben andere unbewusst in die Flucht oder lösen die

Strategie in uns aus, sich von anderen fernzuhalten. Wer seinen Sorgen freien Lauf lässt und sich von ihnen auffressen lässt, wandelt isoliert durch die Straßen, statt seine Aufmerksamkeit auf die Bäume der Allee zu legen. Geizig mit seiner Zeit zu sein, nimmt uns die Gelegenheit, heilvolle Begegnungen im Geben und Nehmen zu erfahren. Alle diese Faktoren fallen unter den Überbegriff *Isolation* und *Entfremdung von einem natürlichen Zustand.*

Und noch einmal: Von erstrangiger Bedeutung ist es außerdem, dem Leben einen *guten Grund* zu geben, Sie und Ihren Körper zu erhalten. Der Glanz Ihrer Augen verrät, ob Sie sich auf dem richtigen Dampfer befinden oder nicht.

Das Leben ist nicht auf uns angewiesen. Es ist nicht hier, uns um jeden Preis zu dienen. Vielmehr sind wir hier, um dem Leben zu dienen. Geben Sie dem Leben gute Gründe, Sie zu erhalten, Sie an Bord haben zu wollen, indem Sie sich der Welt verschenken und zur Verfügung stehen.

WAS BLEIBT? DAS GLÜCK

Nun, was ist die Quintessenz aus meinen vielen Predigten? Was hat Ihnen diese Lektüre gebracht, damit sich Ihr Leben verbessert?

Nun erstens – Glück: Loben Sie den Tag auf jeden Fall schon am frühen Morgen. Das Sprichwort *Du sollst den Tag nicht vor dem Abend loben* ist symptomatisch für eine Kultur, die nichts oder zu wenig von den Mechanismen der Schöpfung verstanden hat. Es ist ein Sprichwort, dass uns zu Sklaven macht.

Wir müssen unsere Macht zu unseren Gunsten einsetzen, nicht zu unseren Ungunsten. Paradies und Hölle sind nicht Orte, es handelt sich um Bewusstseinszustände. Das Paradies ist *jetzt* vorhanden, in dem Moment, da Sie dieses Buch in der Hand halten, es ist allgegenwärtig. Sie sitzen mittendrin und sehen es nicht, weil sie eine Brille aufhaben, die es filtert und verzerrt. Nur *in* Ihnen entsteht ein Abbild, wie etwas gesehen wird, von Ihnen hängt die Färbung ab. Sehen oder wahrnehmen können wir nur das, was sich auf derselben Wellenlänge befindet wie wir selbst. Wir können nicht erwarten, dass das Paradies seine Wellenlänge ändert, nur um uns abzuholen. Wir sind die Empfänger, die gleich einem Radioempfänger ihre Wellenlängen anders einstellen müssen, um das Pogramm empfangen zu können.

Sobald Sie unbeirrt damit anfangen, sich entgegen all Ihren Glaubenssätzen glücklich zu fühlen, können sie aus dem Teufelskreis entkommen. Sie sehen mehr und mehr das Schöne. Damit geraten auch Ihre Dramen weniger dramatisch. Und wenn doch mal der Schuh etwas drückt, dann bekämpfen Sie es weniger. Ihr Kampf und Ihr Widerstand waren aber genau das, was Schmerz und Leid überhaupt kreierte. Weniger Widerstand gleich weniger Schmerz. Weniger Schmerz machst es leichter, an das Paradies auf Erden zu glauben und es hier, aus eigenem Antrieb, zu finden.

Dankbarkeit ist hierzu ein wichtiger Schlüssel. Hoffnung zweifelt. Dankbarkeit bestätigt die Gegenwart dessen, wofür Sie dankbar sind. Wenn Sie nur hoffnungsvoll sind, dann brauchen Sie die Unvollkommenheit, damit Ihre Rolle und Ihre Einstellung überhaupt existieren können. Sie programmieren also die Probleme selbst. Wenn Sie hingegen dankbar sind, ist das eine Affirmation, die stark wirkt, weil sie mit einem Gefühl verbunden ist, und Gefühle maßgeblich am Kreationsprozess unserer Realität beteiligt sind.

Loben Sie den Tag, seien Sie dankbar für alles, was Sie sich überhaupt erdenken können. Egal, welche Gründe Ihr Verstand findet, es nicht zu tun. Wenn der Verstand wüsste, wie die „Radio-Paradies-Wellen" empfangen werden könnten, hätte er es längst getan. Er weiß es nicht. Versuchen Sie es doch einfach einmal! Und sehen Sie selbst, ob etwas dran ist oder nicht. Um es zu verwerfen, währt Ihr Leben noch lange genug.

IHR UREIGENER PFAD

Weiter ist sicherlich deutlich geworden, dass Sie Ihren ureigenen Pfad verfolgen sollten. Folgen sie Ihrem Herz und dem, was ich auf den vergangenen Seiten oft die *innere Stimme* genannt habe. Hören Sie nicht auf die vielen Stimmen im Verstand, hören Sie nicht auf ein künstliches Ego, sondern auf die klare, weiche, sinnliche Stimme aus dem Herzen. Es ist eine Stimme, die nie ganz verstummt, selbst wenn Sie sie jahrzehntelang ignorierten und mit lauten Argumenten und spektakulären Ablenkungen zu übertönen versuchten. Möglicherweise wussten Sie schon vor Jahren, was eigentlich der richtige Pfad war – und was Sie gerne unternommen hätten. Hören Sie darauf.

Ihr Herz ist der einzige Kompass, der für Sie funktioniert. Alle anderen, der Nachbar, die Geliebten, die Experten, alle Menschen, die *Wissen* für sich in Anspruch nehmen, sie alle haben keine Ahnung von *Ihrem* Pfad. Sie kennen die Botschaften aus Ihrem ganz persönlichen Kompass nicht. Allesamt können sie vielleicht fantastische Inspirationen sein und wertvolle Meilensteine oder gar Begleiter auf Ihrem Pfad, aber mehr nicht.

Und bieten Sie sich selbst Ihrem eigenen Lebenspfad und Ihren Mitmenschen an, sodass diese ebenfalls ihren Weg finden. Drängen Sie sich jedoch nie auf. Wenn Sie geben, was Sie zu geben haben, so nährt das Ihr eigenes System. Geben bereichert Sie. Also nehmen Sie umgekehrt auch jede Hilfe an, aber glauben Sie letztlich niemandem außer sich selbst. Auch nicht mir, der ich Ihnen gerade diese Idee nahelege. Stellen Sie getrost alles in Frage, was ich geschrieben habe. Stellen Sie meine Prinzipien einfach auf die Probe, und glauben Sie danach sich selbst und Ihrer eigenen Erfahrung.

Und was Ihre Gesundheit angeht: Je gestärkter Sie sich selbst sind, je unbeirrbarer auf Ihrem eigenen Pfad, desto besser kann Ihnen auch ein breites medizinisches Angebot helfen. Ohne diese Klarheit sind Ihre Chancen gering.

Ärzte und Therapeuten sind wie ein scharfes Messer: Es kann Ihnen helfen oder schaden. Verlassen Sie sich für Entscheidungen auf Ihre Herzstimme. Keine Stimme aus dem Verstand, wie Angst, Zweifel, Unsicherheit, eine Opferhaltung und so fort, wird für Sie die beste Entscheidung treffen.

IHRE ERWARTUNGSHALTUNG

Seien Sie weiter ehrlich mit sich selbst. Erwarten Sie nichts Unmögliches. Wenn Ihr Gefühl Ihnen sagt, Ihr Arzt weiß nicht wirklich weiter, lassen Sie ihn in Ruhe und akzeptieren Sie es. Die Medizin heute ist nicht vollkommen. Das gilt vor allem für die „Industriemediziner". Ärzte sind die offiziellen Erstversorger, sie *müssen* eine Lösung bieten, auch wenn sie es nicht können. Bei einem Schulmediziner haben Sie deshalb größere Chancen, auf eine unheilvolle Odyssee mitgerissen zu werden.
Ich sehe so viele Patienten, die aus dieser falschen Vorstellung heraus sich großen Schaden zugefügt haben, was viel Zeit, Geld und Energie kostet.
Ein Alternativmediziner kann Ihnen eher gestehen, dass er Ihr Problem mit seinen Mitteln nicht zu Leibe rücken kann, wenn er denn die Größe besitzt. Jedoch sicherzustellen, dass er die Größe besitzt, sein Ego hintenanzustellen, hinter Ihre Gesundheit, ist Ihre Verantwortung. Ihr Gegenüber ist nur ein Mensch.

DAS RICHTIGE MITTEL

Keine Information innerhalb dieses Buches ist so wichtig, wie die Information über Ihre innere Stimme.
Sie klingt sogar auf, wenn es um die richtigen Mittel geht.
Eine Aussage, die mich immer wieder verblüfft und die ich für gefährlich halte, lautet: „Hilft es nicht, so schadet es nicht." Unter diesem Motto nehmen einige Menschen zahlreiche Mittel konzeptlos zu sich, ohne über die Wirkung zu reflektieren. Unter dem Strich heißt „Hilft es nicht, so schadet es nicht" so viel wie „Ich glaube nicht wirklich daran, aber man kann es ja versuchen". Die Tatsache, dass Sie nicht daran glauben, ändert nichts an der Wirkung. Auch der Umstand, dass Ihnen die Wirkung und Wirksamkeit vielleicht entgangen sind, heißt nicht, dass sie nicht existieren.
Immer wieder begegne ich Patienten (in der Tat sind es viel häufiger Patientinnen), die mit der naiven Vorstellung „Schwache Medikamente können keinen Schaden anrichten" ihre körperliche und auch emotionelle Balance komplett durcheinanderbringen. Aber sie wollen es nicht wahrhaben. Gewisse (gute) Mittel brauchen ihre Zeit, um ihre Wirkung zu entfalten. Wenn Sie innerhalb dieser Zeit ein weiteres Mittel zu sich nehmen und noch eines und noch ein anders, weil Sie nicht die Geduld haben, die Wirkung eines vernünftigen Mittels abzuwarten, dann riskieren Sie, Chaos in Ihrem Körper zu kreieren.
Auf diese Weise entstehen Symptombilder oder Ungleichgewichte, die selbst für viele Ärzte und Therapeuten nur schwer zu durchschauen sind.
Mein Rat: Werfen Sie nicht wahllos alles ein, was theoretisch und vielleicht helfen könnte.
Hören Sie auf Ihre innere Stimme.

DER WEG AUS DER VERWIRRUNG

Aber nehmen wir spaßeshalber an, das Rad ist im Moment nicht zurückzudrehen.

Was sollte man in diesem Fall unternehmen?
Nun, es kommt tatsächlich vor, dass sich Patienten unwissentlich so sehr ins Chaos hineingewirtschaftet haben, dass sie meiner Ansicht nach nur mit einem *kalten Entzug* genesen können. Drei Monate sollten diese Patienten keinerlei Medizin zu sich nehmen, egal, wie sie sich fühlen. Danach sollte man einen Therapeuten wählen, der wirklich passt und zu dem die innere Stimme „Ja" sagt.
Leider leuchtet diese Vorgehensweise vielfach nicht ein. Sie behandeln weiterhin täglich jedes aufkommende Wehwehchen mit neuen Mitteln. Auch hier würde die klare Absicht, der inneren Stimme zu lauschen, sowie kompromisslose Ehrlichkeit aus der Krise führen.
Ein inneres Ja ist ein Ja. Ein inneres Nein ist ein Nein, ob Sie es mögen oder nicht, ob Sie verzweifelt sind oder nicht, ob Sie eine alternative Lösung haben oder nicht. Nichts zu nehmen, sozusagen Medikamenten-Fasten, *ist* eine Alternative. Ein Nein heißt, Sie müssen sich auch kein zweites Mal die gleiche Frage stellen. Damit verwirren Sie nur sich selbst und es wird immer schwieriger. Ist es weder ein klares Ja noch ein klares Nein, so heißt das einfach „Jetzt nicht! Bis auf weiteres Nein!". Belassen Sie es bei dieser Aussage, und versuchen Sie es nicht kurz darauf wieder, in der Hoffnung, es hätte sich innerhalb weniger Stunden etwas geändert und Sie dürften jetzt endlich etwas einwerfen.
Frisches Wasser, frische Luft, Bewegung, Freude, bewusste Atmung sind dagegen *immer* Heilmittel der Extraklasse. Sie führen immer in die Balance. Und sie stehen jederzeit zur Verfügung, gratis sogar.

DER RICHTIGE THERAPEUT

Noch hoffnungsloser wird es, wenn ein Patient gleich zwei oder mehr Therapeuten anheuert. Beide empfehlen vielleicht völlig unterschiedliche Mittel. Auch dann entsteht Chaos.
Hören Sie also auch bei der Auslese Ihres Therapeuten auf Ihre innere, göttliche Stimme, nicht auf die Ihres Egos. Und wählen Sie nur einen Therapeuten.
Zugegeben, es gibt in der Tat Behandlungen, da viele Mittel notwendig sind. Aber dann ist es *ein* Konzept, das eben aus mehreren Mitteln besteht – es sind nicht zwei Therapeuten.
Sie können das mit einem Coach im Sport vergleichen. Betrachten wir ein Fußballspiel. Um die Mannschaft vorzubereiten, können Sie theoretisch zwei verschiedene Trainer anheuern. Beide würden möglicherweise eine ganz andere Strategie vorschlagen, obwohl beide Weltklasse-Trainer sind. Möglicherweise würden auch beide Strategien zum Sieg führen. Was aber ziemlich sicher nicht funktioniert, ist die Entscheidung, beide Strategien gleichzeitig auf dem Feld anzuwenden. Das führt zum Desaster. Dies ist jedoch genau das, was einige Menschen tun, wenn sie bei verschiedenen alternativen Ärzten oder Therapeuten gleichzeitig in Behandlung sind. Oder wenn sie für jede Kleinigkeit Globuli einwerfen, als sei es völlig ohne Bedeu-

tung. Sie können dem Körper nicht zehn Inputs gleichzeitig geben und hoffen, dass daraus Ordnung entsteht. Ein Schritt in Richtung Gesundheit ist immer ein Schritt in Richtung Ordnung.

Fragwürdig sind deshalb auch Therapeuten, die parallele Behandlungen tolerieren. Der Hintergrund? Einige Therapeuten wollen einfach nicht auf einen Kunden verzichten. Und also stimmen sie zu, dass sich zwei oder mehr Therapeuten an einem einzigen Patienten versuchen.

Es kann durchaus sein, dass man nur mit kombinierten Kräften und Therapieformen vorankommt, aber dann sollten die Therapeuten und Ärzte *zusammen* und *am selben Strick* ziehen. Weiter bedarf es einer gewissen Aufmerksamkeit als Behandler, die Auswirkungen anderer Therapieformen im System zu lesen, zu verstehen und konstruktiv einzubeziehen (oder eben die Finger davon zu lassen!). Auch hier sagt Ihnen Ihre innere Stimme, ob jeder für sich „rumpröbelt" oder alle gemeinsam „am selben Projekt" arbeiten. Ihre innere Stimme ist ehrlicher als die meisten Therapeuten.

Chaos ist immer falsch, Ordnung immer richtig.

IHRE EINSTELLUNG ZUR SCHULMEDIZIN

Auch dieses Thema verdient eine letzte Bemerkung: Wie steht es eigentlich umverschiedene schulmedizinische Untersuchungen?

Nun, die Einstellung lautet in dieser Beziehung zu häufig *„Es kann ja nicht schaden"*. Wie oft werden jedoch Untersuchungen vorgenommen, obwohl eigentlich alle Beteiligten wissen, dass sie unnötig sind. Sie entsprechen aber dem momentanen medizinischen Standard oder man will sich absichern. Es mag sich auch so verhalten, dass ein Arzt nicht weiß, wie er Ihnen weiterhelfen kann. Also sucht er nach einer Spur, die er weiterverfolgen kann, ja, in die er sich verbohren kann.

Der Patient bleibt am Ende mit seinem Problem allein. Die Verdauung, die vielleicht sein ursprüngliches Anliegen war, funktioniert nach wie vor nicht, aber jetzt hat sich ein weiteres Problem dazugesellt, weil man etwas auf der Niere gefunden hat, was ganz sicher nichts mit dem Verdauungsproblem zu tun hatte, aber alle Beteiligten beschäftigt und ablenkt.

Erkennen Sie die Fallgrube?

Ich bin mir bewusst, dass ich mich mit solchen Aussagen sehr exponiere, aber ich weiß auch, dass ich vielen meiner Patienten damit aus dem Herzen spreche. Die Betroffenen fühlen sich im Nachhinein hintergangen und bereuen es, diese Entwicklung zugelassen zu haben. Nur deshalb erlaube ich mir hier diese brisante und anfechtbare Aussage, um all denen eine Stimme zu verleihen, die in einer industrialisierten Medizin untergehen.

Natürlich gibt es andererseits berechtigte, notwendige Untersuchungen, aber ich spreche hier von all den anderen Fällen, bei denen nicht die Sorge um Ihre Gesundheit das Motiv ist, sondern eine Richtlinie, eine Aktion, ein Arztwechsel, bestehende Verträge, Amortisation von Geräten, Gesetze und institutionelle Vor-

schriften ... und allem voran die Angst.
Auch in dieser Beziehung hilft Ihnen wieder die innere Stimme. Sie spüren es: Geht es wirklich um Ihr Wohl als Patient oder geht es um etwas anderes? Einer der häufigen Schurken ist leider auch Hilflosigkeit: Der Arzt weiß nicht mehr weiter, der Patient auch nicht. Dennoch verlangt er von seinem Arzt nach einer Lösung, obwohl sein Gefühl ihm schon lange mitteilt, dass er von diesem Arzt keine Lösung erwarten kann. Bedenken Sie, dass eine schlechte Lösung manchmal viel schlechter sein kann als keine Lösung.
Hören Sie auf Ihre innere Stimme, bleiben Sie sich treu.

DIE EINSTELLUNG DER KRANKHEIT GEGENÜBER

Es gibt seriöse Studien, die aufzeigen, dass auch in der Medizin das Angebot die Nachfrage bestimmt, nicht anders als in vielen anderen Wirtschaftszweigen. Medizin ist *auch* ein Geschäft. Zu Deutsch heißt das: Wo es viele Spitäler und Ärzte gibt, gibt es auch viele Kranke.
Auch hierüber lohnt es sich einmal nachzudenken.
Ich weiß weiter Folgendes: Ich durfte Menschen kennenlernen, die an sich glaubten und eine „gefährliche" Diagnose einfach ignorierten oder trotz dieser Diagnose gesund, zufrieden und leistungsfähig lebten. Sie verhielten sich wie gesunde Menschen, obwohl das nach heutigem Wissen „eigentlich" unmöglich ist. Menschen mit Krebs-Diagnosen, einer zu zwei Drittel weggedrückten Gehirnhälfte, fortgeschrittener Arthrose, stark zerstörter Herzklappen, über vierzig Jahre HIV-positiv ... alles Mögliche habe ich erlebt und kann es persönlich bezeugen. Das sind allesamt Menschen, die nicht eine Diagnose bekämpften oder unterdrückten, es waren Menschen, die nicht an die Absolutheit einer Diagnose glaubten und sich auch nicht davon überzeugen ließen.
Es ist absolut erstaunlich, wie sehr die eigene Einstellung und Haltung ein Leben bestimmt.
Diese „ungläubigen" Menschen blieben weitgehend frei von Zweifel und Angst, sie blieben mit ihrer eigenen Vorstellung von Gesundheit verbunden und ließen sich nicht vom Gegenteil überzeugen, auch durch keinen Arzt.
Rate ich zu dieser Einstellung? Ich darf es allein aus juristischen Gründen nicht, aber ich kann sehr wohl an dieser Stelle empfehlen, einmal über dieses Phänomen nachzudenken.

DER DIAGNOSE-SCHOCK – UND WIE MAN IHN VERMEIDET

Es stellt eine große Herausforderung dar, sich all den Untersuchungen zu widersetzen, *die erst einen krankmachenden oder toxischen Gedanken einpflanzen.*
Ja, Sie haben richtig gelesen. Alle oben genannten Patienten, die eigentlich todkrank oder überhaupt tot sein müssten, berichteten mir von diesem Phänomen: Als sie be-

stimmte Untersuchungen zuließen, führten ihnen daraufhin Ärzte in Bildern, Fotos und Aufnahmen ihren scheinbaren Makel/ eine Krankheit vor Augen. Daraufhin wurden sie von dieser Krankheit mental eingeholt, wie man das ausdrücken könnte. Es kostete, wenn sie stark waren, manchmal Monate, bis sie dieses mentale Gift wieder loswurden und wieder genasen.

Mit anderen Worten: Manchmal ist es nicht falsch, schon im Vorfeld auf all diese angeblich notwendigen Untersuchungen zu verzichten. Wenn die innere Stimme sagt, es sei unnötig oder unheilvoll, hören Sie darauf. Viele Makel oder Schwachstellen können in Ihrem Körper gefunden werden, die jedoch in Wahrheit so gefährlich sind wie eine Sommersprosse. Wenn Sie aber bei jeder Sommersprosse in Ihrem Geist Hautkrebs generieren, dann erhalten Sie Ihren Krebs ziemlich sicher irgendwann auch in der Realität.

Ganz langsam realisiert dies sogar auch die Schulmedizin. Sie belegt es mit einem bezeichnenden Ausdruck: *Nocebo-Effekt.* Es ist das Gegenstück und das Pendant zu dem *Placebo-Effekt,* da allein die Vorstellung einer Heilung bereits hilfreich ist – Gedanken allein, in Verbindung mit einer unwirksamen Pille, führen eine wirkliche oder eingebildete Verbesserung herbei.

Im Klartext heißt das: Eine Bedrohung, die in Ihrem Geist existiert, kann Sie umgekehrt schneller das Leben kosten als Sie ahnen. Lassen Sie sich nicht auf eine Schiene ziehen, auf die Sie nicht hingehören. Stehen Sie für sich und Ihre ganzheitliche Gesundheit ein, wenn immer Ihr inneres Wissen einem Mediziner voraus ist. Trauen und vertrauen Sie *Ihrem* Wissen.

IHRE EINSTELLUNG DEM THERAPEUTEN GEGENÜBER

Unsere (Notfall-)Medizin fährt schwere Artillerie auf, wenn es darum geht, gewissen bedrohlichen Situationen abzuhelfen. Gut so! Deshalb überleben heute mehr Menschen als früher. Sie ist zweifellos das Mittel der Wahl, wenn es um Leben und Tod geht. Sie ist aber denkbar schlecht darin, Feineinstellungen vorzunehmen. Jedenfalls kenne ich persönlich keinen Schulmediziner, der diese Kunst beherrscht.

Ihr Gegenüber zu respektieren – den Arzt oder den Therapeuten – heißt nicht, sein Ego zu schonen, wenn es angezeigt ist. Diese Rücksichtnahme ist falsch, wenn Sie vermeiden wollen, zu Schaden zu kommen. In den meisten Fällen sind Sie die erste Person, die eine falsche Spur wahrnimmt oder erahnt. Handeln Sie entsprechend. Wenn das Ego Ihres Arztes dadurch angekratzt wird, ist dies sein Problem. Er ist hier, um *Ihrer* Gesundheit zu dienen, nicht umgekehrt. Sie sind nicht hier, um *seinen* Status als Allwissender oder „Gott in Weiß" zu bestätigen.

Verlieren Sie also bitte die Angst, Ihr Gegenüber zu verletzen, nur weil Sie für sich selbst einstehen. Entweder ein Therapeut oder Arzt kann es wegstecken oder er ist ohnehin nicht gut genug für Sie. Dies ist meine persönliche Meinung. Wenn Sie diese Aussage zu einem Stück größerer Freiheit führt, hat diese Aussage bereits ihren Job erfüllt.

FALLGRUBEN, DIE MAN SELBST AUSHEBT

Auch das Bedürfnis nach einer Gegenleistung für die hohen, unfreiwilligen Beiträge ans Krankheits- oder Gesundheitssystem kann sich schädlich auswirken, weil man sich für die Lösung entscheidet, die bezahlt wird, statt für jene, die Gesundheit bringt. Seien Sie nicht geizig oder nachtragend. Sie spielen mit Ihrem Leben. Schließen Sie Ihren Frieden mit der Vergangenheit, und vergessen Sie alles investierte Geld. Betrachten Sie es wie ein Steuergeld. Es wurde vielleicht auf einem Sektor ausgegeben, den Sie missbilligen. Das Geld ist einfach weg, akzeptieren Sie es. Dieser Umstand hat nichts mit Ihrer Gesundheit zu tun.

Was wollen Sie mit Ihrem Geld? Komfort außerhalb von sich selbst anhäufen, wenn es innen eine Plage ist?

Und lassen Sie sich mit Ihrer Entscheidung Zeit. Oft höre ich Sätze wie „Jetzt muss endlich etwas gehen!" oder „Jetzt will ich es wissen" oder „Jetzt muss ich Nägel mit Köpfen machen". Sie denken vielleicht, dass alle teuren Untersuchungen bisher nichts gebracht haben, also sollten Sie sie nochmals absolvieren, aber in der Premium-Variante. ABER: Weitergehende, tiefere Untersuchungen machen nur dann Sinn, wenn man bereits eine Idee hat, wenn man etwas Konkretes sucht. Wenn man aber aus Verzweiflung oder Ungeduld wahllos alle teuren Register zieht, heißt das, dass Sie schon länger auf dem kompletten Holzweg sind. Kommen Sie erst zur Ruhe, denn ansonsten hören Sie Ihren Kompass nicht. Wahrscheinlich zeigt Ihnen Ihre innere Stimme längst die Lösung vor Ihrer Nase.

Hier ein klassisches Szenario: Eine Person ruft mich an und verlangt einen Notfalltermin, denn ihr Zustand sei nicht auszuhalten, teilt sie mir mit. Ich unternehmen alles, um ihr innerhalb von drei oder vier Tagen etwas anbieten zu können. Das ist eine Glanzleistung, wenn man über Monate ausgebucht ist. Der Termin wird jedoch abgelehnt, „weil eine schnellere Lösung hermuss", es sei unmöglich, länger zu warten. Zwei oder drei Wochen später erhalte ich erneut ein Telefonat, weil sich nichts verbessert oder sich gar ein Zustand verschlimmert hat. Wenn diese Situation auftaucht, kenne ich immer den Ausgang. Warum? Die Stimme zittert vor Empörung über den Zustand, ich höre Ungeduld, Unverständnis, Widerwille ...all das verunmöglicht jegliche vernünftige Entscheidung. Die Realität kümmert sich nicht um Ihre Agenda. Und der Körper ist bei weitem stärker in der Realität verankert, als der Verstand mit seinen Plänen.

Die Erwartungshaltung kann also eine Fallgrube sein, ob es sich um Kosten oder Kostenträger handelt, um die Geschwindigkeit, mit der Sie wieder dort stehen, wo Sie möchten, oder um die Tatsache, „dass es der Job des Arztes ist" zu verstehen und für Sie das Problem zu lösen.

Zu all diesen Themen dürfen Sie Erwartungshaltungen kultivieren, wenn Sie möchten, aber die Person, die darunter leidet, sind Sie selbst. Seien Sie realistisch und erwarten Sie von anderen nur so viel, wie sie auch geben können. Auch von Experten.

DIE GANZHEITLICHE EINSTELLUNG

Und schließlich ist die ganzheitliche Einstellung wichtig. Sie müssen sich erst als Ganzes ins Lot bringen, bevor sie die Feinarbeit angehen. *Heil* im Sinne von gesund und *heilig* sind eigentlich Synonyme, deshalb derselbe Wortstamm. Alle Medizinformen, die ich je angetroffen habe, außer der heutigen „Industriemedizin", beginnen in ihrer traditionellen Form mit dem Aufbau des Ganzen und gehen erst danach ins Detail. Werden Sie erst heil in Ihrer Ganzheit. Vieles wird sich schon dadurch lösen. Den Rest kann man dann leichter behandeln.

Wenn Sie den Schritt in Richtung Seele bereits absolviert haben, werden Sie auch in dieser Beziehung eine Lösung finden. Und wenn Sie ein Symptom nicht loswerden, werden Sie seinen Wert als Lehrer erkannt haben und ordnen sich demütig diesem Zeichen des Körpers unter. In dieser Form wird das Leid, das durch ein Symptom entsteht, viel geringer sein.

Noch einmal: Erlauben Sie sich nicht, Medikamente zu nehmen, die Sie im Grunde ablehnen. Sie tragen dann in Ihrem System gleichzeitig die Botschaft „Ja, ich will" und „Nein, ich will nicht". Chaos und Misserfolg sind vorprogrammiert. Medikamente, die ein Symptom mundtot schlagen, sind bestenfalls eine Krücke und keine Lösung. Gut, es gibt Ausnahmen. Aber generell gilt: Lernen Sie, etwas auszuhalten und der Natur vollkommen zu vertrauen. Werten Sie den Erfolg nicht mit *gut* und *schlecht* im Sinne von *komfortabel* und *unkomfortabel* oder anhand von *schnell* und *langsam*, was die Heilung angeht.

Rückkehr zum früheren Zustand und Heilung sind keine Synonyme!

Wir alle kennen es, wenn Eltern stolz von ihrem Sprössling erzählen, der im Sandkasten schon das Alphabet aufsagt. Und wir alle kennen faszinierende Menschen mit einer nicht zu beneidenden Biografie in den Anfängen ihres Lebens, und trotzdem (oder gerade deshalb) gelang ihnen später der Sprung nach vorn. Manch ein weiser, bewundernswerter Mensch war in der Schule „ein Idiot". Das eine hat nichts mit dem anderen zu tun. So ist es auch mit Ihrer Gesundheit. Die Vorzeige-Patienten der ersten Stunde nach einem Eingriff oder einem Unfall sind nicht unbedingt die, die eines Tages einen endgültigen Schlussstrich unter das Kapitel ziehen können, ohne Restprobleme. Heilung braucht unter Umständen Zeit, vor allem braucht es parallel einen Reifeprozess im Bewusstsein. Eines ist sicher: Das weitverbreitete Versprechen der Industrie, alles in Nullkommanichts zu lösen, ist ein Slogan, der zwar verkauft, der die Natur aber kaum je so unterschreiben würde. Alles hat seine Zeit. Schraubt man an der Zeit, schraubt man am Endprodukt.

Wieviel sind wir bereit, für die Ernte zu investieren? In bestimmten Gegenden Afrikas kennt man das Sprichwort *„Das Gras wächst nicht schneller, wenn man daran zieht"*. Wenn Sie in den oben beschrieben paradiesischen Fluss der Geschehnisse kommen, werden Sie entdecken, wie die Rhythmik der Ereignisse perfekte Synchronizitäten hervorbringt, wenn man nur der Natur vertraut und ihr ihren Rhythmus lässt. Die Magie der Schöpfung entfaltet sich von selbst. Wenn wir sie lassen, dürfen wir Zeuge werden. Erlauben Sie ab und an sogar einen Makel, denn auch er ist Teil der Schöpfung.

WAS WICHTIG IST UND WAS NICHT und DIE POWER DER SEELE
Damit schließt sich der Kreis, wie es der Dichter ausdrücken würde. Sie verfügen jetzt über eine Idee von den unglaublichen Heilkräften der Seele. Sie wissen um die Methoden, die Power der Seele oder des Geistes zu nutzen, wenn es darum geht, den Körper wieder auf Vordermann zu bringen und den Heilungsprozess zu beschleunigen.

Es sind ganze Pakete von Know-how, die teilweise weit abseits der Mainstream-Medizin liegen. Mitunter haben Sie damit zu tun, alte, liebgewordene, aber falsche Vorstellungen über Bord zu werfen, und manchmal muss man lediglich den Gesichtspunkt ändern.

Beginnen Sie damit, das auszutesten und auszuwählen, was *für Sie* wichtig ist, nicht was ich für wichtig halte.

Es sind nicht wenige Faktoren, die zusammenspielen, um Gesundheit auf ein höheres Niveau zu katapultieren: die richtige Ernährung, Nahrungsergänzungsmittel, um vergangene „Sünden" auszubügeln und leichtfüßige Bewegung sind nur drei davon. Aber das Wichtigste ist, sein ureigenes, einzigartiges Leben zu leben, seine Freuden und Talente der Welt zu schenken, der eigenen Seele nachzulauschen und dem eigenen Instinkt zu folgen. Es gibt gute Gründe, weshalb Sie leben und so sind, wie Sie sind. Das Leben will Sie! Sie sind keine Kopie, Sie sind nicht unbedingt, was sich Ihre Eltern wünschen, Sie müssen nicht die Erwartungshaltung eines Systems erfüllen. Sie sind die authentische Version Ihrer selbst.

Weichen Sie davon ab, kreieren Sie in sich Disharmonie, die sich auch körperlich manifestieren wird und sich als Krankheit ausdrückt.

Fest steht, es existieren Kräfte in uns, die von den meisten Menschen nicht angezapft werden, obwohl sie vorhanden sind und nur darauf warten, benutzt und eingesetzt zu werden.

Was auch immer Sie mit den vorliegenden Informationen anfangen, ich wünsche Ihnen auf jeden Fall höchstes Glück, beste Gesundheit und ein erfülltes Leben.

Ich bedanke mich zudem für Ihre Geduld und die Tatsache, dass Sie mir bis zum Ende dieses Buch gefolgt sind.

BENUTZTE, EMPFOHLENE UND WEITERFÜHRENDE LITERATUR

Jakob Bösch, Spirituelles Heilen und Schulmedizin, Aarau, 2007
Gregg Braden, Im Einklang mit der göttlichen Matrix, Dorfen, 2007
Deepak Chopra, Die sieben Schlüssel zum Glück, München, 2012
Deepak Chopra, Bewusst glücklich, Berlin, 2007
Rüdiger Dahlke, Der Körper als Spiegel der Seele, München, 2007
Charles Darwin, Die Entstehung der Arten, publiziert bei Amazon, 2008
Frank Fabian, Geister-Phänomene, München, 2024
Frank Fabian, Darwin gegen Gott, München 2024
Georg Feuerstein, Die Yoga-Tradition, Wiggensbach, 2009
Serge Kahili King, Der Stadtschamane, Bielefeld, 2001
Bruce H. Lipton, Intelligente Zellen, Wie Erfahrungen unsere Gene steuern, Burgrain, 2016
Gabor Maté, Wenn der Körper Nein sagt, 2022
Ron Gilbert, Kenneth W. Thomas, Gerd Schaller, Side Effects, Clearwater 2008
Kurt Langbein, H.-P. Martin, H. Weiss, Bittere Pillen, überarbeitete Neuausgabe 2015 - 202082
Pablo Servigne, L'Entraide — l'autre loi de la jungle, la vraie loi de la société. In: Fakir, 2017
Dan Millman, Der Pfad des friedvollen Kriegers, München, 2004
Michael Newton, Die Reisen der Seele - Karmische Fallstudien, Wettswil, 201515
Gerald H. Pollack, Wasser - viel mehr als H2O, Kirchzarten, 20152
James Redfield, Die Prophezeiungen von Celestine, München, 1994
Luca Rohleder, Die Berufung für Hochsensible, Leipzig, 2015
Sadhguru, Die Weisheit eines Yogi - Wie innere Veränderung wirklich möglich ist, München, 2017
Viktor Schauberger, Das Wesen des Wassers, München, 20237
Viktor Schauberger, Unsere sinnlose Arbeit, Bad Ischl, 2001
Rupert Sheldrake, Der siebte Sinn des Menschen, Frankfurt am Main, 2006
Rupert Sheldrake, Der Wissenschaftswahn, München, 2015
Wolf Dieter Storl, Pflanzendevas - Die geistig-seelischen Dimensionen der Pflanzen, Aarau, 1997
Jerry Tennant, Scalar Energy - The Essence of Life, Colleyville, 2016
Eckhart Tolle, Jetzt! Die Kraft der Gegenwart, Bielefeld, 2000
Eckhart Tolle, Leben im Jetzt, München, 2002
Neale Donald Walsch, Gespräche mit Gott, München, 1997
Paramahansa Yogananda, Autobiographie eines Yogi, Los Angeles, 2001
William P. Young, Die Hütte - Ein Wochenende mit Gott, Berlin, 2009
Peter Wohlleben, Das geheime Leben der Bäume, München, 2015

ZUM AUTOR

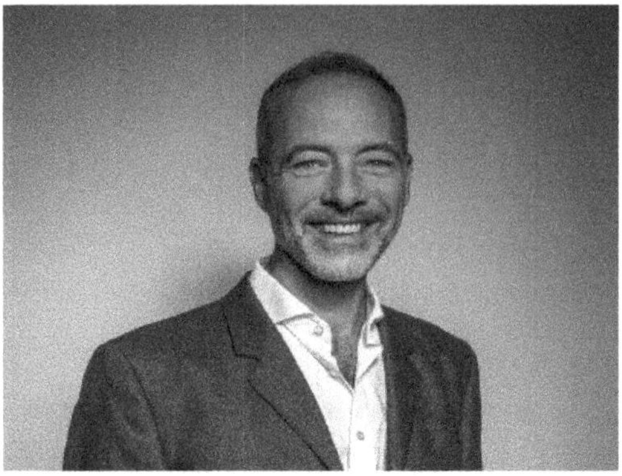

Geboren 1974 in der Schweiz, lebt Christian Gfeller seit jeher in zwei Welten: Im Pragmatismus von Familie und Arbeitswelt einerseits und in den ekstatischen Welten der Meditation, des Yoga und der Kampfkünste andererseits. Als ausgebildeter Osteopath studierte er bei Legenden wie Viola Frymann (US) und Colin Dove (GB). 2012 erhielt der den Louisa Burns Thesis Award der Fondation Canadienne pour l'Enseignement et la Recherche en Ostéopathie (FCERO), einen internationalen Forschungspreis. Seit zehn Jahren unterrichtet er an der Seite des weltweit engagierten Philipp Druelle (US) am Swiss International College of Osteopathy. Initiationen in weiteren (Heil-)Künsten folgten, konkret in den Techniken des Schamanismus, des Yoga und der taoistischen Praxis, durch international bekannte Heiler, Kampfkünstler und Yogis. All diese Wege vertieften sein Verständnis für die Gesundheit und das Krankheitsgeschehen. In seiner osteopathischen Praxis in der Schweiz behandelte er neben seiner Lehrtätigkeit bereits erfolgreich Tausende von Patienten. Menschen, denen geholfen wurde, sind nach der Überzeugung des Autors die einzig wahren Referenzen.